AF566050

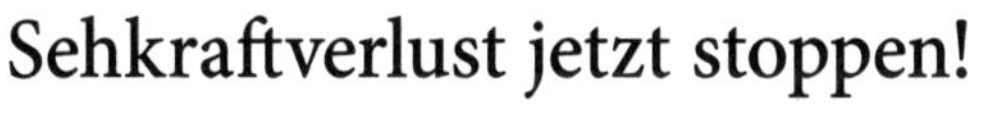
Sehkraftverlust jetzt stoppen!

Bruce Fife

Sehkraftverlust jetzt stoppen!

Augenleiden gezielt vorbeugen und natürlich heilen

KOPP VERLAG

1. Auflage März 2016
2. Auflage Mai 2016
3. Auflage April 2018
4. Auflage Oktober 2022

Titel der amerikanischen Originalausgabe:
Stop vision loss now! Prevent and heal cataracts, glaucoma, macular degeneration, and other common eye disorders

Übersetzung aus dem Amerikanischen: Angelika Orpin
Lektorat: Christian Huth
Satz und Layout: Martina Kimmerle
Umschlaggestaltung: Christine Ibele

ISBN 978-3-86445-281-9

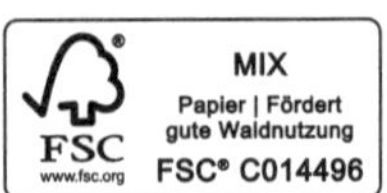

Gerne senden wir Ihnen unser Verlagsverzeichnis
Kopp Verlag
Bertha-Benz-Straße 10
D-72108 Rottenburg
E-Mail: info@kopp-verlag.de
Tel.: (0 74 72) 98 06-10
Fax: (0 74 72) 98 06-11

Unser Buchprogramm finden Sie auch im Internet unter:
www.kopp-verlag.de

Inhaltsverzeichnis

1 | Eine natürliche Lösung für verbreitete Augenprobleme ... 9
Eine allzu häufige Geschichte ... 9
Sehkraftverlust lässt sich aufhalten ... 11
Die Magie von Kokosöl ... 12
Mein Aha-Erlebnis ... 15
Es gibt Hoffnung ... 17

2 | Das menschliche Auge ... 20
Anatomie des Auges ... 20
Refraktionsdefekte ... 27
Beeinträchtigungen der Sehkraft ... 33

3 | Verbreitete Augenkrankungen ... 36
Grauer Star ... 36
Glaukom ... 39
Makuladegeneration ... 43
Diabetische Retinopathie ... 47
Sehnerventzündung ... 50
Schlaganfall ... 51
Infektionen ... 52
Andere Erkrankungen ... 54

4 | Was unsere Sehkraft zerstört ... 55
Freie Radikale ... 55
Freie Radikale und Verlust der Sehkraft ... 58
AGEs und das Altern der Augen ... 60
Zu viel Sonnenlicht ... 64
Rauchen ... 68
Medikamente ... 69
Exzitotoxine ... 72

5 | Blutzucker und Insulinresistenz **78**
Diabetes und Neurodegeneration 78
Glukose ist der Energielieferant für unsere Zellen 81
Die Rolle des Insulins 83
Insulinresitistenz 85
Blutzucker und Verlust der Sehkraft 88

6 | Wissenswertes über Fette und Öle **92**
Fettsäuren und Triglyzeride 92
Mittelkettige Triglyzeride 94
Mehrfach ungesättigte Fette 94
Gesättigte Fettsäuren 105

7 | Die besten Nährstoffe für gesunde Augen **111**
Vitamine, Mineralstoffe und Pfanzeninhaltsstoffe 111
Vitamin A 114
Provitamin-A-Karotenoide 117
Vitamin-A-Bedarf 119
Antioxidantien 121
Lutein und Zeaxanthin 124
Vitamin C und Glukose 130
Omega-3-Fettsäuren 132
Die tägliche Dosis Antioxidantien im Speiseöl 134
Fettzufuhr und Nährstoffaufnahme 138
Ein Ei am Tag macht die Augen stark 144

8 | Das Wunder der Ketone **148**
Kalorieneinschränkung 148
Bewegung stärkt Gehirn und Augen 153
Die ketogene Diät 158
Der gemeinsame Nenner 162
Die therapeutische Wirkung der Ketone 166

9 | Ketone aus der Kokosnuss **172**
Ein gesünderes Gehirn 172
Machen Sie Kokosöl zu einem Teil Ihres Lebens 180
MCT-Öl 182

10 | Kokostherapie **185**
Altersbedingte Erkrankungen 185
Neurodegenerative Erkrankungen 198
Kokoswasser und Grauer Star 198
Trockenes Auge 207
Augeninfektionen 214
Sjögren-Syndrom 216
Sind Sie gefährdet? 220

11 | Die kohlenhydratarme Diät **222**
Kohlenhydratarmes Ernährungsprogramm für gesündere Augen 222
Grundlegende Richtlinien für die kohlenhydratarme Diät 227
Die Grundnahrungsmittel 235
Ketoseteststreifen 248
Zusammenfassung 250

Nettokohlenhydratzähler 253
Quellenangaben 270
Register 285

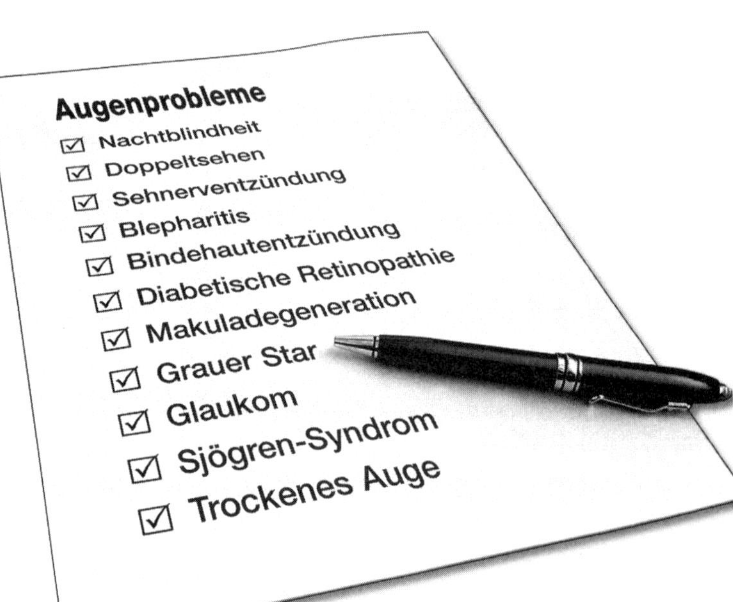
Augenprobleme
Nachtblindheit
Doppeltsehen
Sehnerventzündung
Blepharitis
Bindehautentzündung
Diabetische Retinopathie
Makuladegeneration
Grauer Star
Glaukom
Sjögren-Syndrom
Trockenes Auge

1 | Eine natürliche Lösung für verbreitete Augenprobleme

Eine allzu häufige Geschichte

Vor zwölf Jahren war Tom McCarville Inhaber eines erfolgreichen Medienunternehmens, das auf Film-, Fernseh- und Werbefotografie spezialisiert war. »Eines Tages war ich im Einkaufszentrum und beschloss, mein altmodisches Brillengestell durch ein neues zu ersetzen«, erzählt Tom. »Dazu musste ich meine Augen untersuchen lassen, und die machten diesen ›Puff‹-Test – den, bei dem man den Augendruck mit einem Luftstrahl auf's Auge misst. Naja, und sie pufften und pufften und pufften, und dann fragten sie mich, ob ich in letzter Zeit mal auf Glaukom untersucht worden wäre. Das war nicht der Fall, und sie empfahlen mir, zum Augenarzt zu gehen – was ich am nächsten Tag tat!«

Der Augenarzt stellte fest, dass Toms Augendruck mehr als doppelt so hoch war wie der gesunde Normalwert und dass er 20 Prozent seines peripheren oder seitlichen Sehvermögens unwiederbringlich verloren hatte. Bei Tom wurde ein Glaukom diagnostiziert, eine degenerative Augenerkrankung, die allmählich das periphere Sehvermögen zerstört und so zu Tunnelsehen und letztendlich zur Erblindung führt. Fast drei Millionen Menschen in den Vereinigten Staaten leiden an Glaukom, aber die Hälfte von ihnen weiß es nicht, da die ersten Warnzeichen im Allgemeinen erst auftreten, wenn die Krankheit bereits fortgeschritten ist.

»Ihre Krankheit ist außer Kontrolle«, sagte man Tom. Für ihn war das ein Schock. »Ich war nur zum Arzt gegangen, weil ich ein neues Brillengestell haben wollte. Ich hatte keine Ahnung, dass mit meinen Augen etwas nicht stimmte.« Als Fotograf nutzte er im Alltag hauptsächlich den zentralen Sehbereich, und die Krankheit war über viele Jahre so allmählich fortgeschritten, dass er gar nicht gemerkt hatte, dass er immer schlechter sah.

Das Glaukom gilt gemeinhin als Erkrankung, die bei älteren Menschen auftritt, nicht bei einem gesunden 34-Jährigen. Ein Glaukom ist medizinisch nicht heilbar; ist die Sehkraft erst einmal geschwunden, gilt sie als endgültig verloren. Die Therapie konzentriert sich auf die

Senkung des Augendrucks, um das Fortschreiten der Krankheit zu verlangsamen. Die Medikamente, die Tom verschrieben wurden, halfen entweder nicht oder verursachten, wenn sie halfen, auch furchtbare Nebenwirkungen. Sein Augendruck blieb zu hoch. Um ihn zu senken, ließ er sich operieren – aber dabei kam es zu einem Riss unterhalb der Makula, dem Punkt des schärfsten Sehens auf der Netzhaut, was seine Sehprobleme weiter verschlimmerte.

»Auf dem linken Auge sehe ich stellenweise überhaupt nichts. Ich habe jede Menge Mouches, und ich weiß, dass ich allmählich auf beiden Augen Grauen Star bekomme, aber wenn ich mir genügend Zeit nehme, kann ich sehen und fast alles machen. Ich brauche dafür nur länger als die meisten Leute.« Seinen fotografischen Betrieb musste Tom aufgeben. Er ging wieder zur Schule und lernte Blindenschrift und andere Fertigkeiten, um auch mit seinen immer schlechter werdenden Augen den Alltag zu bewältigen.

Das wirklich Traurige an dieser Geschichte ist, dass Tom seine Sehkraft nicht hätte verlieren müssen. Wenn er regelmäßig zur Augenuntersuchung gegangen wäre, hätte sein Glaukom früh erkannt werden können, und man hätte damals Maßnahmen zur Lösung des Problems ergreifen können. Obwohl Tom mit den üblichen medizinischen Methoden behandelt wurde, schritt die Krankheit fort. Die Medikamente und die Operation halfen nicht, da sie nicht an dem zugrundeliegenden Problem ansetzen. Die Behandlung der Symptome kann das Fortschreiten der Krankheit nicht aufhalten, geschweige denn sie rückgängig machen.

Vielleicht kennen Sie ja jemanden, der in einer ähnlichen Situation war oder ist. Vielleicht handelt es sich nicht um ein Glaukom, sondern um ein anderes schweres Augenleiden, das zum Verlust der Sehkraft führen kann. Vielleicht haben Sie sogar selbst Probleme mit den Augen. Die gute Nachricht ist, dass Sie den altersbedingten Verlust des Sehvermögens aufhalten können, und zwar ohne gefährliche Medikamente oder invasive Operationen. Altersbedingter Verlust des Sehvermögens wird nicht durch fehlende Medikation oder Operationen verursacht; er entsteht vielmehr durch Aspekte unserer Lebensführung, die leicht zu ändern sind. In diesem Buch werden Sie erfahren, was die grundlegenden Ursachen der verbreitetsten altersbedingten Augenleiden sind und was Sie tun können, um dagegen vorzubeugen, sie aufzuhalten und rückgängig zu machen.

Sehkraftverlust lässt sich aufhalten

Welcher Ihrer fünf Sinne – Schmecken, Tasten, Sehen, Riechen und Hören – ist Ihnen am wichtigsten? Welcher wäre am schlimmsten zu verlieren? Obwohl alle wichtig sind und zu unserer Lebensqualität beitragen, glaube ich doch, dass die meisten Menschen zustimmen würden, dass ihnen das Sehen am kostbarsten ist. So viele der Freuden, die wir erleben, nehmen wir über die Augen auf, und daher ist der Gedanke, nicht mehr sehen zu können, ganz entsetzlich. Und doch erblindet alle fünf Sekunden irgendwo auf der Welt ein Mensch. Tatsächlich verlieren weltweit alljährlich fast sieben Millionen Menschen ihre Sehkraft. Erblindung kann durch Verletzungen oder Infektionen hervorgerufen werden, aber die meisten Menschen verlieren ihre Sehkraft durch verschiedene Augenkrankheiten, und das Risiko, dass sich die Sehkraft verschlechtert oder wir sogar erblinden, wächst mit zunehmendem Alter.

Eine Studie an 1000 Erwachsenen hat gezeigt, dass fast die Hälfte von ihnen – 47 Prozent – sich mehr Sorgen um den Verlust der Sehkraft machen als um Gedächtnisverlust oder den Verlust des Geh- oder Hörvermögens. Unter alten Menschen steht die Angst vor Erblindung an zweiter Stelle nach der Angst vor dem Tod.

Die meisten Augenleiden treten ohne Vorwarnung auf. Eine Diagnose im Voraus, also eine Vorhersage, wer in höherem Alter an einer altersbedingten Makuladegeneration oder einem Glaukom erkranken wird, ist nicht möglich. Gefährdet ist jeder, und wenn die Krankheit einmal da ist, sind Medikamente, Operationen und andere medizinische Verfahren erforderlich, um das Fortschreiten der Krankheit zu verzögern. Leider können sich selbst bei neuesten medizinischen Behandlungsmethoden diese Erkrankungen immer noch bis zur schweren Sehschwäche verschlimmern. Für die meisten degenerativen Augenleiden gibt es keine Heilung, und die meisten konventionellen Behandlungen verursachen häufig Nebenwirkungen, die gravierend sein können. Aus all diesen Gründen ist, wie bei den meisten Krankheiten, Vorbeugung das beste Gegenmittel.

Dass diese Erkrankungen nicht mit Medikamenten oder medizinischen Behandlungen heilbar sind, bedeutet allerdings nicht, dass keine Hoffnung besteht. Für die meisten chronischen Augenleiden existiert tatsächlich eine wirksame Behandlungsmethode, und sie stützt sich nicht auf Medikamente, Operationen oder irgendwelche invasiven oder kostspieligen medizinischen Verfahren. Sie beruht auf einer Diät. Der wichtigste Bestandteil dieser Diät ist Kokosöl. Mit Kokosöl und der richtigen Ernährung konnte nicht nur das Fortschreiten dieser Erkrankungen aufgehalten werden, der Verlauf ließ sich sogar umkehren. In einigen Fällen wurde damit das scheinbar Unmögliche erreicht und die Krankheit völlig zum Verschwinden gebracht, so wie in meinem eigenen Fall bei meinem Kampf gegen das Glaukom. Der Behandlungserfolg ist abhängig von der Schwere und der bisherigen Dauer der Erkrankung und davon, wie genau der Einzelne das Behandlungsprogramm befolgt.

Die Magie von Kokosöl

Dieses Ernährungsprogramm entstand unmittelbar aus einem Vortrag, den ich im Jahr 2014 vor der *Ocular Nutrition Society* anlässlich der Jahresversammlung der *American Academy of Optometry* in Denver, Colorado, USA hielt.

Im Mai jenes Jahres wurde ich von einem Vertreter der *Ocular Nutrition Society* angesprochen, einer Organisation von Augenärzten und Optikern, die sich für ernährungsmedizinische Ansätze zur Behandlung von Augenleiden interessieren. Ich wurde gebeten, auf ihrer Jahrestagung einen Vortrag über den Nutzen von Kokosöl und einen möglichen Zusammenhang mit einer Verbesserung der Augengesundheit zu halten.

Ich war in meiner Eigenschaft als Gründer und Leiter des *Coconut Research Center* eingeladen worden, einer gemeinnützigen Organisation, die es sich zur Aufgabe gemacht hat, medizinische Fachleute und die Öffentlichkeit über den ernährungstechnischen und medizinischen Nutzen von Kokosöl und verwandten Produkten aufzuklären. Außerdem habe ich ein Dutzend Bücher über den Einsatz dieser Produkte zur Behandlung verschiedener Gesundheitsprobleme geschrieben. Eines meiner Bücher, *Stopp Alzheimer!*, beschreibt, wie Kokosöl zur Vorbeugung und sogar Rückbildung von Alzheimer und anderen neurodegenerativen Krankheiten eingesetzt werden kann. Die wissenschaftlichen Grundlagen der Anwendung von Kokosöl für die Hirngesundheit sind allgemein anerkannt, und die Erfolge sind wirklich beeindruckend. Alzheimer kann sich zurückbilden – was die medizinische Wissenschaft immer für unmöglich gehalten hat; ein einfaches Ernährungsprogramm auf der Grundlage von Kokosöl schafft jetzt, was kein Medikament und keine Therapie bisher leisten konnte.

Im Jahr 2014 gab es allerdings erst wenige Untersuchungen, die den direkten Zusammenhang zwischen Augengesundheit und dem Einsatz von Kokosöl nachwiesen. Der Vertreter der *Ocular Nutrition Society* war sich dessen bewusst, bekundete aber Interesse für das Thema, weil er von der bemerkenswerten Wirkung von Kokosöl bei der Behandlung von Hirnerkrankungen wie Alzheimer und Epilepsie gehört hatte. Da die Augen ein Fortsatz des Gehirns sind, ist jede Behandlung, die die Hirngesundheit verbessert, potenziell von großem Interesse für Augenspezialisten.

Ich nahm die Einladung an und begann über all die Möglichkeiten nachzudenken, wie Kokosöl bei Sehstörungen helfen könnte. Das Öl hat die Eigenschaft, die Absorption der Nährstoffe aus den Speisen, denen es hinzugefügt wird, zu verbessern. Studien haben gezeigt, dass schon durch das Hinzufügen von Kokosöl zu Speisen die Aufnahme von Vitaminen, Mineralstoffen und Antioxidantien erheblich verbessert wird, auch von Vitamin A und Lutein, zwei Nährstoffen, die für die Augengesundheit von entscheidender Bedeutung sind. Kokosöl könnte daher zum Schutz gegen durch Nährstoffmangel verursachte Augenprobleme beitragen.

Bei Diabetikern besteht ein hohes Risiko von Sehstörungen, da es im Zusammenhang mit dieser Krankheit zu Mangeldurchblutung und Nervenschäden kommt. Diabetes verursacht eine Degeneration der Nerven im ganzen Körper, was zu peripherer Neuropathie (Taubheitsgefühl in Füßen und Beinen), Retinopathie (Verlust des Sehvermögens), Nephropathie (Verlust der Nierenfunktion) und anderen Problemen führt. Kokosöl ist dafür bekannt, dass es die Durchblutung verbessert und die Nervenfunktion bei Diabetikern revitalisiert und so häufig diesbezügliche Störungen rückgängig macht. Ebenso besteht bei Diabetikern ein hohes Katarakt- und Glaukomrisiko. Kokosöl wirkt effektiv an der Regulierung des Blutzucker- und Insulinspiegels mit und senkt so die bei Diabetikern mit diesen Störungen verbundenen Risiken. Angesichts all dieser Faktoren war ich sicher, dass Kokosöl bei der Vorbeugung und vielleicht sogar der Behebung von diabetesbedingten Augenproblemen äußerst hilfreich sein könnte.

Zudem war mir bekannt, dass die Ernährung verschiedene Augenleiden stark beeinflusst. Grauer Star wird durch freie Radikale verursacht, die die Augenlinse schädigen. Freie Radikale, chronische Entzündungen und Insulinresistenz können sämtlich zum Entstehen von Glaukom, Makuladegeneration, Sjögren-Syndrom und anderen Augenerkrankungen beitragen. Der Verzicht auf bestimmte Lebensmittel und Lebensmittelzusätze, die diese Erkrankungen fördern, und deren Ersatz durch gesündere Lebensmittel können die Augengesundheit erheblich verbessern. Größere Ernährungsumstellungen können für die Augengesundheit eine wichtige Rolle spielen, und hier ist die Umstellung von verarbeiteten Pflanzenölen auf Kokosöl sehr hilfreich. Während verarbeitete Pflanzenöle die durch freie Radikale verursachten Degenerationsschäden fördern, die bei so vielen Augenproblemen zu beobachten sind, kann Kokosöl als schützendes Antioxidans wirken und gegen Radikalschäden schützen. Zudem besitzt es entzündungshemmende Eigenschaften, mit denen es heftige Entzündungen beruhigt, und kann erwiesenermaßen eine Insulinresistenz rückgängig machen. Eine Diät auf der Grundlage von Kokosöl bietet potenziell Schutz gegen eine Reihe von Augenproblemen.

Das Erstaunlichste an Kokosöl ist jedoch seine Fähigkeit, die Hirn- und Nervenfunktion wiederherzustellen. Kokosöl hat sich als bemerkenswert erfolgreich in der Behandlung von Epilepsie, Alzheimer, Parkinson und anderen neurologischen Erkrankungen erwiesen. Seit den Siebzigerjahren wurde es im Rahmen der ernährungsmedizinischen Behandlung von Epilepsie verwendet. In jüngerer Zeit hat es sich einen Namen zur wirksamen Behandlung gegen Alzheimer gemacht. Kokosöl wirkt nachweislich nicht nur gegen ein Fortschreiten der Krankheit, sondern macht sie sogar rückgängig, was mit keinem Medikament und keiner medizinischen Behandlung je auch nur annähernd gelang. Kokosöl ist deswegen so wirkungsvoll, weil es nach dem Verzehr im Körper eine Reihe von Reaktionen in Gang setzt, die die Aktivierung spezieller Proteine im Gehirn auslöst, der sogenannten BDNF-Wachstumsfaktoren *(brain derived neurotrophic factors)*. Wenn sie aktiviert werden, stimulieren BDNF Wachstum, Reparatur und Regeneration der Nervenzellen. Wie bereits erwähnt, sind die Augen Fortsätze des Gehirns, und die Netzhaut selbst ist Teil des Sehnervs. Die BDNF reparieren und regenerieren die Nerven, auch den Sehnerv und die Netzhaut. Mir wurde klar, dass Kokosöl nicht nur vielen verbreitete Augenerkrankungen vorbeugen, sondern auch Prozesse einleiten kann, die möglicherweise sogar das Sehvermögen wiederherstellen.

Fantastisch! Da hat man uns jahrelang glauben machen wollen, dass die Sehkraft, wenn sie erst einmal nachlässt, für immer verloren ist. Dasselbe wurde vom Gehirn behauptet, nämlich, dass Hirnzellen sich nicht regenerieren und dass die Hirnzellen, mit denen wir geboren werden, alles sind, was wir je haben werden. Auch diese Behauptung trifft nicht zu, denn die Gehirnzellen regenerieren sich sehr wohl. Tatsächlich finden sich im Hirn Stammzellen, die sich zu jeder Art von Zelle entwickeln können, wenn sie aktiviert werden. Der Vorgang der Regeneration der Gehirnzellen ist die sogenannte Neurogenese. Wie andere Nervenzellen im Gehirn kann die Netzhaut geheilt werden, sodass die Sehkraft unter Umständen wiederhergestellt wird.

Mein Aha-Erlebnis

Als ich über all diese Informationen nachdachte, wurde mir klar, dass ich selbst ein perfektes Beispiel für die Heilkraft von Kokosöl bei Augenerkrankungen war, was mir bis dahin gar nicht bewusst gewesen war.

Jahre zuvor hatte sich meine Sehkraft über einen gewissen Zeitraum spürbar verschlechtert. Meine letzte Augenuntersuchung war Jahre her und ich beschloss, zum Optiker zu gehen, um mir eine stärkere Brille verschreiben zu lassen.

Der Optiker machte die üblichen Untersuchungen, einschließlich des routinemäßigen Glaukomtests. Er untersuchte beide Augen, hielt dann inne und sagte: »Ich würde Ihre Augen gern noch mal untersuchen.« Nach der zweiten Untersuchung schaute er mich besorgt an. »Ich halte es für möglich, dass Sie ein Glaukom haben«, sagte er. Ich war bestürzt, denn ich wusste, dass diese Erkrankung zur Erblindung führen konnte. »Sie müssen einen Spezialisten aufsuchen, um die Diagnose bestätigen zu lassen«, sagte er. Also vereinbarte ich einen Termin beim Ophthalmologen.

Die Diagnose dieses zweiten Fachmanns war nicht beruhigend, denn er teilte mir mit, dass ich ein beginnendes Glaukom hatte. Da das Leiden noch kein kritisches Stadium erreicht hatte, blieb mir einige Zeit, um darüber nachzudenken, wie ich mit dem Problem umgehen sollte.

Das war die Zeit, als ich anfing, mich über den Nutzen von Kokosöl und die Gefahren des Verzehrs verarbeiteter Pflanzenöle zu informieren. Über einen längeren Zeitraum stellte ich meine Ernährung um, ließ Pflanzenöle, Margarine, Backfett und alle Lebensmittel weg, die gehärtete Pflanzenfette enthielten, und ersetzte sie durch Kokosöl. Außerdem fing ich an, regelmäßig auf dem Mini-Trampolin zu trainieren, denn ich hatte gehört, dass das die Augen stärken und die Kurzsichtigkeit verbessern könne, an der ich seit dem dritten Schuljahr litt. Ich bekam eine neue Brille mit stärkeren Gläsern, unternahm aber erst einmal nichts gegen das Glaukom in der Hoffnung, meine neue Diät und Trainingsroutine würden sich positiv auf meine Sehkraft auswirken.

Im Laufe der nächsten zwei Jahre stellte ich fest, dass meine Sehkraft sich allmählich veränderte. Ich sah die Dinge verzerrt und weniger scharf als vorher. Ich brauchte eine neue Augenuntersuchung und vermutlich eine stärkere Brille. Außerdem wollte ich wissen, ob sich mein Glaukom verschlimmert hatte, besonders da meine Sehkraft nachzulassen schien. Ein Freund vermittelte mich an einen anderen Augenarzt und ich machte einen Termin bei ihm aus. Ich beschloss, gegenüber dem neuen Arzt meine bisherigen Erfahrungen nicht zu erwähnen, denn ich wollte wissen, was er unbeeinflusst von meiner vorherigen Diagnose feststellen würde. Wir absolvierten die gesamte Untersuchung einschließlich des Glaukomtests, und er schien nicht im Geringsten beunruhigt. Da er keinerlei positives Ergebnis des Glaukomtests erwähnte, fragte ich: »Wie war mein Glaukomtest?«

Zu meiner großen Freude sagte er: »Ihre Augen sind gesund, keinerlei Anzeichen eines Glaukoms.« Und dann fügte er hinzu: »Bei den meisten Menschen verschlechtert sich die Sehkraft mit zunehmendem Alter, aber interessanterweise scheint Ihre sich seit Ihrer letzten Brillenverschreibung verbessert zu haben.«

Bemerkenswert! Der Grund für mein leicht verzerrtes Sehen war die Verbesserung der Sehkraft, und die Brille, die ich trug, war jetzt zu stark für meine Augen. Ich bekam tatsächlich eine Verschreibung, aber für schwächere Gläser, und ich war überglücklich.

Das war vor etwa achtzehn Jahren und ich war seitdem immer wieder beim Augenarzt zu Kontrolluntersuchungen. Jedes Mal macht er den Glaukomtest, und jedes Mal sind die Ergebnisse glänzend.

Anfangs schrieb ich die Verbesserung meiner Augen der Ernährungsumstellung und dem regelmäßigen Training zu. Ganz sicher waren diese gesundheitsfördernden Maßnahmen hilfreich, aber seit ich mehr über die bemerkenswerte Wirkung von Kokosöl herausgefunden habe, ist mir klargeworden, dass das Kokosöl vermutlich am meisten dazu beigetragen hat, besonders, was das Glaukom angeht.

Im Laufe der Jahre hat sich meine Kurzsichtigkeit nicht weiter verbessert, aber sie ist stabil geblieben; meine jetzige Brille hat dieselbe Stärke wie die, die mir vor 18 Jahren verschrieben wurde. Typischerweise lässt die Sehkraft mit dem Alter nach, aber meine Augen sind mit 62 im Wesentlichen immer noch so, wie sie es mit 44 waren. Danke, Kokosöl!

Es gibt Hoffnung

Zwar gibt es für die meisten der verbreiteten Augenleiden keine Heilung durch die Medizin, gleichwohl aber gibt es eine Behandlung, die helfen kann. Diese Behandlung beruht nicht auf Medikamenten, Operationen oder irgendwelchen medizinischen Eingriffen, sondern auf einer Diät. Das auf Kokosöl basierende Diätprogramm, das in diesem Buch beschrieben wird, kann potenziell zur Vorbeugung und Behebung vieler verbreiteter Sehprobleme beitragen, unter anderem:

- Grauer Star
- Glaukom
- Makuladegeneration
- Diabetische Retinopathie
- Trockenes Auge
- Sjögren-Syndrom
- Sehnerventzündung
- Augenreizungen
- Bindehautentzündung
- Schlaganfall
- Augenleiden im Zusammenhang mit neurodegenerativen Erkrankungen (Alzheimer, Parkinson, MS)

Dies ist sicherlich keine vollständige Liste der Krankheiten, bei denen der Einsatz von Kokosöl und einer richtigen Diät hilfreich ist. Potenziell können alle Krankheiten, an denen chronische Entzündungszustände,

Schädigungen durch freie Radikale oder eine Degeneration von Netzhaut oder Sehnerv beteiligt sind, positiv beeinflusst werden.

Dieses Buch bringt den Menschen Hoffnung, die bereits an diesen Erkrankungen leiden, ebenso wie denen, bei denen das Risiko besteht, in naher Zukunft an einer oder mehreren davon zu erkranken. Ich werde erklären, wie Sie eine Gefährdung bereits feststellen können, bevor sich offensichtliche Symptome bemerkbar machen. Die meisten chronischen Augenleiden kommen ohne Vorwarnung, und keiner von uns kann sagen, bei wem es mit zunehmendem Alter zu einer Sehbehinderung kommen wird. Gefährdet ist jeder, und wenn die Krankheit diagnostiziert wird, kann ein lebenslanger Behandlungsprozess die Folge sein. In diesem Buch werden Sie die grundlegenden Ursachen der verbreitetsten degenerativen Augenleiden kennenlernen, worauf Sie achten müssen, bevor der Augenarzt die ersten deutlichen Anzeichen oder Symptome feststellen kann, und was Sie tun können, um dagegen vorzubeugen, sie aufzuhalten oder sogar rückgängig zu machen.

Da die Vorschläge in diesem Buch auf preisgünstigen natürlichen Verfahren basieren, werden einige vielleicht skeptisch sein. Kann ein natürlicher Ansatz besser sein als ausgiebig geprüfte und untersuchte Medikamente? Kritiker mögen den Einsatz von Kokosöl für die Behandlung einer Reihe von Sehproblemen in Frage stellen und anführen, dass es nicht genug qualifizierte Studien gibt, die zweifelsfrei nachweisen, dass er sicher oder wirksam ist. Ich gebe zu, dass es nicht viele Untersuchungen gibt, die spezifisch die Wirkung von Kokosöl bei Sehproblemen bewerten sollten; allerdings hat eine große Anzahl von Studien gezeigt, dass Kokosöl sogar in hohen Dosen vollkommen ungiftig und unbedenklich ist, womit Sicherheitsbedenken ausgeräumt werden. Aber wirkt es auch? Eine Reihe von Studien hat nachgewiesen, dass Kokosöl zahlreiche gesundheitliche Vorteile bietet, die die Augengesundheit fördern und die Augen vor den degenerativen Schäden schützen können, die andernfalls zu Sehschwäche und Erblindung führen können. Die Studienergebnisse zeigten eine eindeutige Verbindung zwischen Kokosöl und der Aktivierung der BDNF, von denen bekannt ist, dass sie Wachstum und Reparatur der Netzhaut anregen. Trotz der Behauptungen mancher sogenannter Experten haben wir sehr wohl ausreichend wissenschaftliche Belege dafür, dass Kokosöl das Potenzial hat, das Sehvermögen zu schützen und wiederherzustellen.

Da Kokosöl vollkommen unschädlich ist, besteht kein Grund, den Versuch nicht zu wagen. Im schlimmsten Fall kann es nichts bewirken, das heißt, Sie werden nicht die gewünschte Besserung erleben, aber es schadet nicht. Im besten Fall kann es Ihre Sehkraft wiederherstellen, ein bemerkenswertes Ergebnis, das in der Regel nicht einmal medikamentös oder operativ zu erreichen ist. Selbst eine teilweise Besserung ist besser als gar keine. Selbst wenn es nur einen weiteren Sehkraftverlust aufhält, ist das ein Gewinn für Sie. Versuchen Sie es! Sie haben nichts zu verlieren.

Denken Sie dabei daran, dass eine Befolgung der Anregungen in diesem Buch Sie nicht daran hindert, gleichzeitig dem Rat Ihres Arztes oder einer medizinischen Standardbehandlung zu folgen. Es kann ratsam sein, beides zu tun und im Interesse Ihrer Augen einen ganzheitlichen Ansatz zu verfolgen. Die Entscheidung liegt letzten Endes bei Ihnen, aber Sie werden nie erfahren, ob diese Methoden helfen, wenn Sie sie nicht ausprobieren.

2 | Das menschliche Auge

Anatomie des Auges

Die Augen sind Teil des Gehirns; während der Embryonalentwicklung stülpt sich ein kleiner Teil des Gehirns nach außen und entwickelt sich zu Augapfel und Sehnerv. Wenn Sie jemandem in die Augen schauen, sehen Sie damit praktisch einen Teil seines Gehirns.

Das Auge setzt sich aus vielen verschiedenen Teilen zusammen, deren Zusammenwirken uns erlaubt zu sehen. Wenn irgendeiner dieser Teile nicht korrekt funktioniert oder nicht gut mit dem Gehirn kommuniziert, kann das Sehen gestört sein. Um die unterschiedlichen Arten von Sehkraftverlust zu verstehen, ist ein Verständnis der Anatomie des Auges und der dazugehörigen Begriffe hilfreich.

Der Augapfel hat die Größe und Form eines Tischtennisballs. Wenn Sie das Auge eines Menschen anschauen, sehen Sie nur einen kleinen Teil davon. Der größte Teil des kugelförmigen Auges liegt nicht sichtbar innerhalb der Augenhöhle im Schädel. Das Weiße des Auges, das

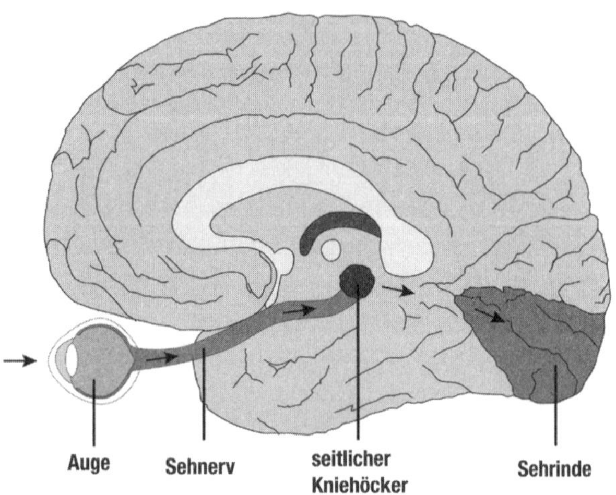

Die Augen sind Fortsätze des Gehirns. Der Sehnerv erstreckt sich von der Netzhaut bis zu einer Hirnregion, die als seitlicher Kniehöcker bezeichnet wird. Von dort werden die optischen Signale zur Interpretation an die Sehrinde weitergeleitet.

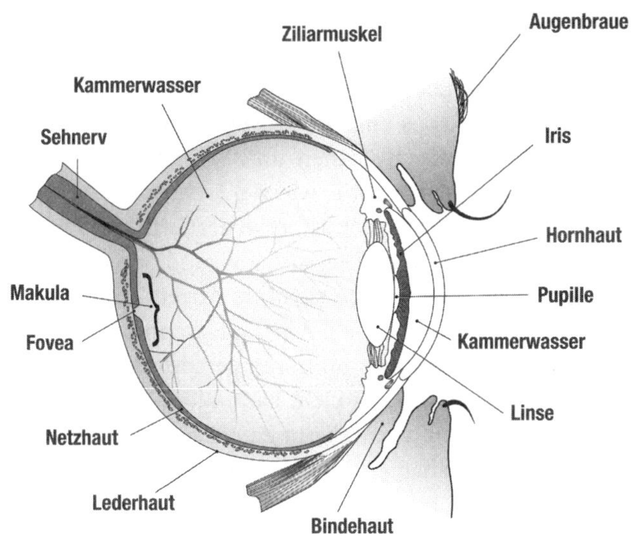

sichtbar ist, wird **Lederhaut** genannt. Die Lederhaut ist eine feste äußere Membran, die den gesamten Augapfel bis auf den vordersten Teil umgibt. Im vorderen und zentralen Teil des Auges wird die Lederhaut zu einer transparenten Membran, der sogenannten **Hornhaut.** Die Hornhaut ist eine schützende Schicht, eine Art Fenster, durch das Licht ins Auge dringen kann.

Eine dünne Gewebsschicht namens **Bindehaut** ist mit dem vorderen Teil der Lederhaut und den Augenlidern verbunden. Wenn Ihnen ein Staubkörnchen ins Auge gerät, brauchen Sie nicht zu befürchten, dass es in den hinteren Bereich des Augapfels wandern und dort hängenbleiben könnte, denn die Bindehaut sorgt dafür, dass Fremdkörper nicht weit kommen. Die Tränenflüssigkeit hält den vorderen Teil des Auges und die Bindehaut feucht und schwemmt schließlich alle Fremdkörper aus dem Auge. Manchmal sind die Tränengänge blockiert oder produzieren nicht genug Flüssigkeit, eine Störung, die als **Trockenes Auge** bezeichnet wird und zu Augenentzündungen und -reizungen führt und das Infektionsrisiko erhöhen kann. Wenn Bakterien in die Falten zwischen Bindehaut und Augenlid eindringen, kann dies eine Infektion, die sogenannte Konjunktivitis oder Bindehautentzündung, verursachen. Eine Infektion kann grundsätzlich am Auge auftreten, aber bei trockenem Auge ist das Risiko erhöht.

Unmittelbar hinter der Hornhaut befindet sich ein Ring von farbigem Gewebe, die **Iris.** Dieses Gewebe gibt dem Auge seine markante blaue, grüne oder braune Färbung, und die Fasern in der Iris sind wie die Speichen eines Rades angeordnet. Die Iris ist ein ringförmiger Muskel und steuert durch Öffnen und Schließen der Pupille, des schwarzen Lochs in seiner Mitte, wie viel Licht ins Auge gelangt. Bei Nacht, wenn das Licht schwach ist, erweitert sich die Pupille, damit mehr Licht ins Auge gelangt. Das ist der Grund, warum Sie vielleicht ein paar Sekunden brauchen, bis sich Ihre Augen beim Betreten eines dunklen Raums angepasst haben. Am Tage, wenn das Licht heller ist, verkleinern sich die Pupillen und lassen gerade genug Licht für optimales Sehen ins Auge. Zu viel Licht kann blenden, wie Sie vielleicht selbst festgestellt haben, wenn Sie in einem dunklen Raum plötzlich das Licht eingeschaltet haben; denn dann sind Ihre Pupillen erweitert, und obwohl sie rasch reagieren, dringt immer noch so viel Licht in Ihre Augen, dass Sie ein paar Sekunden lang geblendet sind.

Unmittelbar hinter der Pupille liegt die transparente und ovale **Linse.** Ihre Aufgabe ist es, das einfallende Licht auf die **Netzhaut** zu bündeln, die lichtempfindliche Schicht von Nervengewebe, die die innere Augenoberfläche bedeckt. Der **Ziliarmuskel** hält die Linse an Ort und Stelle. Er zieht sich zusammen und dehnt sich aus, um die Form der elastischen Linse zu verändern, die sich wölben kann, um ihre Krümmung zu erhöhen, oder sich dehnen und damit dünner und flacher werden kann. Wenn die Linse dünner ist, können wir entfernte Gegenstände besser sehen, ist sie dicker und stärker gekrümmt, so können wir im Nahbereich besser sehen. Der Vorgang, durch den die Linse ihre optische Stärke verändert, um ein scharfes Bild zu erhalten bzw. sich auf unterschiedlich weit entfernte Gegenstände einzustellen, wird als **Akkommodation** bezeichnet.

Mit zunehmendem Alter kommt es in der Linse häufig zu Veränderungen, die das Sehen beeinträchtigen können. Bei den meisten Menschen ist die Linse transparent und elastisch, sodass sie die Form verändern und Licht auf die Netzhaut lenken kann. Zu viel ultraviolettes (UV) Licht von der Sonne und andere Verursacher von oxidativem Stress können zu einer Verhärtung und Trübung der Linse führen und so eine häufig auftretende Störung namens **Grauer Star** verursachen.

Die Hohlräume innerhalb des Augapfels sind mit verschiedenen Flüssigkeiten gefüllt. Diese sind von großer Bedeutung, denn mit ihrer

Hilfe kann der Augapfel seine Form behalten, Lichtstrahlen auf die Netzhaut lenken und Nährstoffe zu den Zellen innerhalb des Auges transportieren. Wenn Licht ins Auge gelangt, passiert es die Hornhaut und durchquert einen Hohlraum namens **vordere Augenkammer**, die mit einer Flüssigkeit, dem sogenannten **Kammerwasser**, gefüllt ist. Das Licht setzt seinen Weg durch die Pupille und dann durch die Linse fort. Wenn das Licht aus der Linse austritt, gelangt es in eine zweite Kammer, die sogenannte **hintere Augenkammer**, die mit einer weiteren Flüssigkeit, dem **Glaskörper**, gefüllt ist. Sowohl Kammerwasser als auch Glaskörper werden aus Plasma, der klaren Flüssigkeit im Blut, gebildet und zirkulieren ständig in die Kammern hinein und wieder heraus, wobei sie Nährstoffe zuführen und Abfallprodukte abtransportieren. Der Glaskörper ist visköser oder weniger wässrig als das Kammerwasser.

Gelegentlich sind die Gänge, durch die diese Flüssigkeiten aus dem Auge abfließen, blockiert, und Flüssigkeit kann zwar weiter ins Auge gelangen, aber nicht mehr so leicht abfließen. In der Folge baut sich innerhalb des Auges Druck auf und wirkt auf die Blutgefäße, die die Netzhaut versorgen. Durch die verringerte Durchblutung degeneriert die Netzhaut, die Folge ist ein fortschreitender Verlust der Sehkraft, der bis zur Erblindung führen kann. Diese Störung ist das sogenannte **Glaukom.**

Wenn Licht auf die Netzhaut im hinteren Bereich des Auges trifft, wird die Lichtenergie in elektrische Signale umgewandelt, die über den **Sehnerv** an das Gehirn gesendet werden. Diese Signale werden dann an die **Sehrinde** im hinteren Gehirnbereich weitergeleitet und in verständliche optische Bilder umkodiert.

Der größte Anteil des Lichts, der ins Auge gelangt, wird von der Linse auf einen kleinen Bereich der Netzhaut gelenkt, die sogenannte **Makula.** Im Zentrum der Makula liegt eine kleine Vertiefung, die **Fovea.** Die Makula enthält besondere Zellen, die uns feinste Einzelheiten erkennen lassen. Wenn Sie sich etwas unmittelbar vor Ihnen genau ansehen, beispielsweise diese Wörter, die Sie gerade lesen, ermöglicht Ihnen die Makula, die einzelnen Buchstaben klar zu erkennen. Durch Licht, das seitlich ins Auge gelangt und auf andere Bereiche der Netzhaut trifft, können Sie den peripheren Bereich sehen, allerdings weniger scharf; aus diesem Grund können Sie mit dem peripheren Sehen nicht lesen oder feine Details erkennen. In manchen Fällen beginnt bei älteren Menschen die Makula zu degenerieren, und dies ist der Grund für die **altersbedingte Makuladegeneration.** Makuladegeneration betrifft zunächst den zentralen Sehbereich und dehnt sich allmählich auf die Peripherie aus.

Die Netzhaut enthält mikroskopisch kleine, lichtempfindliche oder Fotorezeptorzellen, die sogenannten **Stäbchen** und **Zapfen.** Schwaches Licht kann die Stäbchen stimulieren, sodass wir bei Nacht sehen können. Stärkeres Licht ist für die Stimulierung der Zapfen erforderlich, die wir für das das Sehen bei Tage und das Sehen von Farben benutzen. Das Zahlenverhältnis von Stäbchenzellen zu Zapfenzellen ist etwa 17 zu 1; die Netzhaut enthält etwa 7 Millionen Zapfenzellen und

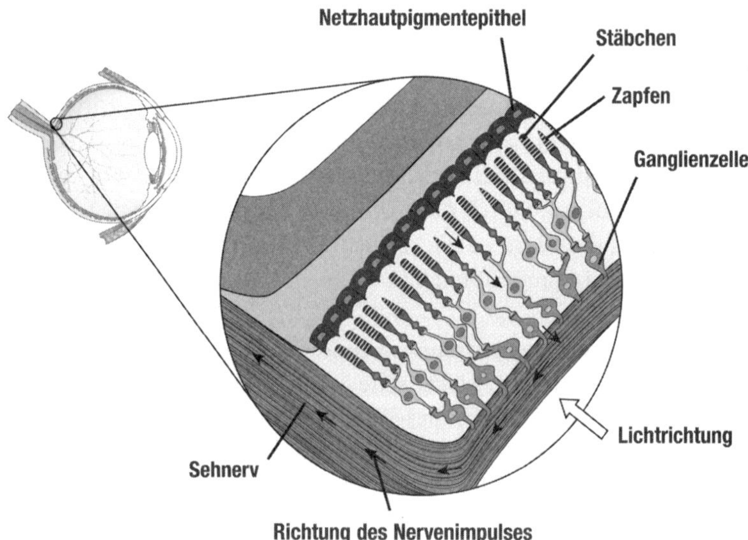

Die Netzhaut ist eine dünne Schicht von transparentem Nervengewebe, die die Wand des Augapfels auskleidet. Sie hat eine gewisse Ähnlichkeit mit einer Schichttorte, wobei sich die einzelnen Schichten aus jeweils unterschiedlichen Zelltypen zusammensetzen. Die äußerste Schicht der Fotorezeptorzellen (Stäbchen und Zapfen) überträgt ein lichtinduziertes Signal an die anderen Nervenschichten bis hinunter zur Schicht der Ganglienzellen. Die Ganglienzellen besitzen lange Fortsätze, die Axone, die aus der Netzhaut austreten und sich im Sehnerv vereinigen – einem aus Millionen von Fasern bestehenden Leiter, der die optischen Informationen vom Auge ans Gehirn übermittelt. An die Fotorezeptorzellen schließt sich eine Schicht von einer Dicke von einer Zelle an, das sogenannte retinale Pigmentepithel (RPE). Unter anderem erfüllen diese Zellen die wichtige Funktion, die Abfallprodukte aus den Fotorezeptorzellen aufzunehmen und zu entsorgen.

120 Millionen Stäbchenzellen. Es gibt drei verschiedene Arten von Zapfen, die jeweils durch Licht von unterschiedlicher Farbe angeregt werden: durch Rot, Grün oder Blau. Mit Hilfe dieser Primärfarben können wir alle Farben unterscheiden, die wir sehen. Voll-Spektrum-Licht, das farblose Sonnenlicht, ist eine Kombination sämtlicher verschiedener Lichtfarben. Jede Farbe hat eine andere Wellenlänge. Wenn es geregnet hat, kann das Sonnenlicht durch die Feuchtigkeit in der Luft gebrochen werden, die verschiedenen Wellenlängen werden getrennt und als Regenbogen sichtbar.

Der Lichtbereich, den wir Menschen sehen können, wird als **sichtbares Licht** bezeichnet und umfasst Wellenlängen von 400 bis 700 Nanometer (nm). Ein nm ist ein Milliardstel Meter, es handelt sich also um unglaublich geringe Wellenlängen.

Wenn Voll-Spektrum-Licht auf einen Gegenstand trifft, beispielsweise ein rotes STOP-Schild, absorbiert das Schild sämtliche Lichtwellen außer denen mit einer Länge um 650 nm (rot). Das Licht dieser Wellenlänge wird von dem Schild reflektiert und wandert zu Ihren Augen, wo es die Zapfenzellen aktiviert, die auf die Wellenlänge 650 nm ansprechen. Wie bereits erwähnt, hat jede Farbe ihre eigene Wellenlänge; so hat Blau zum Beispiel um die 460 nm und Grün um die 520 nm. Wenn wir einen farbigen Gegenstand wahrnehmen, sehen wir den Teil des Lichtspektrums, der nicht von diesem Gegenstand absorbiert, sondern in unsere Augen reflektiert wird. Durch verschiedene Kombinationen der drei Primärfarben können wir sämtliche verschiedene Farben sehen, die wir in unserer Umgebung wahrnehmen.

Das Sonnenlicht enthält auch Licht unterschiedlicher Wellenlängen, die unsere Augen nicht sehen können, weil die Zapfen der menschlichen Netzhaut sie nicht erkennen können. Ultraviolettes Licht hat Wellenlängen von weniger als 400 nm und Infrarotlicht Wellenlängen von mehr als 700 nm, die beide für das menschliche Auge nicht sichtbar sind. Einige Tiere können diese anderen Farben sehr wohl sehen, andere wiederum haben gar keine farbempfindlichen Zellen und sehen nur verschiedene Schattierungen von Schwarz und Weiß. So besitzen Hunde zum Beispiel nur zwei Arten von Zapfenzellen, Ihr Freund Bello kann also nur Kombinationen von Gelb und Blau sehen. Im Gegensatz dazu besitzen viele Vogelarten 4-Farb-Fotorezeptoren und können nicht nur Rot, Grün und Blau, sondern auch ultraviolettes Licht sehen. Schmetterlinge besitzen 5-Farb-Fotorezeptoren. Wir können uns nicht vorstellen, wie diese anderen Farben aussehen, da wir keinerlei Möglichkeit haben, sie optisch wahrzunehmen.

Manche Menschen sind farbenblind und können den Unterschied zwischen einigen Farben im menschlichen Sehspektrum nicht wahrnehmen. Farbenblindheit ist eine genetische Störung, die abnormale Lichtpigmente in den Zapfen verursacht. Jedes der drei Lichtpigmente in den Zapfen spricht auf eine der Primärfarben des Lichts an. Bei vielen Farbenblinden fehlt das grünempfindliche Lichtpigment oder ist beschädigt; bei anderen ist das rotempfindliche abnormal. Ein Defekt oder Fehlen des blauempfindlichen Lichtpigments ist selten. Farbenblindheit ist vielleicht ein missverständlicher Begriff, denn farbenblinde Menschen sehen Farben sehr wohl, können aber vielleicht nicht zwischen einigen von ihnen unterscheiden. Obwohl Farbenblindheit nicht normal ist, gilt sie nicht als Behinderung oder Krankheit.

Jeder Netzhautschaden kann gravierende Folgen für die Sehkraft haben. Selbst wenn die Linse und alle anderen Teile des Auges einwandfrei funktionieren und das Licht direkt auf die Netzhaut bündeln, ist die Sehkraft unterschiedlich stark beeinträchtigt, wenn die Netzhaut nicht richtig arbeitet. Einige gesundheitliche Störungen, die sich auf die Durchblutung auswirken, wie Diabetes und Arteriosklerose, können die winzigen Blutgefäße schädigen, die die Netzhaut versorgen, und verursachen damit eine Retinopathie (Netzhauterkrankung). Die häufigste unter ihnen ist die **diabetische Retinopathie.**

Wenn Licht auf die Stäbchen und Zapfen in der Netzhaut trifft, wird ein elektrisches Signal generiert. Dieses Signal wird an eine Schicht von **Ganglienzellen** auf der Innenseite der Netzhaut weitergeleitet. Ganglienzellen haben lange **Axone** (Arme), die sich bis ins Gehirn hinein erstrecken. Das Signal wird von den Axonen zum hinteren Bereich des Auges transportiert, wo diese sich zum Sehnerv vereinigen. Der Sehnerv tritt am **Sehnervenkopf** aus dem Auge aus. An dem Punkt der Netzhaut, der den Sehnervenkopf bildet, befinden sich keine Stäbchen oder Zapfen, dadurch entsteht innerhalb unseres Gesichtsfeldes ein blinder Fleck. Blinde Flecken liegen nicht zentral, beeinträchtigen also auch das zentrale Sehvermögen nicht; und der Fleck liegt bei jedem Auge an einer anderen Stelle des Gesichtsfelds. Wenn beide Augen geöffnet sind, kompensiert jeweils ein Auge den blinden Fleck im anderen. Wenn Sie ein Auge schließen, kompensiert Ihr Gehirn und schließt die Lücke. Normalerweise würden Sie gar nicht merken, dass Sie einen blinden Fleck haben, aber Sie können ihn lokalisieren. Wenn Sie Ihren blinden Fleck finden wollen, folgen Sie den Anweisungen im folgenden Kasten.

So finden Sie Ihren blinden Fleck

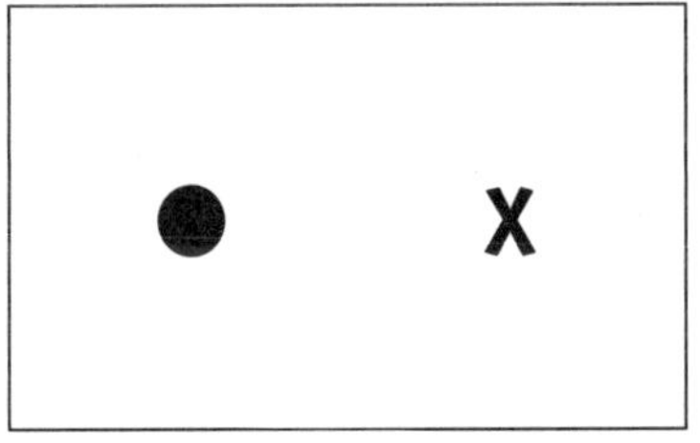

Um Ihren blinden Fleck zu finden, zeichnen Sie auf ein Stück weißes Papier ein kleines X. Zeichnen Sie mit Hilfe eines Lineals etwa 12 Zentimeter links von dem X einen schwarzen Punkt von der Größe eines Centstücks ein. Halten Sie das Papier auf Armeslänge vor Ihr Gesicht, schließen Sie das rechte Auge und schauen Sie mit dem linken auf das X. An der Peripherie Ihres Gesichtsfelds sollten Sie den schwarzen Punkt sehen. Bewegen Sie das Papier langsam auf Ihr Gesicht zu. Dabei verschwindet der Punkt bei einer bestimmten Entfernung, taucht aber wieder auf, wenn Sie das Papier noch näher vor Ihr Gesicht halten. Die Stelle, an der der Punkt verschwindet, ist der blinde Fleck in Ihrem linken Auge.

Refraktionsdefekte

Vermutlich tragen Sie eine Brille. Die meisten Bewohner der reichen Länder tragen eine. Brillen dienen dazu, Refraktionsdefekte zu korrigieren. Als Refraktion bezeichnet man die Brechung des Lichts, wenn es durch einen Gegenstand hindurch auf einen andern fällt. Im Auge werden die Lichtstrahlen gebrochen (refraktiert), wenn sie die Hornhaut und die Linse passieren. Dann wird das Licht auf der Netzhaut gebündelt. Die Bündelung eines scharfen Bildes auf der Netzhaut ist für gutes Sehen unerlässlich, denn wenn das einfallende Licht nicht genau auf die Netzhaut fällt, ist das Bild verschwommen.

Zum Glück lassen sich die meisten Refraktionsdefekte leicht korrigieren. In den Weltregionen mit leichtem Zugang zu medizinischer Versorgung lassen sich die meisten Menschen Refraktionsdefekte durch Verschreibung einer Brille oder Kontaktlinsen korrigieren. In Regionen, in denen es keine ausreichende medizinische Versorgung gibt oder die Menschen sie sich nicht leisten können, bleiben Refraktionsdefekte häufig unkorrigiert.

Refraktionsdefekte entstehen, wenn die Form des Auges verhindert, dass das Licht direkt auf die Netzhaut gebündelt wird. Die Länge des Augapfels verändert die Form oder die Krümmung der Hornhaut, sie verlegt den Punkt, an dem sich die durch das Auge auf die Netzhaut treffenden Lichtstrahlen bündeln, nach vorn oder nach hinten. Aus nicht genau bekannten Gründen hat der Augapfel häufig nicht die Idealform, und dadurch entstehen solche Probleme.

Bei einem normalen Auge treten die Lichtstahlen ins Auge ein und treffen in einem scharfen Bild auf der Netzhaut zusammen. Das Bild steht auf dem Kopf, wenn es auf die Netzhaut trifft, aber das Gehirn richtet das Bild problemlos wieder aus; sonst würden wir alles auf dem Kopf sehen. Allerdings kann das Gehirn keine Unschärfe im Bild korrigieren. Wenn unser Augapfel zu lang ist, liegt das scharfe Bild vor

Normales Auge

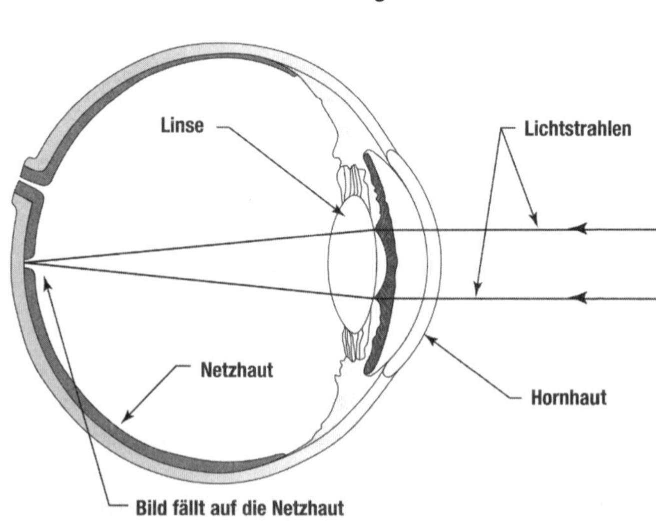

Kurzsichtiges Auge

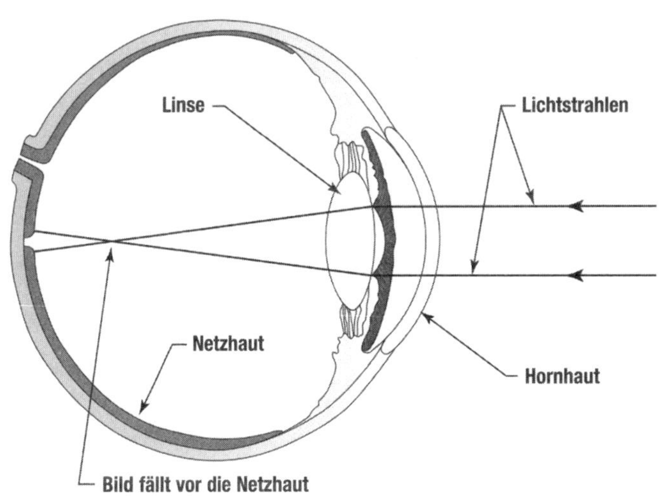

der Netzhaut statt darauf. Die Lichtstrahlen, die auf die Netzhaut treffen, sind etwas außerhalb des Fokus, sodass ein unscharfes Bild entsteht. Diese Störung bezeichnet man als Myopie oder Kurzsichtigkeit. Ein kurzsichtiger Mensch kann Objekte im Nahbereich klar sehen, aber weiter entfernte Objekte erscheinen verschwommen.

Ist der Augapfel kürzer als normal, so wird das Licht hinter der Netzhaut gebündelt, und wieder entsteht ein verschwommenes Bild. Diese Störung wird als Hyperopie oder Weitsichtigkeit bezeichnet. Ein weitsichtiger Mensch kann entfernte Objekte klar sehen, aber nicht die im Nahbereich. Allerdings erleben Menschen ihre Weitsichtigkeit unterschiedlich. Manche bemerken keinerlei Sehprobleme, besonders nicht in jüngerem Alter. Stark weitsichtige Menschen sehen möglicherweise in allen Bereichen, nah ebenso wie fern, verschwommen.

Mit zunehmendem Alter verliert unsere Augenlinse allmählich einen Teil ihrer natürlichen Elastizität, sodass sie ihre Form nicht mehr so stark verändern kann, dass sie ein scharfes Bild von Gegenständen im Nahbereich erzeugen kann. Dieser Verlust des Nahsehens wird Presbyopie, manchmal auch »Alterssichtigkeit« genannt. Presbyopie zeigt sich häufig um das 40. Lebensjahr. Korrigierende Linsen können den Ver-

Weitsichtiges Auge

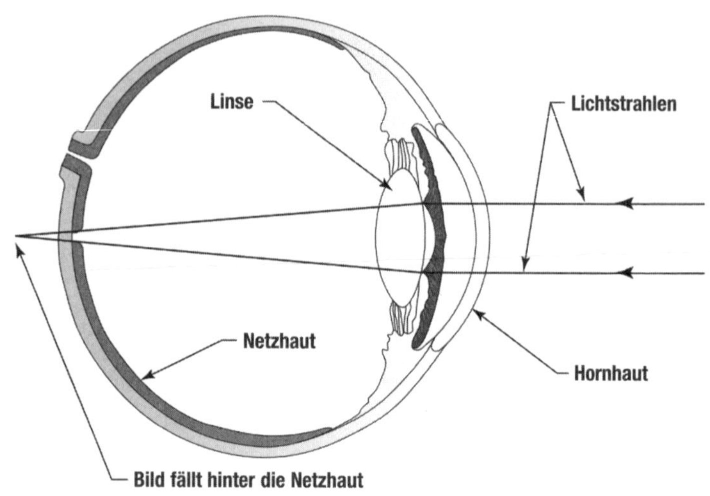

lust des Nahsehvermögens korrigieren. Aus diesem Grund brauchen viele ältere Menschen eine Lese- oder eine Bifokalbrille, wenn sie noch weitere Refraktionsdefekte haben. Bifokalbrillen bestehen aus zweigeteilten Linsen; der obere Teil der Linse ist wegen der Kurzsichtigkeit, der untere wegen der Presbyopie erforderlich.

Eine unregelmäßig geformte Hornhaut oder Linse kann den Weg des einfallenden Lichts stören und ein verzerrtes oder unscharfes Bild verursachen. Diese Störung wird als Astigmatismus bezeichnet. Ebenso wie andere Refraktionsdefekte kann Astigmatismus durch eine Brille oder Kontaktlinsen korrigiert werden.

Refraktionsdefekte können bei einer gründlichen Augenuntersuchung festgestellt werden, zu der auch ein Sehschärfetest gehört. Die meisten Refraktionsdefekte lassen sich durch korrigierende Linsen kompensieren, in einigen Fällen besteht allerdings auch die Option eines operativen Eingriffs. Die refraktive Chirurgie zielt darauf ab, die Form der Hornhaut dauerhaft zu verändern. Diese Veränderung der Augenform befähigt das Auge, wieder scharf zu fokussieren, indem sie ermöglicht, dass die Lichtstrahlen genauer auf die Netzhaut gebündelt werden und dadurch die Sehkraft verbessert wird. Eine beliebte Form der refraktiven Chirurgie ist die Laserchirurgie, bei der die Form der Hornhaut verändert wird, um die Sehschärfe zu ändern. Bei dieser Art

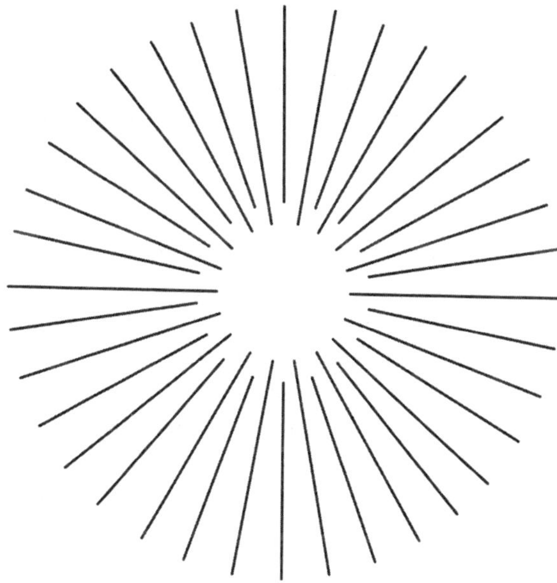

Astigmatismus-Selbsttest
Decken Sie ein Auge zu und schauen Sie genau auf die Mitte des Rades. Wenn Sie eine der Linien dunkler oder dicker als die anderen sehen, haben Sie Astigmatismus. Testen Sie beide Augen.

der Operation wird in der äußeren Hornhautschicht ein Schnitt angesetzt, dann wird die Schicht angehoben und das darunterliegende Gewebe mit einem Lasergerät beschnitten und geglättet. Danach wird der äußere Lappen wieder an seinen Platz gelegt und kann anheilen. Das Laserverfahren kann zur Korrektur von Kurzsichtigkeit, Weitsichtigkeit und Astigmatismus eingesetzt werden.

Refraktionsdefekte stellen die häufigsten Sehfehler dar. Nach Informationen des *Vision Council of America* verwenden etwa 75 Prozent der Erwachsenen irgendeine Art von Sehhilfe. Etwa 64 Prozent von ihnen tragen eine Brille und etwa elf Prozent Kontaktlinsen (In Deutschland ist der Anteil der Brillenträger ebenfalls bei 64 Prozent, Kontaktlinsen tragen hier rund 5 Prozent). Mehr als die Hälfte aller Frauen und ungefähr 42 Prozent der Männer sind Brillenträger. Ebenso tragen mehr Frauen als Männer Kontaktlinsen, die Zahlen liegen bei 18 bzw. 14 Prozent.

Ungefähr 30 Prozent der amerikanischen Bevölkerung sind kurzsichtig und etwa 60 Prozent weitsichtig. Vermutlich sind die Zahlen in Europa, Australien und den meisten wohlhabenden Ländern ganz ähnlich. Die Mehrheit der jungen Brillenträger ist kurzsichtig, aber mit zunehmendem Alter wächst die Wahrscheinlichkeit, dass sie Sehkorrekturen aufgrund von Weit- und Alterssichtigkeit benötigen. Etwa 25 Prozent derer, die eine Fernsichtbrille tragen, werden in höherem Alter eine Lesebrille oder Bifokalgläser brauchen. Etwa ein Drittel aller Brillenträger haben Astigmatismus auf einem oder beiden Augen.

Eine ganze Reihe von Büchern wurde über die Sehtherapie geschrieben, ein System von Augenübungen und Entspannungstechniken, mit denen die Sehkraft bei Menschen mit Refraktionsdefekten verbessert und ihre Abhängigkeit von der Brille verringert werden sollen. Vielleicht haben Sie Werbung für Methoden gesehen, die angeblich Ihre Sehkraft auf wunderbare Weise so sehr verbessern, dass Sie Ihre Brille wegwerfen können. Die Sehtherapie wurde von einem New Yorker Augenarzt namens William Bates (1860–1931) eingeführt. Er entwickelte die Bates-Methode für besseres Sehen und veröffentlichte 1920 ein Buch mit dem Titel *Perfect Sight Without Glasses.* Viele der Grundsätze, auf denen er seine Methode aufbaute, widersprachen der damaligen medizinischen Meinung und sind heute noch ebenso umstritten. 1943, zwölf Jahre nach Bates' Tod, erschien unter dem Titel *Better Eyesight Without Glasses* (Deutsche Ausgabe: *Besser sehen ohne Brille*) eine revidierte Auflage seines Buches. Diese Auflage enthielt keine Fotos und einige der umstritteneren Theorien wurden gestrichen. Die Bates-Methode enthält tatsächlich einige nützliche Techniken, auch wenn sie nicht das Wundermittel ist, als das sie oft in der Werbung angepriesen wird. Heute praktizieren verschiedene Augenärzte eine Form der Sehtherapie. Sie kann bei Schielen, Schwachsichtigkeit, geringer optischer Wahrnehmung, Akkommodationsstörungen und bis zum gewissen Grade bei Refraktionsdefekten hilfreich sein und in Verbindung mit den in diesem Buch beschriebenen Methoden angewendet werden. Bates' Buch ist in der englischen Originalfassung inzwischen im Internet verfügbar, und Sie können es kostenlos unter *www.iblindness.org/ebooks/perfect-sight-without-glasses/* herunterladen.

Obwohl Sehtherapie hilfreich sein kann, ist sie nicht Thema des vorliegenden Buchs. Uns geht es um die Frage, wie Sie durch Diät und Ernährung denjenigen Beeinträchtigungen der Sehkraft vorbeugen und sie korrigieren können, die von den verbreiteten Augenleiden verursacht werden, die Menschen ihre Sehkraft rauben.

Beeinträchtigungen der Sehkraft

Die meisten von uns haben schon einmal bei einer Augenuntersuchung die Buchstabenleseprobe anhand einer Snellen-Tafel gemacht (siehe Abbildung auf der folgenden Seite). Die erste Reihe besteht aus einem einzigen großen Buchstaben, beispielsweise E, H oder N. In den folgenden Reihen nimmt die Anzahl der Buchstaben zu und ihre Größe ab. Die untersuchte Person bedeckt ein Auge und liest aus einer Entfernung von 20 Fuß (6 Metern) die Buchstaben laut vor, wobei sie mit der obersten Reihe beginnt. Die Reihe mit den kleinsten, für die untersuchte Person klar lesbaren Buchstaben gibt die Sehschärfe auf dem betreffenden Auge an. Da die Sehschärfe beider Augen unterschiedlich sein kann, wird die Sehprobe beim anderen Auge wiederholt.

Normalsichtige können Reihe 8 auf der Tafel lesen; dies wird als ein Visus von 20/20 (6/6) bezeichnet. Sind die kleinsten lesbaren Buchstaben größer (Reihen 1 bis 7), so wird der Visus mit einer Bruchzahl bezeichnet, wobei im Zähler die Entfernung von der Tafel (20 Fuß) und im Nenner die Normentfernung steht. So hat jemand, der nur bis zur zweiten Reihe lesen kann, einen Visus von 20/100. Diese Person dürfte also nicht weiter als 20 Fuß von einem Gegenstand entfernt stehen, um ihn genauso scharf zu sehen, wie ihn ein Normalsichtiger aus 100 Fuß Entfernung sehen würde. In den meisten Fällen können korrigierende Linsen den Visus auf 20/20 erhöhen. In manchen Fällen ist das aber nicht möglich. Wenn die Sehkraft mit Gläsern nicht auf mindestens 20/70 verbessert werden kann, spricht man von geringer Sehkraft. Mit einer geringeren Sehkraft gilt der Betreffende als sehbehindert. Wenn Ihre Sehkraft gering ist, 20/200 oder schlechter, aber durch Gläser auf einen Wert über 20/70 korrigiert werden kann, gelten Sie nicht als sehbehindert.

Geringe Sehkraft bezeichnet einen Visus zwischen 20/70 und 20/200 mit Augengläsern; jeder mit schlechterem Visus gilt im gesetzlichen Sinne als blind, auch wenn nach dem allgemeinem Verständnis Menschen als blind bezeichnet werden, die überhaupt nichts sehen, nicht einmal Licht und Schatten. Dem ist aber nicht so, die meisten als im gesetzlichen Sinne blind eingestuften Menschen haben eine begrenzte Sehfähigkeit oder können zumindest Licht und Schatten, Formen, Farben oder Gegenstände wahrnehmen. Nur etwa zehn Prozent der als im gesetzlichen Sinne blind eingestuften Personen können überhaupt nichts sehen.

Die Snellen-Tafel misst lediglich die Klarheit oder Schärfe des zentralen Sehvermögens. Allerdings sehen wir nicht nur geradeaus, sondern auch seitlich, selbst wenn unsere Augen nach vorn gerichtet sind. Dies ist das periphere Sehvermögen. Der gesamte Bereich, den wir sehen können, wird als Gesichtsfeld bezeichnet. Manche Menschen haben ein gutes zentrales, aber schlechtes peripheres Sehvermögen oder haben in manchen Bereichen ihres Gesichtsfelds gar kein Sehvermögen (blinde Flecken).

Das normale Gesichtsfeld umfasst etwa 170 Grad, aber ein Verlust des peripheren Sehvermögens führt zur Gesichtsfeldverengung. Ein Mensch kann im gesetzlichen Sinne blind sein, selbst wenn er nach vorn normal und scharf sieht, aber ein Gesichtsfeld von weniger als 20 Grad hat (wenn das seitliche Sehen so weit eingeschränkt ist, dass es scheint, als blicke der Betreffende durch einen Tunnel).

Gegenwärtig wird die Zahl der Sehbehinderten weltweit auf 285 Millionen (1 von 25), die der Blinden auf 39 Millionen und die der Geringsichtigen auf 246 Millionen geschätzt; 65 Prozent der Menschen sind sehbehindert und 82 Prozent aller Blinden sind 50 Jahre alt oder älter.[1]

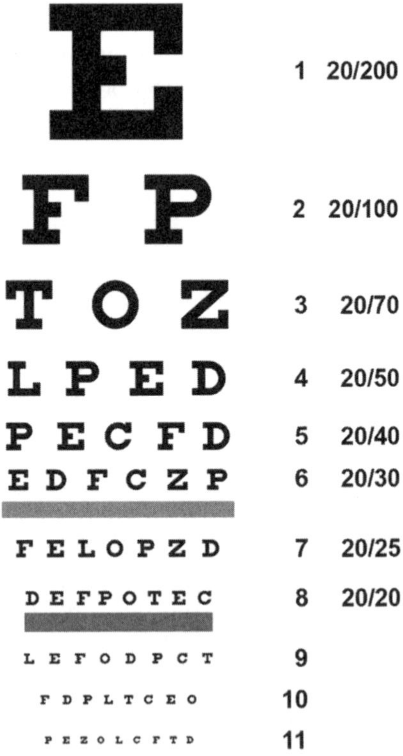

E	1	20/200
F P	2	20/100
T O Z	3	20/70
L P E D	4	20/50
P E C F D	5	20/40
E D F C Z P	6	20/30
F E L O P Z D	7	20/25
D E F P O T E C	8	20/20
L E F O D P C T	9	
F D P L T C E O	10	
P E Z O L C F T D	11	

Snellen-Tafel

Nach Angaben der Weltgesundheitsorganisation (WHO) sind die häufigsten Ursachen von Blindheit in der Reihenfolge ihrer Häufigkeit:

- Grauer Star
- Glaukom
- Altersbedingte Makuladegeneration
- Hornhauttrübungen
- Diabetische Retinopathie
- Blindheit im Kindesalter
  (aufgrund von Gendefekten oder Mangelernährung)
- Nicht korrigierte Refraktionsdefekte
- Trachom
- Onchozerkose

In den Entwicklungsländern ist Sehbehinderung ein sehr viel gravierenderes Problem als in den entwickelten Ländern. Nach Angaben der WHO leben 90 Prozent der Blinden in den Entwicklungsländern. Hier ist Grauer Star die häufigste Ursache. Ebenso häufig sind nicht korrigierte Refraktionsdefekte, die normalerweise durch Augengläser leicht zu korrigieren sind. Schwere Augeninfektionen wie Trachom (verursacht durch Bakterien) und Onchozerkose (durch Parasiten) sind ein großes Problem in manchen Weltregionen, in denen eine medizinische Versorgung nicht verfügbar oder unzureichend ist. Hornhauttrübungen können durch Verletzungen, Infektionen oder verschiedene weniger verbreitete und meist genetisch bedingte Syndrome verursacht werden. In den entwickelten Ländern, wo Augengläser, Star-Operationen und Medikamente leichter zugänglich sind, sind die häufigsten Ursachen der Erblindung altersbedingte Makuladegeneration, Glaukom und diabetische Retinopathie.

Weitere Gründe für den Verlust des Sehvermögens sind unter anderem:

- Unfälle
- Blockierte Blutgefäße (Arteriosklerose)
- Komplikationen durch Frühgeburt (retrolentale Fibroplasie)
- Komplikationen infolge von Augenoperationen
- Amblyopie
- Sehnerventzündung
- Schlaganfall
- Retinitis pigmentosa
- Tumore wie Retinoblastom und Optikusgliom

3 | Verbreitete Augenerkrankungen

Grauer Star

Grauer Star ist die weltweit häufigste Ursache von Sehbehinderung und für mehr als 50 Prozent aller Fälle von Erblindung verantwortlich. Das Risiko, an Grauem Star zu erkranken, nimmt mit fortschreitendem Lebensalter zu und ist eine ernste Bedrohung für ältere Menschen. Bei etwa 25 Prozent der über 65-Jährigen und 50 Prozent der über 80-Jährigen ist er die Ursache für einen schwerwiegenden Verlust der Sehkraft. Das Risiko, an Grauem Star zu erkranken, besteht potenziell bei jedem. Unter älteren Menschen ist er so verbreitet, dass er oft als normale Begleiterscheinung des Alterns gilt; aber Menschen können ein hohes Alter erreichen, ohne je daran zu erkranken, und manche tun es auch. Obwohl sich Grauer Star in der Regel erst jenseits der 60 manifestiert, erkranken einige Menschen bereits mit 40 oder 50. In den Vereinigten Staaten ist jeder 14. im Alter von 40 oder mehr Jahren davon betroffen.

Die Standardbehandlung für diese Erkrankung ist die Operation, und jedes Jahr werden in den Vereinigten Staaten 1,35 Millionen Staroperationen durchgeführt. Weltweit sind 18 Millionen Menschen durch Grauen Star erblindet.[1] Obwohl Grauer Star erfolgreich operativ behandelt werden kann, können sich in manchen Ländern viele Menschen entweder eine solche Behandlung nicht leisten, wissen nicht, dass es sie gibt, oder haben keinen Zugang zu geeigneten medizinischen Einrichtungen. Folglich verschlechtert sich die unbehandelte Krankheit in den meisten Fällen und führt zu der hohen Zahl der Erblindungen, die weltweit zu beobachten ist.

Die Ursache des Grauen Stars ist eine Trübung der normalerweise transparenten Linse im Auge. Die getrübte Linse verhindert, dass das Licht sie passieren und auf der Netzhaut im Augenhintergrund gebündelt werden kann und beeinträchtigt so die Sehkraft. Anfangs kann der Graue Star so geringfügig sein und so schleichend einsetzen, dass er nicht bemerkt wird. Mit der Zeit kann das Sehen immer unschärfer werden. Grauer Star betrifft meist beide Augen, kann aber jeweils unterschiedlich rasch fortschreiten. Menschen mit Grauem Star haben häufig Schwierigkeiten beim Lesen, Autofahren, dem Erkennen von

Gesichtern und Gegenständen und bei Blendung durch helles Licht. Die häufigsten Symptome im Zusammenhang mit Grauem Star sind:

- Unscharfes oder verschwommenes Sehen
- Leuchtkraft der Farben lässt nach
- Lichtquellen blenden oder haben einen »Hof«
- Schlechtes Sehen bei Dunkelheit
- Doppeltsehen oder Mehrfachbilder auf einem Auge
- Häufige Änderungen von Brillenverschreibungen

Diese Symptome können auch Anzeichen für andere Augenprobleme sein. Konsultieren Sie Ihren Augenarzt, falls bei Ihnen irgendeines dieser Symptome auftritt.

Grauer Star wird nach seiner Lokalisierung in der Linse klassifiziert. Eine *Cataracta nuclearis* (Kernstar) bildet sich im Zentrum der Linse unmittelbar hinter der Pupille und kann die Sehkraft erheblich beeinträchtigen. Die *Cataracta corticalis* (Rindenstar) tritt an den Außenrändern der Linse auf, und die *Cataracta subcapsularis posterior* (subkapsuläre hintere Rindentrübung) bildet sich nah der Linsenrückseite genau in der Bahn des Lichts auf seinem Weg auf die Netzhaut. Eine subkapsuläre hintere Rindentrübung beeinträchtigt das Lesen, verringert die Sehkraft bei grellem Licht und verursacht Blendung oder einen »Hof« um Lichtquellen bei Dunkelheit.

In einigen wenigen Fällen kann Grauer Star auch durch Gendefekte, Infektionen oder Verletzungen verursacht sein. In der überwiegenden Mehrzahl der Fälle jedoch ist die charakteristische Trübung das Ergebnis von Oxidations- und Glykierungsschäden – Schäden durch Prozesse, bei denen destruktive freie Radikale entstehen. Beim altersbedingten Star wird die Trübung dadurch verursacht, dass die natürlichen Proteine und Lipide (Fette) in der Linse sich zersetzen oder zerfallen. Dieser Zerfall wird durch chemische Reaktionen aufgrund von freien Radikalen und fortgeschrittenen Glykierungsendprodukten *(advanced glycation end products oder AGEs)* verursacht. Normalerweise enthalten die Augen Enzyme, die als Antioxidantien wirken und vor destruktiven Reaktionen schützen, die durch freie Radikale verursacht werden. Wenn allerdings die Nahrung arm an antioxidativen Nährstoffen ist und eine hohe Belastung durch Umweltfaktoren vorliegt, die die Entstehen von freien Radikalen begünstigen, kann das zarte Augengewebe geschädigt werden. Zu den Faktoren, die das Entstehen von freien Radikalen begünstigen, gehören Belastung durch

Umweltgifte, Zigarettenrauch, Umweltverschmutzung, ultraviolettes Licht, Strahlenbelastung durch medizinische Geräte und bestimmte Medikamente und Nahrungsmittel. So sind zum Beispiel Corticosteroide dafür bekannt, dass sie Grauen Star auslösen.[2]

Bei Diabetikern besteht eine um 60 Prozent höhere Wahrscheinlichkeit, an Grauem Star zu erkranken, als bei der Gesamtbevölkerung. Zudem tritt der Star bei ihnen in jüngerem Alter auf und schreitet rascher fort. Die hohen Blutzuckerwerte bei Diabetes beschleunigen die Bildung von AGEs, und das hat ohne Zweifel Einfluss auf das Auftreten und Fortschreiten der Krankheit.

Ultraviolette (UV) Strahlung im Sonnenlicht kann in Haut und Augen radikalische Reaktionen in Gang setzen. So, wie zu viel Sonne auf unserer Haut Rötung und Verbrennungen verursachen kann, kann sie auch für unsere Augen schädlich sein. Das ist der Grund, warum Ärzte ihren Patienten häufig empfehlen, im Freien UV-undurchlässige Sonnenbrillen zu tragen.

Antioxidative Nahrungsergänzungen wie Vitamin A, C und E sowie Lutein und Zeaxanthin werden oft als Schutz gegen Grauen Star empfohlen, da sie helfen, freie Radikale einzufangen. Von N-Acetyl-Carnosin, einem in der Natur vorkommenden Antioxidans, das sich in verschiedenen menschlichen Geweben findet, wird angenommen, dass es die freien Radikale, die Grauen Star begünstigen, zerstören kann. Studien belegen, dass es besonders aktiv gegen Oxidierung in den verschiedenen Regionen der Augenlinse ist.[3–4] N-Acetyl-Carnosin ist Bestandteil verschiedener Augentropfen zur Behandlung von Grauem Star.

Wenn der Graue Star die Sehkraft stark beeinträchtigt, kann die geschädigte Linse operativ entfernt und durch eine künstliche Linse ersetzt werden. Bei dieser Operation wird das Auge betäubt. Dann wird ein Schnitt durch die durchsichtige Hornhaut gesetzt, um Zugang zur Linse zu erhalten. Mit einer Nadel oder einer kleinen Zange wird in der Kapsel, die die Linse hält, eine kreisförmige Öffnung gemacht. Die Linse wird mit Hilfe einer Sonde emulgiert und in eine Flüssigkeit umgewandelt, die dann abgesaugt wird. Wenn der Star sehr stark und die Linse zu hart für die Emulgierung ist, muss sie manuell zerschnitten und entfernt werden. An ihre Stelle wird eine flexible Kunststofflinse eingesetzt. Als letzter Schritt wird physiologische Kochsalzlösung in die Hornhautwunde injiziert, damit die Stelle anschwillt und den Schnitt versiegelt. Wenn der Patient auf beiden Augen Grauen Star hat, wird die Operation jeweils nur an einem Auge im Abstand von vier bis acht Wochen durchgeführt. Bei etwa 90 Prozent der Operierten kann ein korrigierter Visus von 20/40 oder besser erreicht werden.

Staroperationen sind zwar relativ sicher, aber die Zahl der damit verbundenen Komplikationen ist hoch. Ein Nachstar, die Trübung der hinteren Linsenkapsel, tritt bei 30 bis 50 Prozent der Patienten innerhalb von zwei Jahren nach der Entfernung des Grauen Stars auf und macht eine Laserbehandlung erforderlich. Bei weiteren 0,8 Prozent kommt es zu Netzhautablösungen, etwa ein Prozent kommen wegen Hornhautproblemen erneut ins Krankenhaus und bei etwa 0,1 Prozent kommt es zur Endophthalmitis, einer schweren Entzündung, die normalerweise durch Infektion verursacht wird. Bei Diabetikern besteht zudem aufgrund der Operation ein höheres Risiko von diabetischer Retinopathie und Glaukom. Obwohl diese Risiken gering sind, kommt es aufgrund der hohen Zahl allein in den Vereinigten Staaten pro Jahr bei 26000 Personen zu ernsthaften Komplikationen als Folge einer Staroperation. Aus diesem Grunde ist bei der Entscheidung, sich einem solchen Eingriff zu unterziehen, Vorsicht angezeigt.

Glaukom

Nach dem Grauen Star ist das Glaukom die weltweit häufigste Ursache von Erblindung. Schätzungen besagen, dass 60 Millionen Menschen oder einer von 120 an einem Glaukom erkrankt sind. Die Krankheit kann in jedem Lebensalter auftreten, wenn auch das Risiko bei älteren Menschen am höchsten ist; sogar Babys können schon damit geboren werden, und das betrifft eines von 10000 in den Vereinigten Staaten. Auch junge Erwachsene können an einem Glaukom erkranken.

Ein normales, gesundes Auge ist mit einer Flüssigkeit gefüllt, deren Menge genau reguliert ist, sodass der Augapfel seine Form behält. Bei einem Glaukom ist das Flüssigkeitsgleichgewicht gestört. Flüssigkeit wird dem Auge schneller zu- als abgeführt und der Druck innerhalb des Augapfels, der sogenannte Augeninnendruck, steigt. Durch den Druck werden die Venen und Arterien komprimiert, durch die das Blut zur Netzhaut und zum Sehnerv hin- und wieder abfließt. Netzhaut und Sehnerv werden dadurch geschädigt und es kommt zu einem allmählichen Verlust der Sehkraft. Im Allgemeinen geschieht das ohne Schmerzen oder auffällige Symptome. Das periphere Sehvermögen ist als erstes betroffen, und der Sehkraftverlust kann sich so allmählich entwickeln, dass er zunächst gar nicht bemerkt wird. Mit fortschreitender Erkrankung lässt das seitliche Sehvermögen nach und das Gesichtsfeld verengt sich zum Tunnelsehen. Ohne Behandlung schädigt der Druck den Sehnerv dauerhaft und führt zur vollständigen Erblindung.

Das Glaukom wird häufig als der »heimliche Dieb der Sehkraft« bezeichnet, denn es kommt unbemerkt und ohne Vorwarnung, und wenn es endlich entdeckt wird, kann der Sehkraftverlust bereits erheblich sein. Da sich im Anfangsstadium so wenige Symptome zeigen, leiden viele Menschen daran, ohne es zu wissen. Schätzungen besagen, dass bis zur Hälfte der Glaukompatienten sich ihrer Erkrankung nicht bewusst sind. Die Symptome sind unauffällig, es kann zu leicht verschwommenem Sehen und leichtem Missgefühl im Auge kommen und später zu einem kaum merklichen Verlust des peripheren Sehvermögens. Mit fortschreitender Krankheit verschlechtert sich der Visus, und bei stark erhöhtem Flüssigkeitsdruck können farbige Ringe oder »Höfe« um helle Gegenstände herum erscheinen. Ein Glaukom kann auf einem oder beiden Augen auftreten. Die Erhöhung des Augeninnendrucks kann verschiedene Ursachen haben: Verengung der Abflusskanäle durch Entzündung und Schwellung und in der Folge Verstopfung durch Abbaumaterial (z. B. ein Fragment von Irisgewebe), chronischer Bluthochdruck und durch Traumata verursachte Verletzungen, um nur einige zu nennen.

In seltenen Fällen kann ein Kind mit einem angeborenen Augenfehler zur Welt kommen, der den normalen Abfluss der Flüssigkeit verlangsamt, dies ist das sogenannte kongenitale Glaukom. Die betroffenen Kinder zeigen in der Regel deutliche Symptome, beispielsweise Hornhauttrübung, Lichtempfindlichkeit und verstärkten Tränenfluss. Konventionelle Chirurgie ist die empfohlene Behandlung, denn Medikamente sind nicht effektiv, können bei Säuglingen schwere Nebenwirkungen verursachen und in der Verabreichung problematisch sein. Wenn er korrekt durchgeführt wird, bietet ein chirurgischer Eingriff Kindern gute Aussichten für normales Sehvermögen.

Ein sekundäres Glaukom kann sich als Komplikation bei anderen Erkrankungen entwickeln. So kann sich eine schwere Form des Glaukoms, das sogenannte neovaskuläre Glaukom, infolge von unzureichend kontrolliertem Diabetes oder Herzleiden entwickeln. Andere Formen des Glaukoms treten zuweilen im Zusammenhang mit Grauem Star, bestimmten Tumoren und einer Störung namens Uveitis (Entzündung des Augenkapselgewebes) auf. Manchmal entwickeln sich Glaukome auch nach anderen Augenoperationen oder schweren Augenverletzungen. Bei manchen Menschen können auch Steroide, die zur Behandlung von Augenentzündungen und anderen Erkrankungen verabreicht werden, Glaukome auslösen.

In manchen Fällen ist die Ursache unbekannt. Eine Form der Krankheit tritt bei Menschen mit normalem Augendruck auf, hier sprechen wir von einem Nieder- oder Normaldruckglaukom. Eine medikamentöse Senkung des Augendrucks verlangsamt den Verlauf der Krankheit bei manchen Patienten, kann sie bei anderen jedoch verschlimmern.

Eine frühzeitige Diagnose und Behandlung kann die Augen häufig vor schwerwiegendem Sehkraftverlust bewahren. Ein Glaukom kann durch eine Gesichtsfelduntersuchung festgestellt werden, bei der das periphere Sehvermögen gemessen wird, durch Messung des Augeninnendrucks mit dem sogenannten Tonometer, durch Messung der Hornhautdicke oder durch eine Netzhautuntersuchung mittels einer speziellen Vergrößerungslinse.

Für ein Glaukom gibt es keine medizinisch anerkannte Heilmethode. Die Behandlung konzentriert sich im Wesentlichen auf die Senkung

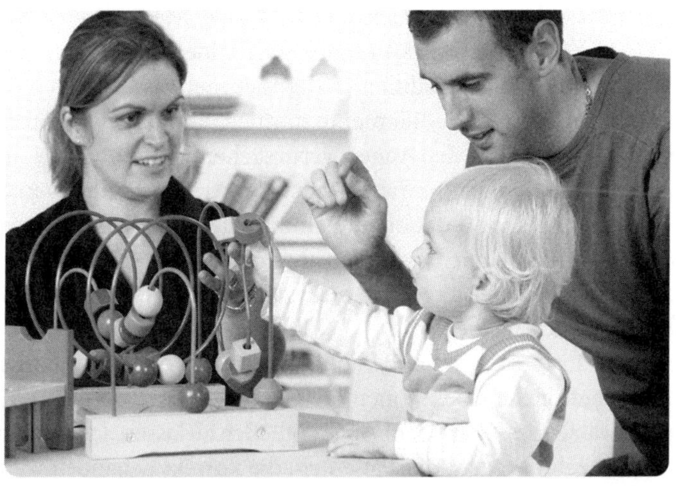

Normales Sehen

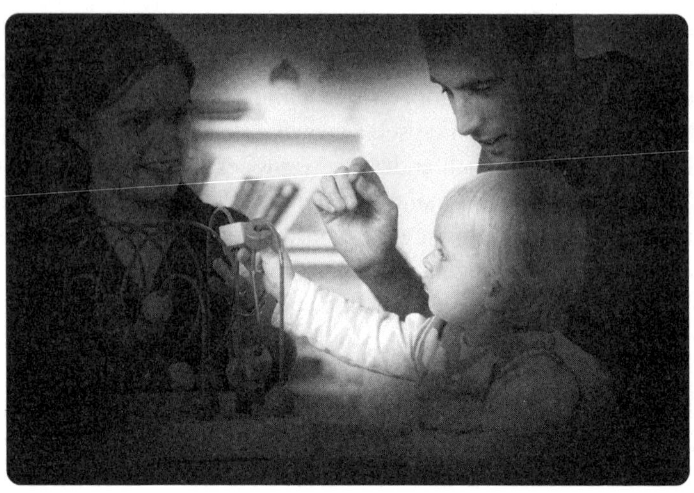

Glaukom. *Es kann zu Tunnelsehen oder Gesichtsfeldausfällen kommen.*

des Augeninnendrucks und kann Medikation, Laserbehandlung, Operationen oder eine Kombination dieser Methoden umfassen. Diese Behandlungen erhalten zwar vielleicht die noch vorhandene Sehkraft, stellen jedoch die bereits durch das Glaukom verlorene nicht wieder her. Aus diesem Grund ist eine frühe Diagnose so wichtig.

Medikation in Form von Augentropfen oder Tabletten stellt die häufigste frühe Therapie des Glaukoms dar. Bei regelmäßiger Anwendung kann sie den Augendruck senken. Einige Medikamente bewirken, dass das Auge weniger Kammerwasser bildet, und andere senken den Druck, indem sie das Abfließen des Kammerwassers aus dem Auge verstärken. Einige Medikamente können Kopfschmerz, Stechen, Brennen oder Rötung der Augen verursachen. Da ein Glaukom oft symptomfrei verläuft, sind die Patienten unter Umständen versucht, die Anwendung der Medikamente einzustellen oder schlicht zu vergessen. Diese Medikamente müssen aber regelmäßig und ohne Unterbrechung nach Anweisung des Arztes angewendet werden, wenn die Sehkraft erhalten bleiben soll.

In weiter fortgeschrittenen Krankheitsstadien können durch Laser- oder konventionelle Operationen die Gänge geöffnet werden, um das Kammerwasser besser aus dem Auge abfließen zu lassen. Leider kommt es bei etwa zehn Prozent der Patienten, die korrekt behandelt werden, dennoch zu einem Sehkraftverlust.

Makuladegeneration

Wie der Name dieser Erkrankung bereits andeutet, degeneriert hier die Makula, jener Teil der Netzhaut, der für das scharfe zentrale Sehen sorgt, und verursacht damit in dem betroffenen Auge einen Verlust der zentralen Sehkraft. Wenn die Makula beschädigt ist, kann die Mitte des Gesichtsfelds verschwommen, verzerrt oder dunkel erscheinen.

Bei den über 65-Jährigen kommt es bei jedem vierten, bei den über 80-Jährigen bei jedem dritten zu einer Degeneration der Makula. Weltweit sind mehr als 30 Millionen Menschen davon betroffen.

Es gibt mehrere Formen der Krankheit. Die häufigste, die altersbedingte Makuladegeneration (AMD), tritt in der Regel irgendwann nach dem 50. Lebensjahr auf. Diese Störung ist die häufigste Erblindungsursache bei Personen über 65. Wenn von Makuladegeneration die Rede ist, handelt es sich meist um diese Form. Eine andere, sehr viel seltenere Form der Erkrankung tritt auch bei jungen Leuten auf und wird Morbus Stargardt genannt. Hier handelt es sich um eine durch einen Chromosomendefekt verursachte erbliche Störung. Sie tritt meist bei Personen im Alter zwischen sechs und 20 Jahren auf und ist durch einen rapiden Visusverlust gekennzeichnet.

Es gibt zwei Formen der AMD, die trockene und die feuchte. Die trockene Form liegt in 90 Prozent der Fälle vor und ist durch den allmählichen Verschleiß der Netzhautpigmentzellen in der Makula gekennzeichnet. Obwohl der Visusverlust in der Regel 20/200 nicht unterschreitet, stellt dies doch eine erhebliche Behinderung dar. Derzeit ist keine medizinische Behandlung bekannt, die diese Form der Makuladegeneration verhindern, aufhalten oder rückgängig machen könnte. Die Versorgung konzentriert sich in erster Linie darauf, den Patienten im Umgang mit der Erkrankung zu schulen und die verbleibende Sehkraft bestmöglich zu nutzen, beispielsweise durch das Lesen von Großdruckbüchern, Benutzung einer Leselupe und die Sicherstellung ausreichender Beleuchtung, wenn feinere Arbeiten erforderlich sind.

Die feuchte Form der AMD ist durch ein abnormales Wachstum eines Netzwerks von feinen Blutgefäßen innerhalb oder in unmittelbarer Umgebung der Makula gekennzeichnet. Diese Gefäße verursachen ein Einsickern von Blut und Flüssigkeit unterhalb der Makula, was zu verzerrtem oder verschwommenen Sehen führt. Diese Form der Makuladegeneration kann einen vollständigen Verlust des zentralen Sehvermögens verursachen; sie ist daher potenziell schwerwiegender als die trockene Form. Zum Glück können durch Lasertherapie die undichten Blutgefäße versiegelt, wodurch ein weiterer Verlust der Sehkraft verhindert werden kann. Bei früher Diagnose und Behandlung, solange das Netz der Blutgefäße noch wenig ausgedehnt ist, kann möglicherweise ein erheblicher Sehkraftverlust vermieden werden.

Bei manchen Menschen vollzieht sich das Fortschreiten der AMD so langsam, dass es lange Zeit nicht zu einem Sehkraftverlust kommt. Bei anderen schreitet die Erkrankung schneller fort und kann zu einem erheblichen Sehkraftverlust auf einem oder beiden Augen führen. Mit fortschreitender AMD ist ein verschwommener Bereich nahe der Gesichtsfeldmitte ein häufiges Symptom. Mit der Zeit kann sich der verschwommene Bereich ausdehnen, oder man sieht leere Flecken im zentralen Sehbereich, die bei einfachen Alltagsaufgaben hinderlich sind, wie der Fähigkeit, Gesichter zu erkennen, Auto zu fahren, zu schreiben oder Arbeiten im Nahsichtbereich durchzuführen, unter anderem auch Kochen.

Nicht jeder Fall von AMD im Frühstadium verschlimmert sich zu einem schweren oder Spätstadium. Von den Menschen, die AMD im Frühstadium auf einem Auge und keine Anzeichen von AMD auf dem

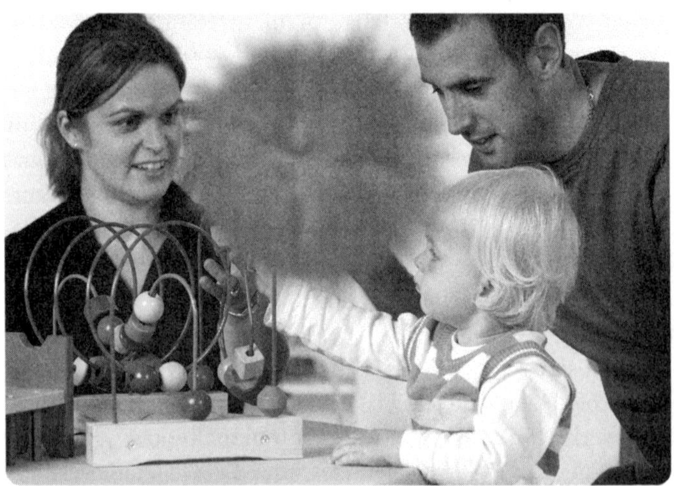

Makuladegeneration. *Das seitliche Sehvermögen ist normal, das zentrale Sehvermögen geht jedoch allmählich verloren.*

anderen haben, werden etwa fünf Prozent innerhalb der nächsten zehn Jahre an AMD im fortgeschrittenen Stadium leiden. Bei Personen mit AMD im Frühstadium auf beiden Augen wird es innerhalb der nächsten zehn Jahre bei etwa 14 Prozent auf mindestens einem Auge zu AMD im Spätstadium kommen.

Wenn Sie nur auf einem Auge AMD im Spätstadium haben, bemerken Sie vielleicht gar keine Veränderung Ihres Gesamtsehvermögens. Solange Sie auf dem anderen scharf sehen, können Sie möglicherweise weiterhin Auto fahren, lesen und feine Einzelheiten erkennen. Allerdings bedeutet AMD im Spätstadium auf einem Auge auch ein erhöhtes Risiko für AMD im Spätstadium auf dem anderen. Wenn Sie Verzerrungen oder verschwommenes Sehen bemerken, wäre ein Besuch beim Augenspezialisten ratsam, auch wenn die Symptome Ihren Alltag anscheinend nicht nennenswert beeinträchtigen.

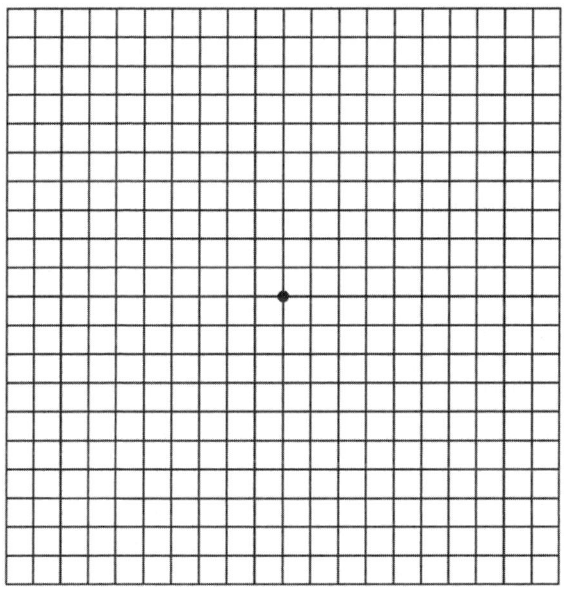

Häufig wird zur Untersuchung auf Makuladegeneration das **Amsler-Gitternetz** *eingesetzt. Wenn Sie sich selbst testen wollen, tragen Sie Ihre Lesebrille, wenn Sie eine brauchen, und halten Sie das Gitter in normaler Leseentfernung vor die Augen. Decken Sie ein Auge ab und schauen Sie dann auf den Punkt in der Mitte. Sehen Sie irgendwelche Linien gewellt, verschwommen oder verzerrt? Wenn Sie normal sehen, sollten alle Linien gerade sein und sich überall im rechten Winkel kreuzen, und alle Vierecke sollten gleich groß sein. Ein Beispiel für ein verzerrtes Bild finden Sie auf der nächsten Seite. Testen Sie auch das andere Auge.*

Bei AMD im Frühstadium treten kaum spürbare Symptome auf. Obwohl die Diagnose AMD in der Regel erst bei älteren Menschen gestellt wird, beginnt die Erkrankung jedoch in viel jüngerem Alter und schreitet langsam fort. Die einzige Möglichkeit zur Feststellung einer beginnenden AMD ist eine Untersuchung, die einen Sehschärfetest mit Sehtafel, die Untersuchung des Augenhintergrunds mit einer Lupe oder die Untersuchung anhand des Amsler-Gitternetzes umfassen könnte. Das Amsler-Gitternetz ist eine rasche und einfache Möglichkeit zu Evaluierung des zentralen Sehens. In diesem Test erhält der Patient ein Blatt Papier mit einem Gitter aus waagrechten und senkrechten Linien. Der Patient wird aufgefordert, auf etwaige Verzerrungen der Linien im mittleren Bereich des Gitters zu achten. Der Test kann zuhause durchgeführt und in regelmäßigen Abständen wiederholt werden. Auch wenn man beim Anschauen des Gitters Verzerrungen sieht, bedeutet das noch nicht unbedingt eine AMD, weist aber auf irgendeine Art von Verzerrung im zentralen Sehbereich hin, und weitere Untersuchungen zur Sicherung einer eindeutigen Diagnose sind erforderlich.

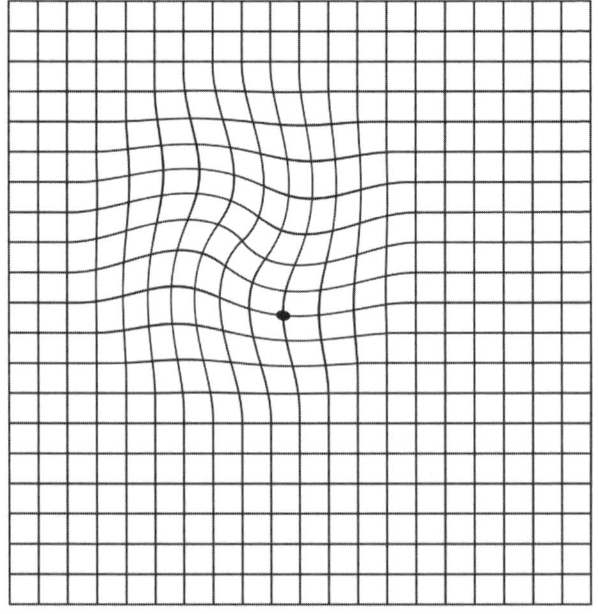

Das Amsler-Gitternetz, *wie es jemand mit* **Makuladegeneration** *sehen könnte.*

Die medizinischen Behandlungsmöglichkeiten bei AMD sind begrenzt. Allerdings haben Forscher einen Zusammenhang zwischen der Krankheit und der Lebensweise festgestellt. Rauchen, Bluthochdruck, Fettleibigkeit und übermäßiger Verzehr von Zucker und mehrfach ungesättigten pflanzlichen Ölen erhöhen das Risiko. Durch regelmäßige körperliche Bewegung und eine gesunde, an Vitaminen, Mineralstoffen und Antioxidantien reiche Ernährung wird es dagegen verringert. Eine Umstellung auf eine gesunde Lebensweise kann die Krankheit verzögern oder sogar verhindern.

Diabetische Retinopathie

Diabetes ist eine lebenslange, progressive Erkrankung, die dadurch entsteht, dass der Körper nicht zur Bildung oder zur vollen Verwertung von Insulin fähig ist. Kennzeichen der Krankheit sind chronisch erhöhte Glukosespiegel im Blut. Diabetes wirkt sich auf Herz und Gefäße aus und verursacht eine Degeneration des kardiovaskulären Systems. Dies führt zu zahlreichen Komplikationen wie Herzinfarkt, Schlaganfall, Niereninsuffizienz, peripherer Neuropathie und Retinopathie. In den Vereinigten Staaten, Europa und Australien ist die diabetische Retinopathie die häufigste Erblindungsursache bei Personen im Alter zwischen 20 und 65.

Diabetische Retinopathie ist ein Sammelbegriff für sämtliche von Diabetes verursachten Erkrankungen der Netzhaut. Ein schlecht regulierter Diabetes kann Veränderungen der Blutgefäße in der Netzhaut auslösen, die zu gravierendem Sehkraftverlust und Erblindung führen können. In der Regel sind beide Augen betroffen. Es gibt zwei Formen der diabetischen Retinopathie: die nicht-proliferative und die proliferative.

Die häufigste Form ist die nicht-proliferative Retinopathie. Sie tritt auf, wenn die Kapillargefäße am Augenhintergrund sich erweitern und Taschen bilden. Aus diesen erweiterten Blutgefäßen treten Flüssigkeit und Blut in die Makula aus, den Punkt des schärfsten Sehens. Wenn durch diese Flüssigkeiten die Makula anschwillt, ist das Sehen verschwommen und kann sogar vollkommen verloren gehen.

Eine nicht-proliferative Retinopathie kann sich zu der schwerwiegenderen proliferativen Retinopathie weiterentwickeln. Wenn die feinen Blutgefäße anschwellen und geschädigt werden, beginnen neue Blutgefäße entlang der Netzhaut zu wachsen, um die geschädigten zu ersetzen. Diese neuen Gefäße sind abnormal und instabil, aus ihnen kann Blut austreten und das Sehen blockieren. Durch die Verletzungen in den geschädigten Blutgefäßen kann sich zudem Narbengewebe bilden. Während des Heilungsprozesses zieht sich das Narbengewebe zusammen, was die Netzhaut verformen oder vom Untergrund abheben kann. In diesem Fall sprechen wir von einer Netzhautablösung.

Je länger ein Diabetes bereits bei einem Patienten besteht, desto höher ist die Wahrscheinlichkeit einer Retinopathie. Praktisch jeder Patient mit Typ-1-Diabetes und die meisten mit Typ 2 werden irgendwann an nicht-proliferativer Retinopathie erkranken. Bei 40 bis 45 Prozent der als Diabetiker diagnostizierten Personen ist bereits ein Stadium von Retinopathie feststellbar. Die gravierendere proliferative Retinopathie ist weniger häufig.

Sowohl die nicht-proliferative als auch die proliferative Retinopathie können sich ohne auffällige Symptome entwickeln, denn die Netzhaut kann bereits geschädigt sein, bevor der Betroffene eine Sehkraftveränderung bemerkt. Selbst in Fällen von proliferativer Retinopathie bemerken die Patienten häufig keine Symptome, bevor ein dauerhafter Schaden eingetreten ist. Verschwommenes Sehen kann als Folge der Schwellung der Makula durch ausgetretene Flüssigkeit auftreten. Zu Anfang kann das Sehen auch durch kleine Blutungen oder Flecken beeinträchtigt sein. Diese Flecken bilden sich in manchen Fällen auch ohne Behandlung zurück und der Betroffene sieht wieder klarer, aber die Blutungen können erneut auftreten. Wenn sie das proliferative Stadium erreichen, besteht ein hohes Risiko von Dauerschäden. Diabetiker sollten ihre Augen mindestens einmal im Jahr gründlich untersuchen lassen. Menschen mit proliferativer Retinopathie können ihr Erblindungsrisiko durch rechtzeitige Behandlung und angemessene Nachsorge um 95 Prozent verringern.

Diabetische Retinopathie wird mit Laserchirurgie behandelt. Die sogenannte fokale Laserkoagulation wird bei nicht-proliferativer Retinopathie angewandt. Der Arzt setzt bis zu mehrere Hundert kleine Laserverbrennungen in den Netzhautbereichen des Flüssigkeitsaustritts rund um die Makula. Diese Verbrennungen verlangsamen den Flüssigkeitsaustritt und verringern die Flüssigkeitsmenge in der

Netzhaut. Normalerweise ist der Eingriff in einer Sitzung abgeschlossen, allerdings können bei einem Patienten auch mehrmalige Behandlungen erforderlich sein, um das Austreten der Flüssigkeit unter Kontrolle zu bekommen.

Proliferative Retinopathie wird mit dem sogenannten panretinalen Laserkoagulationsverfahren behandelt. Durch panretinale Laserkoagulation werden die abnormalen Blutgefäße zum Schrumpfen gebracht. Der Arzt setzt 1000 bis 2000 Laserverbrennungen in den makulafernen Netzhautbereichen, wodurch die abnormalen Blutgefäße schrumpfen. Da eine höhere Anzahl von Laserverbrennungen erforderlich ist, sind für eine vollständige Behandlung meist zwei oder mehr Sitzungen erforderlich. Die panretinale Laserkoagulation kann das seitliche Sehen, das Sehen von Farben und Sehen bei Dunkelheit zwar verschlechtern, die verbliebene Sehkraft jedoch erhalten.

Keine dieser Laserbehandlungen bedeutet Heilung, jedoch können beide einen weiteren Sehkraftverlust verringern (aber nur selten völlig aufhalten). Wenn Sie erst einmal an diabetischer Retinopathie erkrankt sind, insbesondere an der proliferativen Form, wird Ihr Risiko erneuter Blutungen und die Notwendigkeit regelmäßiger Folgebehandlungen lebenslang weiterbestehen.

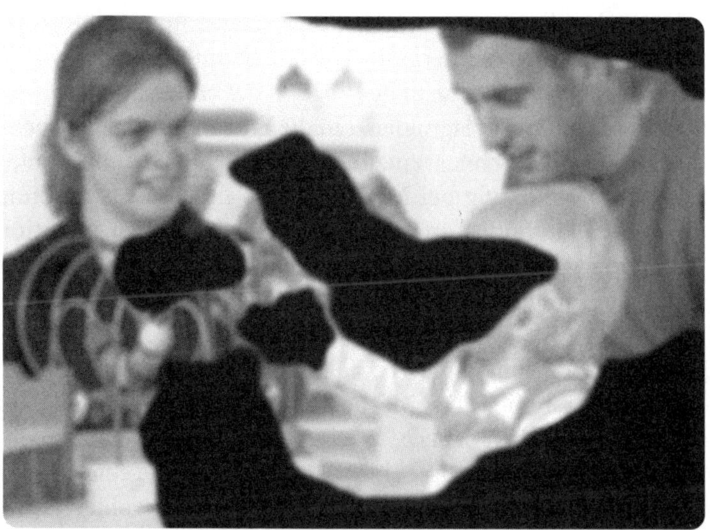

Diabetische Retinopathie. *Es kann zu verschwommenem Sehen, Schatten oder Gesichtsfeldausfällen und zu Schwierigkeiten mit dem Sehen bei Dunkelheit kommen.*

Wenn es gelingt, den Blutzucker durch eine angemessene Diät in den Griff zu bekommen, ist dies die beste Art von Diabetesbehandlung und senkt das Risiko aller diabetesbedingten Komplikationen einschließlich einer Retinopathie.

Sehnerventzündung

Die *Neuritis nervi optici* ist definiert als eine Entzündung des Sehnervs. Die Entzündung verursacht eine Schwellung des Sehnervs, in deren Folge es zu Verletzungen der Nervenfasern und partiellem Sehkraftverlust kommen kann. Symptome einer Sehnerventzündung können verschwommenes Sehen oder Doppeltsehen, Schmerzen, Nystagmus (unkontrollierte Augenbewegungen), Verlust des Farbensehens, blinde Flecken und vorübergehende Erblindung sein. In der Regel tritt der Sehkraftverlust nur auf einem Auge auf und verschlimmert sich zunächst in den folgenden Tagen, bevor eine Besserung eintritt.

Zum Doppeltsehen kommt es, wenn das Muskelpaar, das bestimmte Augenbewegungen steuert, aufgrund einer Schwäche in einem oder beiden Muskeln nicht koordiniert wird. Doppeltsehen ist zwar lästig, verschwindet aber meist ohne Behandlung von selbst. Typischerweise ist ohne Behandlung das normale Sehvermögen innerhalb von zwei bis drei Wochen wiederhergestellt. Die Behandlungsmöglichkeiten sind begrenzt und bestehen in der Regel in der oralen oder intravenösen Verabreichung von Steroiden, um die Entzündung zu beheben.

Die Ursache der Sehnerventzündung ist nicht genau bekannt, allerdings tritt sie häufig bei Menschen mit anderen Entzündungskrankheiten wie Lupus und Sarkoidose sowie einigen Infektionskrankheiten wie Borrelliose und Röteln auf. Sie ist ein häufiges Symptom der multiplen Sklerose (MS). Nach Angaben der *National Multiple Sclerosis Society* kommt es bei 55 Prozent der MS-Patienten zu einer Episode von Sehnerventzündung. Oft ist dies das erste Anzeichen der Krankheit. Die MS-bedingte Sehnerventzündung kann vier bis zwölf Wochen dauern.

Menschen, bei denen eine Sehnerventzündung ohne eine Grunderkrankung wie MS auftritt, haben gute Aussichten auf völlige Wiederherstellung ohne Rezidive. Etwa 50 bis 60 Prozent der Personen, bei denen eine Sehnerventzündung ohne eine Grunderkrankung auftritt, erkranken zu einem späteren Zeitpunkt an MS, und bei denjenigen mit MS kommt es häufig zu Rezidiven.

Schlaganfall

Falls eine Arterie, die das Gehirn mit Blut versorgt, blockiert ist oder reißt, erhalten die Gehirnzellen nicht die nötigen Nährstoffe und Sauerstoff und sterben ab. Dies wird als Schlaganfall bezeichnet. Schlaganfälle können Sehbehinderungen verursachen, wenn die Gewebeschäden in einer der Hirnregionen auftreten, die visuelle Informationen verarbeiten. Die Verarbeitung visueller Informationen erfolgt überwiegend im Okzipital- oder Hinterhauptlappen. Bei den meisten Schlaganfällen ist nur eine Gehirnhälfte betroffen. Wenn der rechte Hinterhauptlappen verletzt ist, kann die linke Seite des Gesichtsfelds auf jedem Auge betroffen sein. Ein Schlaganfall im linken Hinterhauptlappen kann die rechte Seite des Gesichtsfelds auf jedem Auge beeinträchtigen. Nur selten sind beide Hirnhälften betroffen.

Bei jedem vierten Überlebenden eines Schlaganfalls kommt es zu einem Sehkraftverlust. In den meisten Fällen wird die Sehkraft nicht vollständig wiedererlangt, obwohl eine partielle Wiederherstellung möglich ist und meist innerhalb der ersten Monate nach dem Schlaganfall erfolgt.

Die häufigste Form der schlaganfallbedingten Sehbehinderung ist der Verlust einer Hälfte des Gesichtsfelds; aber der Sehkraftverlust kann auch auf ein Viertel des Gesichtsfelds oder einen blinden Fleck innerhalb des Gesichtsfelds beschränkt sein. Auch andere Sehstörungen sind möglich. Der Hirnstamm ist der Ausgangspunkt für drei Nervenpaare, die die Augenbewegung steuern. Ein Schlaganfall in dieser Region kann dazu führen, dass sich nur ein Auge richtig bewegt. Dies kann zu Doppeltsehen führen oder dazu, dass nicht beide Augen in dieselbe Richtung sehen können. Auch die visuelle Stabilität kann betroffen sein, sodass sich beispielsweise unbewegte Gegenstände zu bewegen scheinen. Sie können sich vorstellen, dass dies das Lesen oder das genaue Sehen erschwert. Möglicherweise hat das Gehirn Schwierigkeiten, visuelle Informationen zu verstehen oder bekannte Gesichter oder Gegenstände zu erkennen. Um die Augen kann es zu Taubheit oder Verlust der Muskelkontrolle kommen, was das Blinzeln oder das vollständige Schließen eines Augenlids erschwert oder auch ein Hängen des Augenlids verursacht.

Ebenso wie das Gehirn kann auch das Auge selbst einen Schlaganfall erleiden, wenn die Venen oder Arterien, die die Netzhaut oder den Sehnerv versorgen, blockiert sind oder reißen. Man spricht dann von einem Gefäßverschluss oder Schlaganfall im Auge. Er tritt plötzlich und im Allgemeinen nur auf einem Auge auf. Je nachdem, welche Venen oder Arterien betroffen sind, können Gefäßverschlüsse im Auge einen weitgehenden oder vollständigen Verlust der Sehkraft, Verlust des peripheren oder zentralen Sehvermögens, Sehverzerrungen oder blinde Flecken verursachen.

Über 80 Prozent der Menschen, die einen Schlaganfall im Auge erleiden, erlangen innerhalb von einigen Monaten die Sehkraft fast vollständig zurück, obwohl spürbare und dauerhafte Sehprobleme wie blinde Flecken oder Verzerrungen meist bestehen bleiben. Durch Lasertherapie, Medikation oder Chirurgie lässt sich die Zeit bis zur Wiederherstellung verkürzen.

Die meisten Menschen, die einen Schlaganfall erleiden, leiden an erhöhtem Blutdruck, Arteriosklerose (Plaque mit Verengung und Verhärtung der Arterien) oder Diabetes, einige auch an einer Kombination dieser und weiterer Krankheiten.

Infektionen

Die beiden Augeninfektionen, die die meisten Fälle von Sehkraftverlust und Erblindung verursachen, sind Trachom und Onchozerkose. Das Trachom wird durch das Bakterium *Chlamydia trachomatis* verursacht. Die Krankheit schreitet über mehrere Jahre fort, während derer wiederholte Infektionen die Innenseite des Augenlids vernarben lassen. Das hat ihr den Namen »stille Krankheit« eingetragen. Mit der Zeit werden die Wimpern nach innen gezogen und reiben auf der Hornhaut. Dadurch bilden sich auf der Hornhaut Narben, und es kommt zu einem erheblichen Sehkraftverlust und schließlich zur Erblindung. Die Krankheit wird direkt von einem auf das andere Auge übertragen, meist durch Fliegen, kann sich aber auch durch den Kontakt mit den Augen oder der Nase einer infizierten Person verbreiten. Meist geht die Infektion von selbst zurück, aber das Fehlen von sanitären Einrichtungen, beengte Wohnverhältnisse und ein Mangel an sauberem Wasser und Toiletten führen zu wiederholten Infektionen. Nach Schätzungen der Weltgesundheitsorganisation sind sechs Millionen Menschen weltweit durch Trachom erblindet, und 150 Millionen leiden an aktiven Infektionen. Am verbreitetsten ist die Krankheit in Afrika, Asien und Mittel- und Südamerika.

Der Trachomerreger ist weltweit die häufigste Ursache von Augeninfektionen. In den meisten Fällen handelt es sich nicht um wiederholte oder chronische Infektionen, sie verursachen also kein Trachom und können mit Antibiotika behandelt werden. Der Erreger lebt meist im Geburtskanal, daher werden die Augen von Neugeborenen zur Vorbeugung von Infektionen oder Bindehautentzündungen häufig routinemäßig mit Antibiotika behandelt. In Regionen mit besseren sanitären und hygienischen Verhältnissen sind Infektionen und schwere Komplikationen erheblich seltener.

Die Onchozerkose, auch Flussblindheit genannt, ist die zweithäufigste Ursache von Erblindung aufgrund von Infektionen. Sie wird von einem Wurmparasiten namens *Onchocerca volvulus* verursacht. Der Wurm wird durch den Stich der Schwarzen Fliege verbreitet. Normalerweise sind viele Stiche erforderlich, bis es zur Infektion kommt. Schwarze Fliegen leben in Flussnähe, daher auch die häufige Bezeichnung Flussblindheit für die Krankheit. Wenn der Wurm in einen Menschen eingedrungen ist, bildet er Larven, die sich durch die Haut einschließlich der Augen nach außen bewegen. 99 Prozent der Fälle treten in Afrika südlich der Sahara auf. Die Krankheit kann medikamentös behandelt werden.

Es gibt viele Mikroorganismen, die Augeninfektionen verursachen können, aber nicht alle sind so gefährlich und die meisten Infektionen dauern nur wenige Tage. Konjunktivitis ist ein Sammelbegriff zur Bezeichnung einer Entzündung der Bindehaut und ist gekennzeichnet durch gerötete, juckende, tränende Augen, daher wird sie oft als »rotes Auge« bezeichnet. Alles, was eine Entzündung der Bindehaut verursachen kann, kann zu Konjunktivitis führen. Die Hauptverdächtigen sind Infektionen, aber Entzündungen können auch durch Allergien, Fremdkörper oder Verletzungen verursacht werden.

Andere Erkrankungen

Es gibt zahlreiche weitere Erkrankungen der Hornhaut, der Netzhaut oder anderer Teile der Augen. Einige sind genetisch bedingt, andere sind dagegen umweltbedingt oder stehen in unmittelbarem Zusammenhang mit der Lebensweise des Betreffenden. Da viele degenerative Augenleiden sich schleichend und praktisch ohne Warnsymptome entwickeln können, ist es sinnvoll, alle drei bis fünf Jahre einen Augenarzt oder Ophthalmologen für eine gründliche Augenuntersuchung aufzusuchen.

Wenn Sie 60 Jahre oder älter sind, sollten Sie Ihre Augen mindestens jedes Jahr oder alle zwei Jahre gründlich untersuchen lassen. Ihr Augenarzt kann Sie nicht nur auf Grauen Star, sondern auch auf altersbedingte Makuladegeneration, Glaukom und andere Sehstörungen untersuchen. In vielen Fällen kann eine frühe Behandlung eines Augenleidens Ihnen das Augenlicht retten.

4 | Was unsere Sehkraft zerstört

Freie Radikale

Was haben die folgenden Erkrankungen gemeinsam: Grauer Star, Makuladegeneration, Glaukom, Diabetes und Alzheimer? Vielleicht sagen Sie, dass alle mit dem Altern in Zusammenhang stehen, aber einige davon können auch bei relativ jungen Leuten auftreten. Was all diese Krankheiten und die meisten anderen degenerativen Krankheiten miteinander verbindet, sind die freien Radikale. Freie Radikale, auch unter der Bezeichnung reaktive Sauerstoffspezies (ROS) bekannt, sind hinterhältige Moleküle, die andere angreifen und zerstören. Jedes Gewebe kann durch freie Radikale geschädigt werden, und die Summierung dieser Schäden über viele Jahre führt zu der Degeneration von Körpergeweben und den Funktionsverlusten, die typische Symptome des Alterns sind.

Stark vereinfacht ausgedrückt, ist ein freies Radikal ein Molekül, dessen äußere Schale ein ungepaartes Elektron enthält. Da ihm ein Elektron fehlt, ist das Molekül höchst reaktionsfreudig und instabil. Es versucht aggressiv, einem benachbarten Molekül ein Elektron zu rauben. Sobald ein Elektron abgezogen ist, wird das zweite Molekül, dem jetzt ein Elektron fehlt, seinerseits zum hochreaktiven Radikal und nimmt einem weiteren benachbarten Molekül ein Elektron weg. Dieser Prozess setzt sich in einer zerstörerischen Kettenreaktion fort, die viele Tausende von Molekülen betreffen kann.

Sobald ein Molekül zum freien Radikal wird, verändern sich seine physikalischen und chemischen Eigenschaften in einem als Oxidation bezeichneten Prozess. Die normale Funktion solcher Moleküle ist gestört und das hat Auswirkungen auf die gesamte Zelle, in der sie sich befinden. Durch den Angriff freier Radikale degeneriert eine lebende Zelle und wird dysfunktional. Freie Radikale können unsere Zellen angreifen und deren schützende Membranen buchstäblich zerreißen. Empfindliche Zellbestandteile wie die DNA, die Trägerin der genetischen Blaupause der Zelle, können bei dem Oxidationsprozess erheblich geschädigt werden.

Im Wesentlichen ist Oxidation ein Prozess, bei dem sich Substanzen mit Sauerstoff oder anderen nicht metallischen Elementen in einer Weise verbinden, die zu ihrer Degeneration führt. In unserer Umwelt ist dies am Ranzigwerden von Ölen und der Verhärtung von Kautschuk zu beobachten, aber das klassische Beispiel eines natürlichen Verfallsprozesses durch freie Radikale ist Rost. Eisen, das den Elementen der Luft ungeschützt ausgesetzt ist, oxidiert leicht. Dabei dehnt sich das korrodierte Eisen aus, wird brüchig und fällt in einem Zersetzungs- oder Zerfallsprozess auseinander. Wenn Ihr Körper von freien Radikalen angegriffen wird, rostet er im Prinzip und wird zersetzt, und der Alterungsprozess wird beschleunigt.

Durch das fortwährende Bombardement durch freie Radikale werden die Gewebe zunehmend geschädigt. Einige Wissenschaftler sind der Meinung, dass die von freien Radikalen verursachten Zerstörungen die wahre Ursache des Alterns sind. Je älter der Körper wird, desto mehr summieren sich die Schäden aufgrund der lebenslangen Belastung durch freie Radikale.

Anscheinend sind freie Radikale zumindest teilweise dafür verantwortlich, wie wir aussehen, uns fühlen und funktionieren, wenn wir älter werden. Freie Radikale bewirken eine allmähliche Degeneration der Körpergewebe, und das Altern ist ein degenerativer Prozess. Am deutlichsten werden die Auswirkungen der durch freie Radikale verursachten Degeneration vielleicht an unserer Haut sichtbar, und hier besonders am Kollagen, das das Gerüst bildet, das unseren Geweben Festigkeit und Geschmeidigkeit gibt. Kollagen ist überall im Körper zu finden und hält alles zusammen. Es hält unsere Haut glatt, elastisch und jung. Wenn sie durch freie Radikale geschwächt wird, wird sie trocken, ledrig und faltig – alles klassische Zeichen eines hohen Alters.

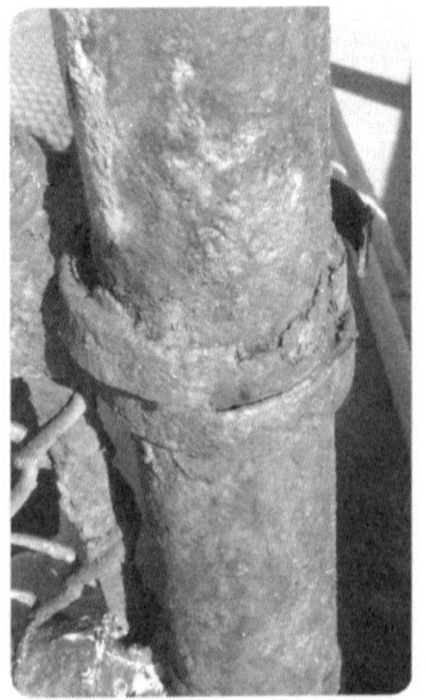

Von freien Radikalen angegriffenes Körpergewebe zerfällt wie dieser verrostete metallene Zaunpfahl.

Eine ähnlich schädliche Wirkung haben freie Radikale auf die Augen. Die weiße Schicht, die sich beim Grauen Star in der Augenlinse bildet, ist das Ergebnis von Radikalschäden. Ebenso wie das Gehirn sind die Augen ungemein empfindlich gegen Oxidationsschäden, weil die Zellmembranen in diesen Geweben einen hohen Prozentsatz extrem empfindlicher, mehrfach ungesättigter Fettsäuren in Konzentrationen enthalten, die zu den höchsten im ganzen Körper zählen.

Alle Radikalreaktionen im Körper zu vermeiden, ist unmöglich, denn sie sind Teil des täglichen Lebens. Freie Radikale entstehen als natürliche Folge normaler Stoffwechselprozesse. Bei der Verwertung von Sauerstoff und Glukose in der Produktion von Körperenergie fallen freie Radikale als Nebenprodukt an. Jede Zelle bildet Radikale, aber unsere Zellen sind nicht wehrlos. Im ganzen Körper finden sich antioxidative Enzyme, die diese Radikale vernichten, bevor sie größeren Schaden anrichten können.

Zusätzlich zu der normalen Bildung von freien Radikalen in unserem Körper entstehen diese gefährlichen Moleküle auch durch Verletzungen, Infektionen, Giftstoffe, übermäßigen Stress und verschiedene Umweltreize. Die Nahrung ist eine Hauptquelle freier Radikale. Bestimmte Lebensmittelzusatzstoffe, Pestizidrückstände, Chemikalien, Schadstoffe und andere Toxine erhöhen die Belastung durch freie Radikale. Sogar die Art, wie wir unsere Nahrung zubereiten, entscheidet über ihren Gehalt an freien Radikalen.

Pflanzenöle mit einem hohen Gehalt an mehrfach ungesättigten Fettsäuren bilden eine wichtige Quelle freier Radikale in der Nahrung. Die mehrfach ungesättigten Fette in naturbelassenen Lebensmitteln wie Gemüse, Nüssen und Getreide sind kein großes Problem, solange diese frisch sind, denn die Natur verpackt sie immer mit Antioxidantien zusammen und schützt sie so vor dem Ranzigwerden (Oxidation). Problematisch wird es erst, wenn diese Fette extrahiert und zu flüssigen Ölen aufbereitet werden. Bei Zimmertemperatur bilden diese Öle spontan freie Radikale. Wenn man sie erhitzt, also beim Kochen oder Braten, wird die Radikalbildung massiv beschleunigt. Eine Ernährung, die reich an Ölen mit mehrfach ungesättigten Fettsäuren ist, kann die Belastung des Körpers durch freie Radikale gewaltig erhöhen. Öle mit mehrfach ungesättigten Fettsäuren neigen zu so starker Radikalbildung, dass die körpereigenen Reserven an Antioxidantien durch deren Neutralisierung sehr schnell aufgezehrt sind. Dies führt nicht nur zu einem Mangel an Antioxidantien, sondern auch zu Nährstoffmangel, denn viele dieser Antioxidantien sind gleichzeitig lebenswichtige Vitamine und Mineralstoffe und spielen eine entscheidende Rolle für eine reibungslose Verdauung, das hormonelle Gleichgewicht, ein starkes Immunsystem und einwandfreies Funktionieren der Augen.

Freie Radikale und Verlust der Sehkraft

Was haben Oxidation und freie Radikale mit dem Verlust der Sehkraft zu tun? Sehr viel! Freie Radikale sind entscheidend an den Zerstörungsprozessen beteiligt, die das empfindliche Augengewebe angreifen und damit Grauen Star, Glaukome, Makuladegeneration, diabetische Retinopathie und viele andere Augenleiden verursachen.[1–4]

Diese weit verbreiteten Augenerkrankungen manifestieren sich in der Regel erst in höherem Alter. Deswegen bezeichnen wir sie als Altersstar, altersbedingte Makuladegeneration und so weiter. Zwar können einige dieser Erkrankungen auch bei Kindern auftreten und tun das auch, die Zahl solcher Fälle ist allerdings gering im Vergleich zu der bei Erwachsenen höheren Alters. Wenn diese Krankheiten bei Kindern auftreten, sind häufig genetische oder Schwangerschaftsfaktoren beteiligt. Bei Erwachsenen zerstört langjähriger oxidativer Stress allmählich das Augengewebe und verursacht einen Verlust der Sehkraft.

Je länger wir leben, desto mehr sind wir freien Radikalen ausgesetzt. Nach lebenslanger Belastung durch diese zerstörerischen Moleküle beginnen die Augen zu degenerieren. Nun ist zwar das Alter ein Risikofaktor für viele dieser Augenleiden, aber nicht die Ursache. Viele Menschen leben lange, bleiben gesund und bekommen nie eine dieser Krankheiten. Warum also erkranken manche Menschen an Grauem Star oder Glaukom und andere nicht? Eine der Hauptursachen ist eine übermäßige Belastung durch oxidativen Stress; bei den Menschen mit der höchsten Belastung besteht auch das höchste Risiko.

In unserem Körper entstehen stündlich, minütlich, sekündlich freie Radikale. Tatsächlich werden sie ständig in jeder unserer Zellen gebildet. Das Mitochondrion, die Zellorganelle, die Energie produziert, bildet als Nebenprodukt des Energiestoffwechsels freie Radikale. Diese freien Radikale können der Zelle erheblichen Schaden zufügen. Zu ihrem eigenen Schutz muss die Zelle ein Reservoir von Antioxidantien bereithalten, die diese freien Radikale schnellstmöglich vernichten, damit sie möglichst wenig Schaden anrichten. Wenn dieser Prozess normal abläuft, können die Zellen ein ganzes Leben lang existieren, funktionieren, sich teilen und vermehren. Dieser Prozess kann über einen langen Zeitraum reibungslos ablaufen, aber mit der Zeit verschleißt die Zelle durch die wiederholte Belastung durch freie Radikale und stirbt schließlich ab.

Wenn dieser Prozess normal verläuft, können die Zellen uns unser ganzes Leben lang reibungslose Dienste leisten. Wenn allerdings die Reserven an Antioxidantien erschöpft sind oder die Radikalbildung sich beschleunigt und die zur Verfügung stehenden Antioxidantien überwältigt, können sich die Schäden durch freie Radikale beschleunigen und die Zellen altern und sterben vorzeitig. Wenn die Zellen in Ihrer Linse degenerieren oder sterben, so verliert die Linse ihre Elastizität und bildet immer mehr weiße Flecken, die das Sehen behindern. Sobald Zellen in der Netzhaut, den Zapfen, Stäbchen oder Ganglien geschädigt werden oder absterben, können keine elektrischen Impulse ins Gehirn übertragen werden, sodass es zum Sehkraftverlust kommt. Wenn die Zellen sterben, die die vielen Kapillaren und Blutgefäße in den Augen bilden, so reißen die Gefäße und werden undicht, und das Sehen ist beeinträchtigt.

An allen verbreiteten Augenerkrankungen sind Schäden durch freie Radikale beteiligt, wenn nicht als primäre Ursache, so doch zumindest als wichtiger Kofaktor. Freie Radikale entstehen zwar als natürliche Folge der normalen Stoffwechselprozesse in unseren Zellen, aber ihre Anzahl und Lebensdauer wird weitgehend durch unsere Lebensweise bestimmt. Was wir essen, unser Ernährungsstatus, körperliche Aktivität, Umweltgifte, Rauchgewohnheiten, Umweltverschmutzung und übermäßige Belastung durch ultraviolette und andere Strahlung haben alle dramatische Auswirkungen auf den Grad von oxidativem Stress, dem wir im Laufe unseres Lebens ausgesetzt sind.

Das bedeutet, dass Sie nicht das wehrlose Opfer einer degenerativen Augenerkrankung werden müssen. Sie können aktiv daran mitwirken, einen der an der Beeinträchtigung der Sehkraft beteiligten Schlüsselprozesse aufzuhalten. Durch kluge Entscheidungen bezüglich Ihrer Lebensweise können Sie eine weitere Degeneration aufhalten und Ihren Körper mit dem versorgen, was er braucht, um zu heilen und sich zu erholen und vielleicht sogar die verlorene Sehkraft teilweise oder vollständig zurückzugewinnen.

AGEs und das Altern der Augen

Fortgeschrittene Glykierungsendprodukte (Advanced Glycation End Products – AGEs)

Oxidation ist nicht die einzige zerstörerische Kraft im Zusammenhang mit dem Altern und dem Verlust der Sehkraft. Sauerstoff ist ein sehr reaktionsfreudiges Molekül und verursacht sehr schnell Oxidation und Radikalbildung. Glukose kann in ähnlicher Weise reagieren und Glykierungen verursachen. Der Vorgang ist im Wesentlichen derselbe wie bei der Oxidation, nur tritt die Glukose an die Stelle des Sauerstoffs; etwas zu glykieren bedeutet, es mit Glukose zu verbinden. Wie bei der Oxidation bilden sich bei der Glykierung von Proteinen und mehrfach ungesättigten Fettsäuren freie Radikale und andere hoch reaktionsfreudige und destruktive Moleküle.

Glukose ist eine sehr klebrige Substanz und verbindet sich leicht mit anderen Molekülen. Sie kann sich an Fett binden, wird aber besonders von Proteinen angezogen. Bei der Glykierung von Proteinen bilden sich die sogenannten fortgeschrittenen Glykierungsendprodukte (*Advanced Glycation End Products* – AEGs).

Die Wirkung der *Advanced Glycation End Products* wird treffend durch ihr Akronym »AGE« (auf Englisch »Alter« oder »altern) ausgedrückt, denn sie lassen den Körper buchstäblich altern. Altern kann auch als die Ansammlung geschädigter Zellen definiert werden, und je mehr AGEs Sie in Ihrem Körper haben, desto »älter« sind Sie, was Ihre Funktionsfähigkeit angeht, ganz gleich, wie viele Jahre Sie tatsächlich gelebt haben. AGEs haben negative Wirkungen auf andere Moleküle, sie bilden freie Radikale, oxidieren das LDL-Cholesterin (und lassen damit die Art von Cholesterin entstehen, das sich in den Arterien ansammelt und Arteriosklerose, Herzinfarkt und Schlaganfall begünstigt), bauen das Kollagen ab (die wichtigste Stützstruktur in unseren Organen und unserer Haut), schädigen das Nervengewebe (auch im Gehirn und den Augen) und richten in praktisch jedem Organ unseres Körpers verheerende Schäden an. Mit zunehmendem Alter sammeln sich AGEs in der Hornhaut, der Linse, dem Glaskörper und der Netzhaut an. Es ist bekannt, dass sie eine entscheidende Rolle bei allen chronischen diabetischen Komplikationen und der Entstehung von diabetischer Retinopathie, Makuladegeneration, Glaukom und Grauem Star spielen,[5–6] ebenso wie bei Alzheimer und anderen neurodegenerativen Krankheiten.[7–8]

Die AGEing-Hypothese des Alterns erhielt Auftrieb, weil immer wieder beobachtet wurde, dass die Anhäufung von AGEs kennzeichnend für alterndes Gewebe ist. AGEs sind Teil eines Teufelskreises von Entzündung, Radikalbildung, vermehrter Bildung von AGEs, erneuter Entzündung und so weiter.

Wir alle spüren bis zu einem gewissen Grade die Wirkungen von AGEs; sie sind leider ein unvermeidlicher Bestandteil des Lebens. Mit zunehmendem Alter häufen wir immer mehr AGEs an, und unser Körper reagiert mit verminderter Elastizität und Tonus der Haut und anderer Gewebe, sinkender Funktionsfähigkeit der Organe, dem Nachlassen von Sehkraft und Gedächtnis, verminderter Widerstandsfähigkeit gegen Infektionen und all den anderen mit dem Älterwerden verbundenen Symptomen. Bei manchen Menschen ist die Belastung durch AGEs höher als bei anderen. Besonders Diabetiker haben unter diesen üblen Molekülen zu leiden. Die häufigsten Komplikationen bei Diabetes – Nachlassen der Sehkraft, Nervenschäden, Niereninsuffizienz und Herzkrankheit – stehen alle in direktem Zusammenhang mit AGEs.

Warum sind Diabetiker so anfällig für diese Störenfriede? Die Antwort lautet Zucker oder, genauer gesagt Blutzucker bzw. Glukose im Blut. Chronisch erhöhte Blutzuckerwerte bedeuten, dass unsere Zellen und Gewebe über längere Zeit hohen Glukosekonzentrationen ausgesetzt sind. Je länger Glukose mit Proteinen in Kontakt ist, desto mehr Gelegenheit hat sie, fortgeschrittene Glykierungsendprodukte zu bilden. Hohe Blutzuckerwerte führen zu schnellerem Altern durch AGEs.

Ganz wehrlos gegen AGEs sind wir nicht, denn sie sind so schädlich, dass der Körper über einige Mittel verfügt, um sie loszuwerden. Unsere weißen Blutkörperchen besitzen speziell auf sie ausgerichtete Rezeptoren. Sie heften sich an die beschädigten Proteine und entfernen sie.

Jedoch lassen sich einige der glykierten Proteine, zum Beispiel die im Kollagen oder im Nervengewebe, nicht so leicht entfernen. Sie neigen dazu, an einander und an anderen Proteinen zu haften, sammeln sich an und schädigen das umliegende Gewebe. Dieses Plaque-ähnliche Material wird zu einem mehr oder weniger dauerhaften Phänomen und einer ständigen Reizquelle. Wenn ein weißes Blutkörperchen auf ein glykiertes Protein trifft, löst es eine Entzündungsreaktion aus. Die AGE-Rezeptoren sind unter dem Akronym RAGE bekannt – durchaus zutreffend (auf Englisch auch »Wüten«), denn die Reaktion der weißen Blutkörperchen mit den AGEs kann einen chronischen Entzündungszustand verursachen. Chronische Entzündung ist ein Merkmal zahlreicher degenerativer Krankheiten, unter anderem von Diabetes.

Fortgeschrittene Glykierungsendprodukte in der Nahrung

Mit zunehmendem Alter neigen wir dazu, größere Mengen von AGEs anzusammeln. Forschungen deuten darauf hin, dass AGEs die Folgen des natürlichen Alterungsprozesses und der damit verbundenen degenerativen Erkrankungen wie Diabetes und Demenz beschleunigen.[9] In einer Studie ergab der Vergleich von 172 jungen (unter 45 Jahren) und älteren Probanden (über 60 Jahre), dass die Menge der zirkulierenden AGEs mit dem Alter zunahm. Dies ist zu erwarten, aber die Wissenschaftler stellten auch fest, dass unabhängig vom chronologischen Alter des Probanden die Indikatoren für Entzündung, oxidativen Stress und Insulinresistenz mit der Menge der AGEs anstiegen.[10] Und schließlich wurde festgestellt, dass für die Bestimmung des funktionalen Alters die AGE-Konzentration von größerer Bedeutung ist als das chronologische Alter. Nicht Ihr Alter bestimmt, wie gesund Sie sind, sondern die Menge der Schäden, die Sie angehäuft haben.

Die meisten AGEs in unserem Körper stammen aus dem Verzehr von Zucker und raffinierten Kohlenhydraten. Diese Nahrungsmittel erhöhen den Blutzucker, der seinerseits die Geschwindigkeit steigert, mit der die Glukose in unserem Blut sich an die Gewebsproteine und -fette heftet (glykiert) und mit ihnen AGEs bildet. Und obwohl wir bei Glykierung meist an Glukose denken, läuft bei einem anderen Zucker, der Fruktose, die Glykierung etwa zehnmal so schnell ab wie bei Glukose.

In den letzten Jahren hat Fruktose in Form von Maissirup mit hohem Fruktoseanteil die Saccharose (Kristallzucker) als wichtigstes Süßungsmittel in industriellen Lebensmitteln überholt. Der Grund dafür ist, dass Fruktose fast doppelt so stark süßt wie Saccharose und daher mit einer geringeren Menge derselbe Süßegrad erreicht werden kann. Mit anderen Worten, sie ist billiger und senkt die Produktionskosten. In den meisten Lebensmittelfertigprodukten wird anstelle von

Saccharose oder anderen Zuckerarten Maissirup mit hohem Fruktoseanteil verwendet. Schauen Sie sich die Zutatenliste von Speiseeis, Bonbons, Keksen, Brot und anderen Fertigprodukten an. Wenn Zucker zugesetzt wurde, dann höchstwahrscheinlich in Form von Maissirup mit hohem Fruktoseanteil. Häufig verwenden Lebensmittelhersteller einfach den Begriff »Fruktose« ohne genauere Herkunftsangaben.

Fruktose wird häufig für Diabetiker und Menschen mit Insulinresistenz empfohlen, da sie den Blutzucker weniger stark ansteigen lässt als Haushaltszucker. Paradoxerweise richtet Fruktose trotz ihrer weniger dramatischen Wirkung auf den Blutzuckerspiegel insgesamt jedoch größeren Schaden an, da sie die Bildung von AGEs verstärkt, die Insulinresistenz steigert und damit die Situation verschlimmert. Diese Wirkung auf den Körper ist bei allen Fruktosequellen dieselbe. Ob es sich um Fruktose aus Maissirup mit hohem Fruktoseanteil oder aus einer natürlichen Quelle wie Agavensirup (ein in der Naturkostbranche gern verwendetes Süßungsmittel) handelt, spielt keine Rolle. Die Wirkung ist immer die gleiche.

Eine interessante Studie wurde in Europa durchgeführt. Die Forscher untersuchten zwei Gruppen von nicht diabetischen Probanden, von denen sich eine vegetarisch ernährte und die zweite mit Mischkost. Die Ernährung wurde dokumentiert und die AGE-Spiegel durch Blutuntersuchungen ermittelt. Die Ergebnisse waren verblüffend. Man sollte annehmen, dass bei Vegetariern die AGE-Spiegel niedriger wären, weil sie sich mit Obst, Gemüse und Getreideprodukten als Hauptbestandteilen anscheinend gesünder ernähren. Tatsächlich waren die AGE-Spiegel bei den Mischköstlern deutlich niedriger als bei den Vegetariern. Die Vegetarier verzehrten 2- bis 3-mal so viel frisches Obst wie die Mischköstler, 3-mal so viel Trockenfrüchte, 4-mal so viel Honig und etwa dieselbe Menge Industriezucker. Insgesamt nahmen sie signifikant höhere Zuckermengen zu sich, insbesondere in Form von Fruktose. Die Forscher führten die höheren AGE-Spiegel bei den Vegetariern auf ihren hohen Fruktoseverzehr zurück.[11]

Forscher der *University of Leicester* in Großbritannien führten eine Studie über die Häufigkeit von Altersstar bei der dortigen asiatischen Bevölkerung durch. Für die Studie wurden nach dem Zufallsprinzip asiatische und kaukasische Probanden im Alter von 40 oder mehr Jahren ausgewählt.[12] Es wurde festgestellt, dass Altersstar bei den Asiaten früher auftrat, und dass eine strikt vegetarische Ernährung einen bedeutenden Risikofaktor für das Entstehen des Grauen Stars in dieser Population darstellte. Obwohl die Ursachen für die höhere Starhäufigkeit bei Vegetariern nicht ermittelt wurden, könnte sie auf den höheren Zuckerkonsum und die erhöhten AGE-Spiegel im Blut zurückzuführen sein, die als Ursache von Oxidation in der Linse bekannt sind.

AGEs beschleunigen die Wirkung des Alterns auf die Augen. Ein erhöhter Blutzuckerspiegel verstärkt die Anhäufung von AGEs in der Linse, der Netzhaut und dem gesamten Zentralnervensystem. Studien berichten von einem deutlichen Zusammenhang zwischen AGEs und dem Entstehen von Grauem Star, Makuladegeneration, diabetischer Retinopathie sowie neurodegenerativen Krankheiten verschiedener Art.[13–14] Die Beweise sind eindeutig: Eine Ernährung mit einem hohen Anteil an Zucker oder anderen Kohlenhydraten erhöht das Risiko für altersbedingte Augenerkrankungen erheblich. Tatsächlich scheint ein sicheres Mittel zur Verhinderung degenerativer Augenerkrankungen darin zu bestehen, dass man den Blutzucker innerhalb des Normalbereichs hält.

Zu viel Sonnenlicht

Sonnenlicht schädigt die Netzhaut und regt sie gleichzeitig an, sodass wir die Welt um uns herum sehen können. Tierversuche zeigen eindeutig, dass intensives helles Licht Schäden an Linse und Netzhaut bewirken kann. Übermäßige Sonneneinstrahlung wird seit Langem mit einem erhöhten Risiko von Grauem Star und altersbedingter Makuladegeneration in Zusammenhang gebracht. Eine wegweisende Untersuchung aus dem Jahr 1992, die sogenannte *Watermen Study*, bestätigt dies. Sie wurde an 838 Fischern aus der Region der Chesapeake Bay an der Ostküste der Vereinigten Staaten durchgeführt. Über einen Zeitraum von 20 Jahren wurde festgestellt, dass bei denen, die am häufigsten starkem Sonnenlicht ausgesetzt waren, das Risiko einer Makuladegeneration erhöht war.[15]

In der *Beaver Dam Eye Study*, die 1993 veröffentlicht wurde, schätzte man die Sonneneinstrahlung danach, wie viel Freizeit die Studienteilnehmer im Sommer im Freien verbrachten und wie häufig sie breitkrempige Hüten und Sonnenbrillen trugen. Es bestand ein positiver Zusammenhang zwischen Makuladegeneration im fortgeschrittenen

Stadium und der Menge der im Sommer im Freien verbrachten Freizeit, aber das Tragen von breitkrempigen Hüten und Sonnenbrillen verringerte das Risiko.[16] Ein frühes Auftreten der altersbedingten Makuladegeneration war seltener bei den Studienteilnehmern, die Hüte und Sonnenbrillen trugen. Vielleicht muss man hier festhalten, dass viele Bewohner dieser Region der Vereinigten Staaten von skandinavischen und nordeuropäischen Einwanderern abstammen und eine hellfarbene Iris haben; aus diesem Grunde sind sie für die Wirkung des Sonnenlichts besonders empfindlich, da Augen mit heller Iris 100 Mal so viel Licht passieren lassen wie Augen mit dunkelbrauner Iris.[17]

Dass sich die Augen an unterschiedliche Lichtintensität in der Umgebung anpassen können, wurde in Tierstudien nachgewiesen. Bei gedämpftem Licht aufgezogene Ratten haben höhere Mengen von Rhodopsin (dem Sehpigment in den Stäbchen) als solche, die bei hellem Licht aufgezogen wurden, dagegen ist bei den bei hellem Licht aufgezogenen Tieren die Konzentration von Schutzfaktoren in der Netzhaut höher; also die der glutathionabhängigen, antioxidativen Enzyme und der Vitamine E und C. Werden die Tiere, die unter den beiden unterschiedlichen Bedingungen aufgezogen wurden, demselben hellen, konstanten Licht ausgesetzt, kommt es bei denen bei gedämpftem Licht aufgezogenen zu erheblich schwereren Schäden an den Fotorezeptoren. Möglicherweise reagierten die Probanden der *Beaver Dam Eye Study* empfindlicher auf die helle Frühlings- und Sommersonne, nachdem sie den langen, kalten Winter im Haus verbracht hatten.

An der Entstehung von Lichtschäden an der Netzhaut könnten viele Mechanismen beteiligt sein, aber die Peroxidation von mehrfach ungesättigten Lipiden (Fetten) in den Membranen gilt als der wichtigste. Lipidperoxide sind Gift für die Netzhaut, und die Fotorezeptoren sind gute Lieferanten von Fettsäuren für die Oxidation.[18] In den äußeren Segmenten der Stäbchen und Zapfen findet sich die höchste Konzentration von mehrfach ungesättigten Fettsäuren im ganzen Körper.

Die Menge der mehrfach ungesättigten Fettsäuren in den Körpergeweben ist ein Spiegel der Ernährung. Eine Ernährung, die reich an Pflanzenölen mit mehrfach ungesättigten Fettsäuren ist, reichert die Körpergewebe mit diesen Fetten an und erhöht somit die Anfälligkeit für lichtinduzierte Radikalschäden.

Die meisten Forscher ignorierten in Untersuchungen über das Licht die Auswirkungen der Ernährung, da sie davon ausgingen, dass

Sonneneinstrahlung der einzige Primärfaktor bei altersbedingter Makuladegeneration ist. Normales Sonnenlicht hat jedoch nur dann eine zerstörerische Wirkung, wenn die Ernährung reich an Ölen mit mehrfach ungesättigten Fettsäuren ist. Die Augen von Menschen, die weniger Pflanzenöle mit mehrfach ungesättigten Fettsäuren zu sich nehmen, sind erheblich widerstandsfähiger, selbst wenn sie über einen langen Zeitraum hellem Sonnenlicht ausgesetzt sind. Wäre das Sonnenlicht die Ursache, so hätte die überwiegende Mehrzahl unserer Vorfahren, die den ganzen Tag im Freien arbeiteten, ihr Augenlicht durch Makuladegeneration und Grauen Star verloren, aber das war nicht der Fall. Von Bedeutung in diesem Zusammenhang ist die Tatsache, dass sie keine Pflanzenöle mit mehrfach ungesättigten Fettsäuren zu sich nahmen, sondern sich überwiegend von Fetten mit gesättigten oder einfach ungesättigten Fettsäuren wie Butter, Sahne, Kokosöl, Olivenöl und Schmalz ernährten. Das sind die traditionellen Fette, die die Menschen im Laufe der Geschichte zu sich nahmen. Erst im 20. Jahrhundert wurden Fette mit mehrfach ungesättigten Fettsäuren allgemein verfügbar und bezahlbar.

Zudem arbeiten in unserer heutigen Gesellschaft die meisten Menschen in Gebäuden, nicht in der Sonne. Außer an Wochenenden oder im Urlaub gehen wir kaum für längere Zeit in die Sonne. Zweifelsohne hat das unsere Augen auf eine Umgebung mit gedämpftem Licht und niedrigere Antioxidantkonzentrationen konditioniert. Wenn wir nach draußen gehen, wirkt das Sonnenlicht stärker oxidierend.

Die Ernährung ist der Schlüssel zu der Menge von Sonnenlicht, die den Augen schädlich werden kann, und sie ist weit wichtiger als die Gesamtbelastung durch Sonneneinstrahlung. Eine geringe Zufuhr von Antioxidantien erhöht ebenfalls die Anfälligkeit. Wenn die Nahrung wenig Obst und Gemüse und viel aufbereitete Pflanzenöle, Gebratenes, mit Pflanzenöl hergestellte Mayonnaise, Pommes frites, Kekse und andere verarbeitete Lebensmittel enthält, ist die Anfälligkeit erhöht.

Die meisten Menschen wissen, dass ultraviolettes (UV) Licht den Augen schadet und Grauen Star, Makuladegeneration und andere altersbedingte Augenleiden verursachen kann. UV-Licht können wir nicht sehen, denn es ist der Anteil des Lichtspektrums unterhalb von 400nm, der für uns unsichtbar ist. Die wichtigste Quelle von UV-Licht ist die Sonne, aber es gibt auch andere, zum Beispiel Schweißlampen, Videobildschirme, Neonbeleuchtung, Hochleistungs-Quecksilberdampf-Leuchten (verwendet als Flutlicht bei abendlichen Sportveranstaltungen und in Gegenden mit hoher Kriminalität) und Xenonbogenlampen.

Es gibt drei Arten von UV-Licht: UVA, UVB und UVC. UVC-Licht (unterhalb von 286 nm) wird von der Ozonschicht der Erde effektiv herausgefiltert. UVB-Licht (286–320 nm) ist die Solarenergie, die Sonnenbrand verursacht und der Hauptrisikofaktor für alle Arten von Hautkrebs ist; es wird größtenteils von der Hornhaut absorbiert und erreicht die Netzhaut nicht. UVA-Licht (320–400 nm) ist an der Hautalterung beteiligt, kann aber auch das Hautkrebsrisiko erhöhen, besonders bei Anreicherung der Zellmembranen in der Haut mit mehrfach ungesättigten Fettsäuren. Die Linse absorbiert und filtert einen Großteil des UV-Lichts aus, das ins Auge eindringt, damit es die Netzhaut nicht erreicht. Daher benötigt die Linse eine große Menge von Antioxidantien, um sie vor den Oxidationseffekten der UV-Strahlung zu schützen.

Das innerhalb des Sehspektrums sichtbare blaue Licht hat eine Wellenlänge zwischen 400 und 500 nm und passiert die Linse, um von der Netzhaut absorbiert zu werden. Es gilt als weniger gefährlich als UV-Licht, aber schädlicher als andere Wellenlängen sichtbaren Lichts und verursacht eher Grauen Star und Netzhautschäden.

Ob Sie es glauben oder nicht: Menschen, die eine Brille zur Sehkorrektur (keine Sonnenbrille) tragen, sind möglicherweise gegen die potenziell schädliche Wirkung des Sonnenlichts geschützt, da normale Brillengläser einen hohen Anteil des UV-Lichts blockieren. Normales Fensterglas blockiert das UVB-Licht vollständig. Daher ist bei Menschen, die keine Brille tragen, das Risiko von Makuladegeneration und Grauem Star erhöht. Weitsichtige haben ein höheres Risiko als Kurzsichtige; als Grund dafür wird vermutet, dass Weitsichtige im Allgemeinen erst ab dem mittleren Alter eine Brille tragen und weniger geschützt sind als Kurzsichtige, die in jedem Lebensalter Brillen tragen. Wenn Sie Kontaktlinsen tragen, haben Sie keinen zusätzlichen Schutz, da diese das UV-Licht nicht blockieren.

Rauchen

Das Rauchen ist seit Langem als Ursache von Herzkrankheiten und Krebs sowie als Diabetesrisikofaktor bekannt. Außerdem kann es das Risiko von altersbedingten Augenerkrankungen erheblich erhöhen. Tabakrauch ist eine wesentliche Quelle von radikalbildenden Prooxidantien, die die schützenden Antioxidantien im Körper aufzehren, und steigert die Bildung von AGEs. Bei Rauchern sind die AGE-Spiegel im Blut höher als bei Nichtrauchern.[19] Rauchen verursacht eine Konstriktion oder Verengung der Blutgefäße, die die Netzhaut versorgen. Der Sauerstoffverbrauch der Netzhaut ist hoch. Alles, was die Abgabe von Sauerstoff an die Netzhaut einschränkt, kann die Gesundheit der Netzhaut schädigen und sich negativ auf die Sehkraft auswirken.

Die Konzentrationen von antioxidativen Karotinoiden wie Beta-Karotin und Lutein sind bei Rauchern signifikant niedriger. Obwohl Raucher generell weniger Karotinoide mit der Nahrung aufnehmen als Nichtraucher, sind ihre Blutkarotinoidwerte noch niedriger, als aufgrund der Ernährungsunterschiede zu erwarten wäre. Das lässt vermuten, dass die Oxidantienbelastung aufgrund des Rauchens dem Blut Karotinoide entzieht.

Ebenso ist bei Rauchern die Vitamin-C-Konzentration im Blut niedriger. Zum Teil ist dies auf eine geringere Aufnahme über die Nahrung zurückzuführen, aber selbst nach Bereinigung um diesen Faktor ist die Vitamin-C-Konzentration im Blut niedriger.

Aufgrund der hohen Spiegel von freien Radikalen und AGEs, der verringerten Sauerstoffzufuhr und der niedrigeren Spiegel der antioxidativen Vitamine ist bei Rauchern das Risiko für die verschiedensten degenerativen Augenerkrankungen erhöht. Grauer Star ist bei Rauchern verbreitet, und bei starken Rauchern (15 oder mehr Zigaretten täglich) ist das Risiko von Grauem Star bis um das Dreifache erhöht. Das Trockene-Augen-Syndrom (Sicca-Syndrom) ist bei Rauchern doppelt so häufig wie unter Nichtrauchern.

Verengte Arterien erhöhen den Blutdruck in den Augen; dies kann zu Blutungen und Undichtigkeit der winzigen Blutgefäße führen, die die Netzhaut versorgen. Netzhautschäden verstärken die Glaukomanfälligkeit. Bei Diabetikern sind diese Blutgefäße bereits vorgeschädigt, wodurch die Wahrscheinlichkeit von Komplikationen aufgrund diabetischer Retinopathie erhöht ist.

Bei Rauchern ist die Wahrscheinlichkeit einer Makuladegeneration fünfmal so hoch wie bei Nichtrauchern. Das Risiko einer Makuladegeneration bei Rauchern bleibt bis zu 15 Jahren nach Einstellung des Rauchens erhöht. Passivrauchen ist fast ebenso schädlich; bei Nichtrauchern, die mit Rauchern zusammenleben, ist das Risiko fast doppelt so hoch wie bei Personen, die nicht regelmäßig Rauch ausgesetzt sind.

Medikamente

Wenn Sie sich sämtliche Nebenwirkungen vieler häufig verschriebener und rezeptfreier Medikamente anschauen würden, wären Sie überrascht, wie viele von ihnen nachteilige Wirkungen auf Sehkraft und Augengesundheit haben. Wenn Sie Ihre Sehkraft zerstören wollten, wäre die Einnahme von Medikamenten anscheinend der schnellste Weg dahin.

Viele gängige Medikamente, die wir ohne Zögern anwenden, könnten die Grundursache unserer Augenprobleme sein. Zu den häufigsten Nebenwirkungen von Medikamenten gehören Grauer Star, Trockenes Auge und Netzhautschäden. So verursachen beispielsweise als Schmerzmittel eingesetzte nicht-steroidale Antirheumatika (NSAR) wie Ibuprofen (Motrin, Advil) Netzhautblutungen, Augentrockenheit und Sehnerventzündung. Tylenol, das nicht zu den NSAR gehört, ist möglicherweise sicherer, kann aber sich ebenfalls auf die Augen auswirken, denn es kann Störungen des Farbensehens oder Doppeltsehen verursachen.

Nicht verschreibungspflichtige Antazida (zur Neutralisierung der Magensäure) wie Zantac, Pepcid und Tagamet können zu verschwommenem Sehen, Lichtempfindlichkeit und Störung des Farbensehens führen. Manche Menschen mit Verdauungsstörungen konsumieren diese Medikamente wie Bonbons, ohne zu wissen, dass sie damit das Hirn- und Augengewebe schädigen. Bei Menschen, die häufig Zantac und andere Antazida einnehmen, erhöht sich das Demenzrisiko auf das 2,5-Fache.[20]

Antidepressiva sind dafür bekannt, dass sie Hirnblutungen verursachen. Diese Blutungen führen zu Entzündungen und massiver Radikalaktivität und verursachen so erhebliche Schäden. Zu den Nebenwirkungen, die die Sehkraft betreffen, gehören Netzhautblutungen,

Lichtempfindlichkeit, Augentrockenheit, Sehnerventzündung, Erhöhung des Augeninnendrucks, verschwommenes Sehen, Doppeltsehen, Grauer Star, Schmerzen im Auge und Akkommodationsstörungen. Fast alle Medikamente zur Behandlung psychischer Störungen bergen das Risiko von Hirn- und Augenschäden. Angstlösende Medikamente, Psychopharmaka und Medikamente zurBehandlung von Hyperaktivität können ähnliche Nebenwirkungen auf die Sehkraft haben. Bedauerlicherweise nehmen manche Menschen diese Medikamente jeden Tag ein und erhöhen damit das Risiko gravierender und dauerhafter Schäden.

Zu den größten Übeltätern gehören zahlreiche Medikamente zur Vorbeugung und Behandlung von Herzerkrankungen. Cholesterinsenker (Statine), den Blutdruck senkende und Blut verdünnende Medikamente können eine Reihe von Störungen von verschwommenem Sehen bis zum Grauen Star verursachen. Die Statine zur Cholesterinsenkung geben besonderen Anlass zu Besorgnis, da sie das Risiko von Glaukom, Diabetes (Insulinresistenz) und Demenz signifikant erhöhen. Die Statine senken den Cholesterinspiegel im Blut, indem sie Enzyme deaktivieren, die der Körper zur Cholesterinbildung einsetzt. Das Blutcholesterin stammt größtenteils nicht aus der Nahrung; vielmehr wird es in der Leber gebildet. Cholesterin ist ein wichtiger Bestandteil von Hirn- und Nervengewebe. Es ist so wichtig für die Hirnfunktion, dass das Gehirn sich nicht ausschließlich auf das in der Leber gebildete Cholesterin verlässt, sondern selbst eine gewisse Menge produziert. Ebenso enthält die Netzhaut einen hohen Prozentsatz von Cholesterin; es ist von entscheidender Bedeutung für die Funktion der Fotorezeptoren und die Übertragung von optischen Nervenreizen an das Gehirn. Wenn man den Cholesterinspiegel gewaltsam mit Medikamenten senkt, schafft man damit einen Cholesterinmangel in der Netzhaut und in anderen Nervengeweben, der die Struktur und Funktion der Netzhaut schädigen und eine fortschreitende Degeneration verursachen kann.[21]

Paradoxerweise verursachen manche Medikamente gegen bestimmte Augenerkrankungen Augenprobleme anderer Art und schwächen die Augengesundheit noch weiter. So können beispielsweise Glaukommedikamente wie Betoptic und Timoptic Augentrockenheit und Doppeltsehen verursachen. Medikamente gegen Allergien wie Actifed und Benadryl werden oft bei Bindehautentzündung verschrieben, können aber die Augen austrocknen, die Pupillen erweitern und Netzhautblutungen verursachen.

Bestimmte Antibiotika (Tetracyclin), Antihistamine, Diuretika, orale Kontrazeptiva, Schlafmittel (Lunesta, Ambien, Rozerem, Halcion, Sominex und Sonata) und Medikamente zur Behandlung von Alzheimer (Aricept), Hypothyroidismus (Synthroid), COPD (Atrovent), Wechseljahresbeschwerden (Premarin), Osteoporose (Fosamax), Migräne (Cafergot, Imitrex) und Epilepsie schädigen sämtlich potenziell die Gesundheit der Augen.

Der hier verfügbare Raum reicht nicht aus, um die Medikamente aufzuzählen, die die Sehkraft beeinträchtigen können. Zudem werden ständig neue Medikamente entwickelt, die dieser Liste hinzuzufügen wären. Die wichtigsten Nebenwirkungen fast aller Medikamente können Sie online auf www.drugs.com finden (entsprechende deutsche Seiten: www.gelbe-liste.de/home oder für Mediziner: www.rote-liste.de/). Nicht alle Nebenwirkungen sind aufgeführt. Wenn unter den Einträgen nur »Sehprobleme« angegeben sind, kann das von Netzhautblutungen und Glaukom bis verschwommenes Sehen und Augentrockenheit alles bedeuten. Wenn unter den Nebenwirkungen auch neurologische Symptome wie Halluzinationen, Schwindel, Gleichgewichtsstörungen oder Sprachstörungen oder Herz-Kreislauf-Symptome

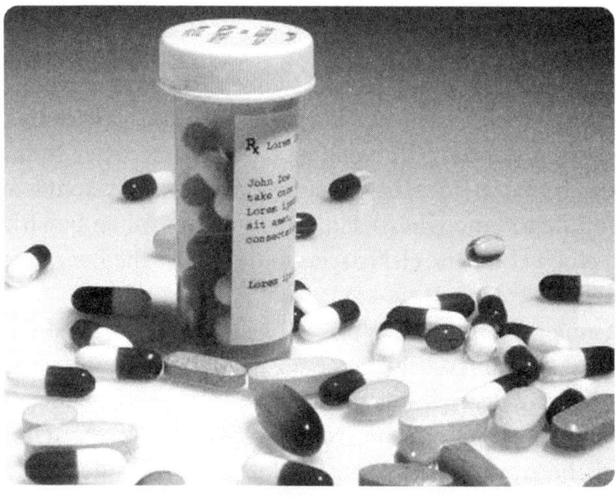

Viele Medikamente können sich schädlich auf das Sehvermögen auswirken und einen Verlust der Sehkraft begünstigen.

wie Durchblutungsstörungen oder Schlaganfall aufgezählt werden, können Sie wetten, dass dieses Medikament auch Ihr Gehirn und Ihre Augen schädigt. Jede Störung im Gehirn wirkt sich auf die Augen aus, und wenn der Kreislauf beeinträchtigt ist, hat dies Auswirkungen auf die Durchblutung von Gehirn und Augen.

Exzitotoxine

Zum besseren Verständnis der Auswirkungen einer degenerativen Augenerkrankung auf das Auge und einer Bewertung möglicher neuer Therapien verabreichen Forscher Labortieren häufig eine Form von Glutamat, das N-Methyl-D-Aspartat (NMDA), das ähnliche Schäden an Netzhaut und Sehnerv hervorruft wie altersbedingte Augenerkrankungen, etwa das Glaukom. Glutamat ist eine Aminosäure und fungiert als einer der wichtigsten Neurotransmitter im Gehirn und der Netzhaut. Neurotransmitter sind chemische Substanzen, die Signale von einem Neuron zu einem anderen weiterleiten. Wenn beispielsweise Licht in den Fotorezeptoren der Netzhaut eine chemische Reaktion auslöst, werden diese Signale durch Neurotransmitter an die Ganglienzellen der Netzhaut und den Sehnerv weitergeleitet. Wenn Gehirnzellen miteinander kommunizieren, geschieht dies durch das Aussenden von Neurotransmittern, die von benachbarten Neuronen aufgenommen werden.

Normalerweise ist Glutamat unschädlich; es ist sogar für die Kommunikation zwischen den Zellen erforderlich. Im Übermaß kann es jedoch toxisch werden. Glutamat ist ein exzitatorischer Neurotransmitter, das heißt, es löst eine gesteigerte chemische Aktivität aus. Zuviel davon kann eine Überstimulation der Neuronen bewirken, die Folge ist eine fieberhafte elektrische Aktivität, die die Energiereserven der Neuronen erschöpft und sie absterben lässt. Bei diesem Prozess entsteht eine große Zahl zerstörerischer freier Radikale, die Entzündung und Zellschäden begünstigen. Aus diesem Grunde wird es bei der Erforschung degenerativer Augenerkrankungen eingesetzt.

Ein weiterer exzitatorischer Neurotransmitter ist die dem Glutamat ähnliche Aminosäure Aspartat. Tatsächlich können unsere Zellen Aspartat in Glutamat umwandeln und umgekehrt. Aspartat und Glutamat sind wichtige Neurotransmitter. Sie sind sogar die Neurotransmitter, die in der größten Menge im Gehirn enthalten sind. Beide sind in unterschiedlichen Mengen in Lebensmitteln zu finden und können zu starken Exzitotoxinen werden – Substanzen, die zu Überstimulation und in der Folge zum Zelltod führen können.

Mit einer gewissen Menge überschüssiger Neurotransmitter kann der Körper fertig werden, und normalerweise halten Rezeptoren und Enzyme sie unter Kontrolle. Übersteigt jedoch der Zustrom von Neurotransmittern die Fähigkeit des Körpers, sie unter Kontrolle zu halten, so können die Gehirnzellen buchstäblich zu Tode stimuliert werden. Zunächst fallen ein paar tote Gehirnzellen hier und da nicht auf; wiederholt sich aber der Vorgang wieder und wieder, so sterben immer mehr Gehirnzellen ab. Im Laufe der Zeit manifestiert sich dann der akkumulative Verlust von Gehirn- und Netzhautzellen in Form von unterschiedlichen altersbedingten degenerativen Erkrankungen.

Immer mehr Studien stellen einen Zusammenhang zwischen der Exzitotoxizität von Glutamat und Aspartat und neurodegenerativen Erkrankungen wie Alzheimer, Parkinson, ALS, Huntington, Schlaganfall und Glaukom fest.[22–30] Die typischen Phänomene wie Nachlassen der Sehkraft, Gedächtnisschwäche, leichtes Nachlassen der intellektuellen Fähigkeiten und Verlust des Koordinationsvermögens, die häufig bei Menschen mittleren Alters auftreten, könnten teilweise auf einen übermäßigen Verzehr von Exzitotoxinen zurückzuführen sein.

Die häufigste Quelle von Aspartat ist der künstliche Süßstoff Aspartam, der meist zum Süßen zuckerfreier Getränke und Desserts verwendet wird. Die wichtigste Quelle von Glutamat ist Natriumglutamat – ein Geschmacksverstärker. Natriumglutamat wird einer Vielzahl von industriellen Fertiggerichten zugesetzt – Suppen, Tiefkühlpizzen, Tiefkühlmahlzeiten, Pizza, Saucen, Chips, Croutons, Wurstwaren, Brühe, Dosentunfisch und Salatdressing. Auch in Restaurants wird es häufig verwendet. Es ist sogar in der Gewürzabteilung von Lebensmittelläden unter dem Markennamen Accent erhältlich.

Natriumglutamat ist ein häufiger Zusatz bei Wurstwaren wie Hot Dogs, Schinken, Würstchen, Aufschnitt, Trockenwurst und Trockenfleisch. Nach Berichten der *University of Illinois Eye and Ear Infirmary* erhöht eine Portion Wurstwaren täglich das Risiko für die Verschlechterung einer Makuladegeneration um das 2,09-Fache.

Die negative Wirkung von Glutamat wurde erstmals 1954 von einem japanischen Forscher beobachtet, der feststellte, dass direkter

Kontakt von Glutamat mit dem Zentralnervensystem Krämpfe verursacht. Leider blieb dieser höchst aufschlussreiche Bericht jahrelang unbeachtet. 1957 wurde die Toxizität von Glutamat erneut von zwei Ophthalmologen, D.R. Lucas und J.P. Newhouse, beobachtet, als sich herausstellte, dass die Verabreichung von Natriumglutamat an neugeborene Mäuse die Neuronen in den inneren Schichten der Netzhaut zerstörte. Der Neuropathologe John Olney wiederholte später, im Jahr 1969, das Experiment von Lucas und Newhouse und entdeckte, dass das Phänomen nicht auf die Netzhaut beschränkt war, sondern im gesamten Gehirn auftrat. Er prägte den Begriff »Exzitotoxizität« zur Beschreibung der Nervenzellschäden, die von Glutamat, Aspartat, Phenylalanin, Cystein, Homocystein und anderen Exzitotoxinen verursacht werden.

1994 veröffentlichte Dr. med. Russell L. Blaylock, damals Dozent für Neurochirurgie am *University of Mississippi Medical Center,* ein Buch mit dem Titel *Excitotoxins: The Taste That Kills.* Seine beiden Eltern litten an Parkinson, was ihn veranlasste, diese Krankheit gründlich zu erforschen, um die Ursache und eine wirksame Therapie zu finden. Im Laufe seiner Forschungen gelangte er zum Verständnis der verheerenden Wirkung exzitotoxischer Lebensmittelzusatzstoffe und deren Beitrag zu unterschiedlichen Formen der Neurodegeneration. In seinem Buch fasst er die Forschungen über den Zusammenhang zwischen Exzitotoxinen und neurodegenerativen Erkrankungen zusammen und macht detaillierte Angaben über zu meidende Lebensmittel.

Wenn Glutamat oder Aspartat nur in ein paar Lebensmitteln enthalten wären, wäre das kein großes Problem, denn kleine Mengen in der Nahrung sind durchaus verträglich und kein Anlass zu allzu großer Besorgnis. Das Problem liegt darin, dass die überwiegende Mehrheit der verarbeiteten, verpackten Lebensmittel, Fertiggerichte und in Restaurants servierten Speisen Exzitotoxine enthält. Es ist sehr schwer, im Lebensmittelgeschäft verpackte Nahrungsmittel, Dosen-, Tiefkühl- oder Fertiggerichte zu finden, die keine exzitotoxischen Zusatzstoffe in irgendeiner Form enthalten.

Aspartam und Natriumglutamat sind die häufigsten und am leichtesten erkennbaren unter ihnen. Da in der Öffentlichkeit das Bewusstsein der mit Natriumglutamat verbundenen Gefahren zunimmt, tarnen Lebensmittelhersteller diesen Zusatzstoff häufig, indem sie ihn in anderer Form zusetzen. Zu den Lebensmittelzusatzstoffen, die

Natriumglutamat enthalten, gehören hydrolysierte Pflanzenproteine, Natriumkaseinat, Kalziumkaseinat, Hefeextrakt, autolysierte Hefe, Sojaproteinisolat und texturierte Proteine. Hydrolysierte Pflanzenproteine sind vermutlich am gefährlichsten, da sie noch zwei weitere Exzitotoxine enthalten – Aspartat und Cystein. Manche Lebensmittelhersteller versuchen es mit dem Verkaufsargument, dieser Zusatzstoff sei vollkommen natürlich und sicher, weil er aus Pflanzen hergestellt wird, aber das ist schlicht nicht wahr. Dr. Russell Blaylock erklärt: »Im Laborversuch lassen sich mit dem Einsatz von hydrolysierten Pflanzenproteinen dieselben Hirnläsionen herbeiführen wie mit Natriumglutamat oder Aspartat.«

Ein sehr zweifelhafter, aber gängiger Zusatzstoff sind »natürliche Aromastoffe«. Trotz der Behauptung, diese seien natürlich, schließt dieser allgemeine Begriff häufig auch Natriumglutamat mit ein. Wenn Sie etwas für Ihre Augen- und Allgemeingesundheit tun wollen, machen Sie es sich zur Gewohnheit, beim Einkaufen die Zutatenliste auf jedem Produkt zu lesen, und meiden Sie alle Lebensmittel, die diese Zusatzstoffe oder solche mit ähnlich klingenden Bezeichnungen enthalten.

Aminosäuren sind mittlerweile als Nahrungsergänzungsmittel beliebt, und einzelne gereinigte Exzitotoxine werden als Nahrungsergänzungsmittel unter den Bezeichnungen L-Glutamin, L-Cystein und L-Phenylalanin gehandelt. Man findet sie auch in Kombination mit anderen Aminosäuren. Trotz der Behauptungen über ihren gesundheitlichen Nutzen sind sie nichts anderes als hirnzerstörende Drogen und sollten am besten alle gemieden werden.

Einige Menschen reagieren empfindlicher auf Exzitotoxine als andere und zeigen allergieähnliche Reaktionen. Diese wurden als »China-Restaurant-Syndrom« bezeichnet, weil Natriumglutamat eine gängige Zutat in der asiatischen Küche ist. Zu den Symptomen können unter anderem Kopfschmerz, Übelkeit, Durchfall, Herzrasen, Schwindel, Konzentrationsstörungen, Stimmungsschwankungen, Sodbrennen und Hautausschlag gehören. Menschen mit einer Natriumglutamatallergie haben insofern Glück, als sie gelernt haben, Speisen mit diesem Zusatzstoff zu meiden. Uns anderen dagegen ist vielleicht gar nicht bewusst, welcher Schaden hier angerichtet wird.

Die Verteidiger des Einsatzes von Natriumglutamat erklären, dass es sich bei Glutamat um eine natürliche, in vielen Lebensmitteln enthaltene Substanz handelt, und dass auch Natriumglutamat nicht schädlich sein kann, wenn glutamathaltige Lebensmittel es nicht sind. Mit den natürlichen Glutamatquellen in unserer Nahrung, die sich in Fleisch, Käse, Gemüse und Ähnlichem finden, kann unser Körper umgehen. Das zeigt sich deutlich an Menschen mit einer Natriumglutamatallergie. Sie können Pilze, Tomatensauce, rotes Fleisch und andere Nahrungsmittel mit einem hohen natürlichen Glutamatgehalt problemlos essen, aber beim Verzehr von Speisen mit Natriumglutamatzusatz kommt es bei ihnen sofort zu unerwünschten Nebenwirkungen. Offensichtlich besteht ein erheblicher Unterschied zwischen dem natürlich in Lebensmitteln vorkommendem Glutamat und dem Glutamat aus Lebensmittelzusatzstoffen.

Proteine sind aus Aminosäuren aufgebaut. Glutamat ist eine von 20 Aminosäuren, die für die menschliche Gesundheit erforderlich sind. Zahlreiche pflanzliche und tierische Proteine in unserer Nahrung enthalten Glutamat. Das Glutamat in unserer Nahrung ist immer an andere Aminosäuren gebunden. Der Prozess, durch den Proteine in einzelne Aminosäuren aufgespalten werden, benötigt Zeit, sodass die Aminosäuren langsam freigesetzt werden. Die Glutamatkonzentration im Blut bleibt in angemessenem Grenzen, sodass der Körper damit umgehen kann. Zudem kann das Glutamat, das an andere Aminosäuren oder Proteine gebunden ist, die Blut-Hirn-Schranke nicht passieren und stellt somit kein Problem dar. Im Gegensatz dazu ist Natriumglutamat freies Glutamat, das nicht von einem Protein abgespalten werden muss; Sie nehmen also schneller eine höhere Dosis auf. Natriumglutamat in dieser gereinigten Form wirkt wie ein Medikament, es passiert die Blut-Hirn-Schranke mit sofortiger zerstörerischer Wirkung.

Überschüssiges Glutamat im Gehirn ist so schädlich, dass es von einem speziellen Entsorgungs- und Recyclingsystem genau reguliert wird. Wenn während des normalen Prozesses der Informationsübertragung von einer Synapse zur anderen von den Nervenzellen Glutamat freigesetzt wird, driftet ein Teil davon ab in den extrazellulären Raum. Hier stehen spezielle Proteine für den Abtransport des Glutamats bereit, um an dieses extrazelluläre Glutamat zu binden. Diese Proteine schaffen das überschüssige Glutamat in Zellen, in denen es für eine spätere Verwendung gespeichert wird. Unter bestimmten Voraussetzungen, beispielsweise durch den Zustrom von Glutamat aus dem Blut, Belastung durch Giftstoffe, Infektionen und die Ausschüttung von freien Radikalen, die durch die Peroxidation von mehrfach ungesättigten Fettsäuren gebildet werden, kann die Tätigkeit der Glutamattransporter gestört werden.[31–33]

Bei hohen Blutkonzentrationen von freiem Glutamat aus der Nahrung besteht die Tendenz zur Öffnung der Blut-Hirn-Schranke, sodass mehr Glutamat und andere Neurotoxine ins Gehirn gelangen können.[34] Dieses extrazelluläre Glutamat behindert zusammen mit den anderen Neurotoxinen die Glutamattransporter, sie lösen Entzündungen aus und regen die Bildung freier Radikale an. Diese Exzitotoxizität führt zur Ausschüttung des in den Gehirnzellen gespeicherten intrazellulären Glutamats. Als Folge davon wird das Gehirn mit Glutamat geflutet, was weitere Entzündung verursacht und noch mehr freie Radikale entstehen lässt; diese wiederum setzt noch mehr Glutamat frei. Ein Teufelskreis entsteht, der zur Zerstörung der Neuronen führt.[35]

Selbst wenn Exzitotoxine nur in geringen Konzentrationen ins Gehirn gelangen, können sie diesen destruktiven Zyklus auslösen. Jeder, der eine neurodegenerative Erkrankung in höherem Alter vermeiden will, und ganz bestimmt jeder, der die Auswirkungen einer solchen Erkrankung bereits spürt, sollte ab sofort keinerlei Lebensmitteln mit exzitotoxischen Zusätzen mehr essen. Ersetzen Sie die verarbeiteten, abgepackten Fertignahrungsmittel durch frische, naturbelassene Lebensmittel und bereiten Sie mehr Speisen von Grund auf selber zu, statt abgepackte Zutaten zu verwenden. Wenn Sie auswärts essen gehen, ist es schwierig, alle möglichen Quellen von Natriumglutamat zu vermeiden, aber Sie können es deutlich reduzieren, wenn Sie sagen, dass Sie kein Natriumglutamat in Ihrem Essen wünschen. Häufig wird man Ihnen Wunsch entgegenkommen können, aber in manchen Fällen ist Natriumglutamat bereits in den Fertigzutaten enthalten, die das Restaurant verwendet. Wählen Sie die Speisen auf der Karte, die kein Natriumglutamat enthalten.

Ebenso sollten Sie alle Lebensmittel vermeiden, in denen Aspartam enthalten ist. Aspartam wird unter anderem unter den Markennamen *NutraSweet, Equal, Sugar Twin* und *AminoSweet* vertrieben. Und, um noch einmal daran zu erinnern: Sie sollten sich angewöhnen, alle Zutatenlisten zu lesen, bevor Sie irgendein abgepacktes oder abgefülltes Lebensmittel kaufen.

5 | Blutzucker und Insulinresistenz

Diabetes und Neurodegeneration

Diabetes ist eine der Hauptursachen von Invalidität, denn er kann zu Erblindung, Amputation der unteren Gliedmaßen, Nierenerkrankungen und Nervenschäden führen. Nach Angaben der *American Academy of Ophthalmology* ist bei Diabetikern das Risiko zu erblinden 25 Mal so hoch wie bei Nicht-Diabetikern. Gegenwärtig leiden 29 Millionen Amerikaner oder 9,3 Prozent der Bevölkerung der Vereinigten Staaten an Diabetes, und mehr als acht Millionen leben mit Diabetes, ohne es überhaupt zu wissen. Mehr als 26 Prozent aller Erwachsenen ab 65 leiden an Diabetes. Das ist jeder vierte aller älteren Menschen! Aber Diabetes ist nicht nur ein Altersleiden; auch bei mehr als 200 000 Menschen unter 20 Jahren wurde die Krankheit diagnostiziert und in allen Altersgruppen zusammen jährlich mehr als 1,7 Millionen Neuerkrankungen. Noch viel mehr Menschen, 86 Millionen im Alter von 20 Jahren und darüber, sind Prädiabetiker. Für all diese Menschen besteht das Risiko, irgendwann Sehprobleme zu bekommen. Je jünger der Patient zum Zeitpunkt der Diabetesdiagnose ist, desto höher das Risiko. Diabetes ist kein rein amerikanisches Problem, die Diabetesrate nimmt weltweit rasch zu.

Diabetes entwickelt sich infolge einer Unfähigkeit des Körpers, den Blutzucker richtig zu regulieren. Wenn wir essen, wird ein großer Teil der Nahrung in Glukose oder Blutzucker umgewandelt und ans Blut abgegeben. Wenn der Blutzuckerspiegel zu stark ansteigt, gerät der Körper in Panik, stoffwechseltechnisch gesprochen. Die Bauchspeicheldrüse schüttet Insulin ins Blut aus, um die Glukose in die Zellen zu transportieren und den Blutzuckerspiegel zu senken; aber wenn der Blutzuckerspiegel nicht innerhalb eines angemessenen Zeitraums normalisiert wird, werden Zellen und Gewebe geschädigt. Genau dies passiert bei Diabetikern.

Es gibt verschiedene Arten von Diabetes. Die häufigsten sind Typ 1 und Typ 2. Zum Typ 1 kommt es, wenn die Bauchspeicheldrüse die Insulinproduktion einstellt oder zu wenig produziert, um den Blutzucker wirksam zu senken. Typ-1-Diabetes wird meist in der frühen

Kindheit diagnostiziert und auch als juveniler Diabetes oder insulinpflichtiger Diabetes mellitus bezeichnet. Bei Typ-1-Diabetes sind lebenslang regelmäßige Insulininjektionen erforderlich, um den Blutzucker im Gleichgewicht zu halten. Diese Form von Diabetes kann bei älteren Menschen durch Pankreasdysfunktion aufgrund von Alkoholmissbrauch oder Krankheit auftreten, aber insgesamt entfallen weniger als zehn Prozent aller Diabetesfälle auf Typ 1.

Beim Typ-2-Diabetes kann die Bauchspeicheldrüse zur Bildung der normalen Menge an Insulin in der Lage sein, aber die Körperzellen sind gegen dessen Wirkung unempfindlich oder resistent geworden. Folglich ist eine größere Insulinmenge erforderlich, um die Glukose aus dem Blut zu entfernen und in die Zellen zu schaffen. Diese Störung wird als Insulinresistenz bezeichnet. Typ-2-Diabetes ist die bei Weitem häufigste Form der Krankheit, etwa 90 Prozent aller Diabetiker leiden daran. Typ-2-Diabetes tritt in der Regel im Erwachsenenalter auf. Im Frühstadium der Krankheit ist die Bauchspeicheldrüse für gewöhnlich in der Lage, die hohen Insulinmengen zu bilden, die zur Überwindung der Insulinresistenz der Zellen benötigt wird, aber auf die Dauer fordert der hohe Insulinbedarf seinen Tribut von der Bauchspeicheldrüse und die Insulinproduktion lässt nach. Mehr als die Hälfte der am Typ 2 Erkrankten benötigen mit zunehmendem Alter Insulinspritzen zur Regulierung ihres Blutzuckers. Das Management von Typ-2-Diabetes erfolgt in der Regel durch eine Diät, Gewichtskontrolle, Sport und Medikation.

Eine dritte Form des Diabetes wurde erst kürzlich erkannt. Bei dieser neu entdeckten Form des Diabetes besteht ein Zusammenhang zwischen Insulinresistenz und Neurodegeneration, insbesondere mit Alzheimer. Alzheimer ist im Grunde genommen ein Diabetes oder eine Insulinresistenz des Gehirns und wird als Typ-3-Diabetes bezeichnet.[1] Dass Alzheimer als eine Form von Diabetes anerkannt wird, ist weniger seltsam als es scheinen mag, denn Diabetes ist seit Langem dafür bekannt, dass er das Nervengewebe im ganzen Körper, auch im Gehirn, schädigen kann.

Insulinresistenz kann sich auf praktisch jedes Organ und System im Körper negativ auswirken. Eine chronische Insulinresistenz verursacht Nervenschäden, die als diabetische Neuropathie bezeichnet werden und die häufigste schwere Komplikation bei Diabetes sind. Etwa 60 bis 70 Prozent aller Diabetiker leiden an irgendeiner Form von

Neuropathie. Symptome sind unter anderem Schmerzen, Kribbeln oder Taubheitsgefühle in Händen, Armen, Füßen und Beinen. Beine und Füße sind am häufigsten betroffen, aber Nervenschäden können überall im Körper auftreten.

Populationsbasierte Studien zeigten, dass bei Personen mit Typ-2-Diabetes ein erhöhtes Risiko von kognitiven Beeinträchtigungen, Demenz und Neurodegeneration besteht.[2] Bei Diabetikern ist das Risiko, an Alzheimer zu erkranken, fast doppelt so hoch wie in der Bevölkerung insgesamt.[3] Je jünger der Betreffende bei Auftreten der Insulinresistenz ist, desto höher das Risiko. Tritt der Diabetes vor dem 65. Lebensjahr auf, ist er mit einem um 125 Prozent erhöhten Risiko für eine spätere Alzheimererkrankung verbunden.[4] Um das Alzheimerrisiko zu erhöhen, muss eine Insulinresistenz nicht im diabetischen Bereich liegen. Auch Prädiabetiker sind gefährdet.

Jede Störung der normalen Insulinfunktion kann gravierende Auswirkungen auf den Energiestoffwechsel und damit die Gehirnfunktion haben. Bei allen schweren neurodegenerativen Erkrankungen, einschließlich vaskuläre Demenz, Parkinson, Huntington, MS und ALS, finden sich Hinweise darauf, dass eine Insulinresistenz entweder eine bedeutende Grundursache oder ein an der Entstehung und dem Fortschreiten dieser Erkrankungen beteiligter Kofaktor ist.[5–7] In diesem Sinne wären all diese Erkrankungen als unterschiedliche Manifestationen eines Typ-3-Diabetes zu betrachten.

So steht beispielsweise die Forschung bei der Klärung des Zusammenhangs zwischen Parkinson und Insulinresistenz erst am Anfang.[8] Insulinresistenz wurde bei 80 Prozent der Parkinsonpatienten festgestellt. Es ist bekannt, dass es bei der Entstehung von Parkinson zu einer Dysfunktion des Insulinstoffwechsels im Gehirn kommt, bevor die Dopamin bildenden Neuronen absterben.[9] Eine Insulinresistenz verschärft zudem die Symptome und verringert die therapeutische Wirksamkeit der Medikamente, die zur Behandlung der Erkrankung eingesetzt werden.[10] In einer der bisher größten Studien dieser Art beobachteten die Wissenschaftler eine Gruppe von mehr als 50 000 Männern und Frauen über einen Zeitraum von 18 Jahren. Die Forscher stellten fest, dass bei denjenigen, die bei Studienbeginn an Typ-2-Diabetes litten, die Wahrscheinlichkeit einer späteren Parkinsondiagnose um 83 Prozent höher war als bei Nicht-Diabetikern.[11] Wenn die Studie einen noch längeren Zeitraum umfasst hätte, hätte sich zweifelsohne eine noch höhere Korrelation ergeben, da das Parkinsonrisiko mit dem Alter zunimmt.

Ebenso zeigen Studien, dass eine Insulinresistenz das Risiko für Grauen Star, Glaukom und Makulaödeme (Flüssigkeitsansammlungen hinter der Makula) erheblich erhöht. Sie beschleunigt den Sehkraftverlust bei Makuladegeneration und ist natürlich die Ursache von diabetischer Retinopathie, einer der schwersten Komplikationen bei Diabetes.[12–14]

Glukose ist der Energielieferant für unsere Zellen

Die Zellen im Gehirn und den Augen ebenso wie in allen anderen Körperorganen benötigen Energie, um ihre verschiedenen Aufgaben erfüllen zu können. Wir beziehen Energie aus den drei Hauptnährstoffen: Kohlenhydrate, Eiweiß und Fett. Eiweiß und Fett können im Bedarfsfall zwar Energie liefern, ihre Hauptfunktion im menschlichen Körper ist es jedoch, die Grundbausteine für Gewebe, Hormone, Enzyme und andere Strukturen zur Verfügung zu stellen. Die Hauptaufgabe der Kohlenhydrate dagegen ist die Energieproduktion. Sie sind der bevorzugte Energielieferant des Körpers. In der Regel werden 55 bis 60 Prozent unseres Energiebedarfs aus Kohlenhydraten gedeckt, der Rest aus Eiweiß und Fett.

Pflanzen bestehen hauptsächlich aus Kohlenhydraten. Unter den tierischen Nahrungsmitteln ist Milch das einzige, das nennenswerte Mengen von Kohlenhydraten enthält. Kohlenhydrate sind aus Zucker aufgebaut, im Wesentlichen liefern also Zuckermoleküle die Grundbausteine aller Pflanzen. Das Gemüse in Ihrem Kühlschrank besteht fast ausschließlich aus Zucker und Wasser.

Unsere Nahrung enthält drei wichtige Grundtypen von Zuckermolekülen – Glukose, Fruktose und Galaktose. Sämtliche Kohlenhydrate in unserer Nahrung bestehen aus einer Kombination dieser drei Typen. Einfache Kohlenhydrate bestehen aus lediglich einer oder zwei Zuckereinheiten. So ist zum Beispiel Kristallzucker oder Sukrose eine Mischung von Glukose und Fruktose. Ein Sukrosemolekül besteht aus einem Glukosemolekül und einem Fruktosemolekül. Milchzucker oder Laktose besteht aus einem Glukosemolekül und einem Galaktosemolekül. Komplexe Kohlenhydrate setzen sich aus vielen miteinander verbundenen Zuckermolekülen zusammen. Stärke beispielsweise besteht aus langen Ketten von Glukose. Glukose ist das bei Weitem häufigste Zuckermolekül in pflanzlichen Nahrungsmitteln.

Wenn Sie eine Scheibe Brot essen, nehmen Sie hauptsächlich Glukose in Form von Stärke zu sich. Zusammen mit der Stärke erhalten Sie noch etwas Wasser, Ballaststoffe (die auch eine Art Kohlenhydrate sind), Vitamine und Mineralstoffe. Dasselbe gilt, wenn Sie einen Apfel, eine Möhre, Mais, Kartoffeln oder irgendein anderes pflanzliches Nahrungsmittel zu sich nehmen.

Nach dem Verzehr eines kohlenhydrathaltigen Nahrungsmittels spalten die Verdauungsenzyme die Verbindungen zwischen den Zuckermolekülen auf, sodass die einzelnen Glukose-, Fruktose- und Galaktosemoleküle freigesetzt werden. Diese Zucker werden dann in die Blutbahn abgegeben. Von dort wird Glukose in alle Teile des Körpers transportiert, um die von den Zellen benötigte Energie zu liefern. In ihrer ursprünglichen Form können Fruktose und Galaktose von den Zellen nicht zur Energieproduktion verwendet werden. Sie werden von der Leber aufgenommen, in Glukose umgewandelt und dann wieder ans Blut abgegeben. Glukosereiche Nahrungsmittel bewirken einen raschen Anstieg des Blutzuckers. Auch Fruktose und Galaktose lassen den Blutzucker ansteigen, aber weniger schnell, da sie erst die Leber passieren müssen.

Ballaststoffe in der Nahrung sind ebenfalls Kohlenhydrate, aber der menschliche Körper bildet nicht die nötigen Enzyme zur Aufspaltung der chemischen Bindungen, die diese Zucker zusammenhalten. Aus diesem Grunde passieren Ballaststoffe den Verdauungstrakt größtenteils intakt und werden ausgeschieden. Da Ballaststoffe keinen oder nur wenig Zucker freisetzen, lassen sie den Blutzucker nicht ansteigen.

Die meisten Zellen können Glukose nicht speichern. Sie nehmen vielmehr aus dem Blut auf, was sie für ihren unmittelbaren Bedarf brauchen, und verwerten es. Ausnahmen sind die Leber- und Muskelzellen; sie haben die Fähigkeit, kleine Mengen von Glukose in Form von Glykogen zur späteren Verwendung zu speichern. Der größte Teil des überschüssigen Zuckers wird in Fett umgewandelt und in Fettzellen gespeichert.

Wenn man längere Zeit nichts isst und der Vorrat an gespeicherter Glukose erschöpft ist, beginnt der Körper, Fett und Eiweiß zu verstoffwechseln, um seinen Energiebedarf zu decken. Fett ist die wichtigste alternative Energiequelle, wenn der Glukosespiegel im Blut sinkt. Bis zu einem gewissen Grad kann Eiweiß in Glukose umgewandelt werden, Fett hingegen gar nicht. Es wird in Form von einzelnen Fettmolekülen, den sogenannten Fettsäuren, freigesetzt. Einige dieser Fettsäuren werden in molekulare Einheiten, die sogenannten Ketonkörper oder Ketone, umgewandelt. Fettsäuren und Ketone können anstelle von Glukose von den Zellen zur Deckung ihres Energiebedarfs eingesetzt werden.

Die Rolle des Insulins

Die durch den Körper zirkulierende Glukose wird von den Zellen aufgenommen und in Energie umgewandelt. Allein können die Zellen jedoch keine Glukose aufnehmen, sie benötigen dazu die Hilfe des Hormons Insulin. Insulin schließt die Tür der Zellmembran auf, sodass die Glukose in die Zelle gelangen kann; ohne Insulin kommt keine Glukose in die Zellen. Ihr Blut könnte mit Glukose gesättigt sein, aber wenn kein Insulin da wäre, könnte die Glukose die Zellmembran nicht passieren, und die Zellen würden »verhungern« und sterben.

Um reibungslos zu funktionieren, benötigt jede Zelle Ihres Körpers eine stetige Zufuhr von Energie. Ebenso wie ohne gleichmäßige und ausreichende Nahrung unsere Gesundheit so stark geschwächt wird, dass wir sterben, degenerieren auch die Zellen ohne eine stetige Zufuhr von Glukose und sterben ab.

Ein Übermaß an Glukose ist allerdings auch nicht gut. Zu viel Glukose ist toxisch. Um die verheerenden Folgen von zu wenig oder zu viel Glukose zu vermeiden, hält der Körper den Glukosespiegel im Blut innerhalb eines engen Bereiches stabil.

Der Blutzuckerspiegel unterliegt von Natur aus im Laufe eines Tages leichten Schwankungen. Immer, wenn wir essen, steigt unser Blutzuckerspiegel an. Zwischen den Mahlzeiten oder bei anstrengender körperlicher Aktivität sinkt er, weil dann der Energiebedarf des Körpers ansteigt. In der Leber als Glykogen gespeicherte Glukose wird ausgeschüttet, um den Blutzuckerspiegel im Gleichgewicht zu halten. Solange der Körper in der Lage ist, Ausschläge des Blutzuckers nach oben oder unten auszugleichen, wird das Gleichgewicht rasch wiederhergestellt und aufrechterhalten.

Wie gut dieses System funktioniert, hängt erheblich davon ab, was wir essen. Kohlenhydratreiche Mahlzeiten – besonders solche, die eine große Menge einfacher Kohlenhydrate enthalten, aber arm an Ballaststoffen, Fett und Eiweiß sind – können den Glukosespiegel im Blut sehr rasch in die Höhe treiben. Raffinierte Stärken wie Weißmehl, die kaum noch Ballaststoffe und Kleie enthalten, wirken praktisch wie Zucker und lassen den Glukosespiegel im Blut ebenfalls hochschnellen.

Ballaststoffe, Eiweiß und insbesondere Fett verlangsamen die Verdauung und die Aufnahme von Kohlenhydraten, sodass die Glukose allmählich und in einem kontinuierlichen, stetigen Strom ins Blut gelangt. Je höher die Menge einfacher, raffinierter Kohlenhydrate in den Mahlzeiten, desto schärfer der Anstieg des Blutzuckers und desto größer die Belastung für den Körper und besonders die Bauchspeicheldrüse, die das Insulin bildet.

Wenn man alle vier bis fünf Stunden eine kohlenhydratreiche Mahlzeit zu sich nimmt und dazwischen noch einen oder zwei kohlenhydratreiche Snacks, bleiben die Spiegel von Glukose und Insulin im Blut einen Großteil des Tages kontinuierlich erhöht. Zellen, die ständig hohen Insulinspiegeln ausgesetzt sind, verlieren allmählich die Sensitivität gegenüber diesem Hormon.

Es ist so ähnlich, wie wenn man in einen Raum kommt, in dem es schlecht riecht. Beim Betreten des Raums mag Ihnen der Geruch aufdringlich erscheinen, wenn Sie sich aber länger darin aufhalten, werden die Geruchsrezeptoren in Ihrer Nase desensibilisiert und Sie bemerken den Geruch nicht mehr. Er ist noch da, aber Ihre Fähigkeit, ihn wahrzunehmen, lässt nach. Wenn Sie den Raum für eine Weile verlassen würden und sich Ihre Geruchswahrnehmung wieder sensibilisiert hätte, würden Sie den Geruch beim erneuten Betreten des Raums wieder bemerken. Ähnlich reagiert unser Körper bei Insulin. Eine chronische Belastung durch hohe Insulinspiegel desensibilisiert die Zellen und sie reagieren nicht mehr auf das Insulin bzw. werden gegen seine Wirkung resistent. Dies wird als Insulinresistenz bezeichnet. Für den Transport von Glukose in die Zellen ist eine Insulinkonzentration über dem Normalwert erforderlich, aber dies bedeutet eine stärkere Belastung der Bauchspeicheldrüse, die größere Mengen des Hormons bilden muss. Das ist der Grund, warum die Ernährung sich unmittelbar auf das Entstehen einer Insulinresistenz und damit von Diabetes und all den damit verbundenen Komplikationen auswirkt.

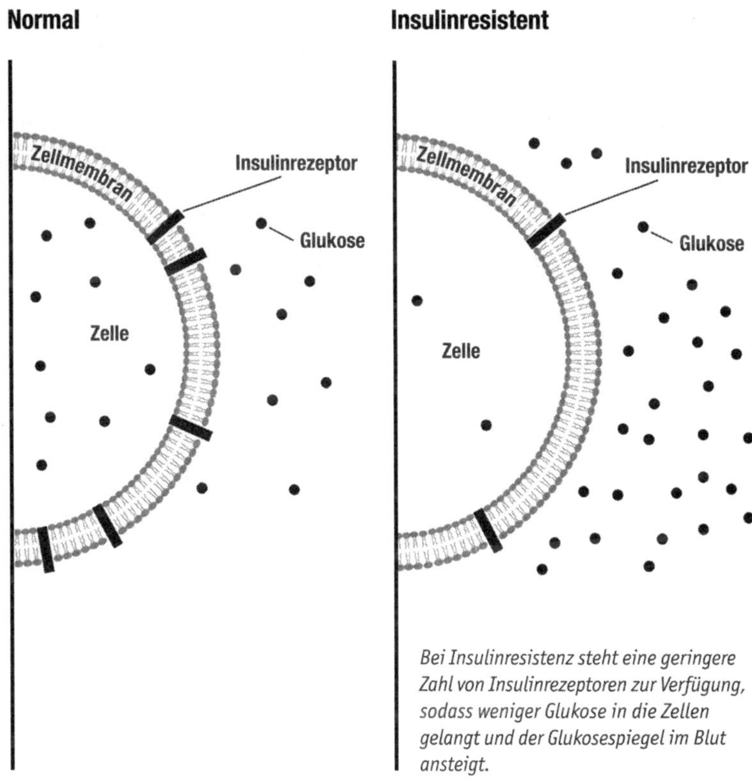

Bei Insulinresistenz steht eine geringere Zahl von Insulinrezeptoren zur Verfügung, sodass weniger Glukose in die Zellen gelangt und der Glukosespiegel im Blut ansteigt.

Insulinresistenz

Wenn Sie ein durchschnittlich gesunder Nicht-Diabetiker sind, enthält Ihr Blut morgens beim Aufwachen zwischen 65 und 100 mg/dl (3,6 und 5,5 mmol/l) Glukose. Dies ist der sogenannte Nüchternblutzucker. Er wird gemessen, wenn der Betreffende mindesten acht Stunden lang nichts gegessen hat. Der Idealbereich für den Nüchternblutzucker liegt zwischen 75 und 90 mg/dl (4,2 bis 5,0 mmol/l).

Wenn Sie nichts essen und Ihre Zellen dem Blut weiterhin Glukose entziehen, sinkt Ihr Glukosespiegel allmählich ab. Normalerweise sollt Ihr Blutzucker nach einer Mahlzeit nicht auf nicht mehr als 139 mg/dl (7,7 mmol/l) ansteigen. Das ist der sogenannte postprandiale Blutzucker. Erhöhte Werte von Nüchtern- und postprandialem Blutzucker sind ein Zeichen für Insulinresistenz.

Ein Diabetes wird diagnostiziert, wenn der Nüchternblutzucker bei 126 mg/dl (7,0 mmol/l) oder darüber liegt. Bei einem Nüchternblutzucker zwischen 101 und 125 mg/dl (5,6 und 6,9 mmol/l) geht man davon aus, dass ein Diabetes im Frühstadium vorliegt, häufig als »Prädiabetes« bezeichnet. Ein Nüchternblutzucker über 90 mg/dl (5,0 mmol/l) deutet auf eine beginnende Insulinresistenz hin. Mit zunehmender Insulinresistenz steigt auch der Blutzucker an. Je höher Ihr Blutzucker, desto höher Ihre Insulinresistenz und Ihr Risiko von Neurodegeneration und Augenschäden.

Der Blutzuckerwert, ab dem ein voll ausgeprägter Diabetes diagnostiziert wird, ist mehr oder weniger willkürlich. Viele Jahre lang wurde ein Nüchternblutzucker von 140 mg/dl (7,8 mmol/l) als der Wert definiert, ab dem von Diabetes gesprochen wurde. Im Jahr 1997 senkte die *American Diabetes Association* diesen Wert auf 126 mg/dl (7,0 mmol/l). Bedeutet das, dass Sie mit einem Nüchternblutzucker von 125 mg/dl (6,9 mmol/l) kein Diabetiker sind und für Sie keines der damit verbundenen Gesundheitsrisiken besteht? Keineswegs, denn in Wirklichkeit ist der Wert von 126 mg/dl (7,0 mmol/l) ebenso willkürlich wie 140 mg/dl (7,8 mmol/l). Normalerweise liegt eine Insulinresistenz bei jedem vor, dessen Nüchternblutzucker über 90 mg/dl (5,0 mmol/l) liegt. Werte bis 100 mg/dl (5,5 mmol/l) gelten zwar generell als normal, aber das liegt nur daran, dass so viele Menschen in diese Kategorie fallen; tatsächlich sind solche Werte für einen »Gesunden« nicht normal. Insulinresistenz ist nicht gesund, auch wenn die Erkrankung relativ schwach ausgeprägt ist. Etwa 80 Prozent der Bevölkerung sind unterschiedlich stark insulinresistent, das heißt, ihr Nüchternblutzucker liegt über 90 mg/dl (5,0 mmol/l). Folglich sind viele Menschen durch die mit dieser Erkrankung verbundenen gesundheitlichen Probleme gefährdet, unter anderem durch Sehprobleme. Es muss bei Ihnen kein Diabetes diagnostiziert werden, damit Sie an einem Glaukom oder Grauen Star erkranken – bereits bei Prädiabetikern besteht ein erhöhtes Risiko.

Diabetes hat epidemische Ausmaße erreicht. Nach Angaben der *Mayo Clinic* ist Diabetes in den Vereinigten Staaten heute doppelt so häufig wie vor 15 Jahren. Weltweit hat Diabetes in den vergangenen zwei Jahrzehnten von 30 Millionen auf 230 Millionen Fälle zugenommen, das ist ein Anstieg um mehr als das Siebenfache! Für Japaner, Israelis, Afrikaner, amerikanische Indianer, Eskimos, Polynesier, Mikronesier und andere ist dies ebenfalls dokumentiert worden.[15] Es wird angenommen, dass dieser beunruhigende, gewaltige Zuwachs auf den zunehmenden Verzehr von raffinierten Getreideprodukten und Zucker zurückzuführen ist. In Tierstudien wurde nachgewiesen, dass eine sehr zuckerreiche Ernährung Insulinresistenz und Diabetes verursacht. Daher liegt der Schluss nahe, dass die gegenwärtige Diabetesepidemie im Kern durch die veränderten Ernährungsgewohnheiten der Menschen in den vergangenen Jahrzehnten verursacht wurde.

Manche Menschen sind für Diabetes oder Insulinresistenz anfälliger als andere, und diese Anfälligkeit kann durch das Verhalten der Eltern verursacht werden, auch wenn sie nicht im technischen Sinne erblich ist. Für Kinder von diabetischen Eltern besteht ein höheres Risiko, selbst insulinresistent und Diabetiker zu werden. Selbst wenn nur bei einem Elternteil eine Insulinresistenz vorliegt, und auch wenn diese nicht schwer genug ist, um als voll ausgeprägter Diabetes diagnostiziert zu werden, kann für die Kinder ein erhöhtes Risiko einer Insulinresistenz bestehen. Mütter, die an einem Schwangerschaftsdiabetes erkranken, geben die Veranlagung für eine spätere Insulinresistenz an ihre Kinder weiter. Das ist der Grund, warum Diabetes anscheinend in manchen Familien vererbt wird. Die Anfälligkeit ist jedoch nicht auf eine Genschwäche zurückzuführen; vielmehr ist sie das Ergebnis von Nährstoffmängeln. Mit anderen Worten, sie wird durch schlechte Ernährung an zukünftige Generationen weitergegeben. Verschlimmert wird die Situation noch dadurch, dass die Kinder schlechte Ernährungsgewohnheiten übernehmen und ihrerseits an ihre eigenen Kinder weitergeben, und die Folge ist ein unaufhörlicher Teufelskreis gesundheitlicher Probleme. Aus diesem Grund erkranken die Menschen in immer jüngerem Alter an Diabetes.

1997 empfahl die Regierung der Vereinigten Staaten, dass alle Erwachsenen spätestens mit 45 Jahren auf Diabetes untersucht werden sollten, bevor diabetische Komplikationen ein fortgeschrittenes Stadium erreichen und schwer behandelbar werden. Allerdings kann es mit 45 Jahren für eine Untersuchung schon zu spät sein. Mittlerweile haben die Patienten, bei denen Diabetes diagnostiziert wird, nur noch ein Durchschnittsalter von 37 Jahren. Wissenschaftler der Centers for *Disease Control and Prevention* (CDC) empfehlen inzwischen die Untersuchung auf Typ-2-Diabetes mit 25 Jahren.

Eine ererbte Anfälligkeit für Insulinresistenz oder Diabetes bedeutet nicht, dass sich diese Erkrankungen auch manifestieren, denn sie entwickeln sich nur unter den richtigen Bedingungen. Die richtigen Bedingungen werden in diesem Fall durch den Verzehr hoher Mengen von Kohlenhydraten geschaffen, insbesondere von raffinierten Kohlenhydrate und Süßigkeiten. Die gute Nachricht ist, dass ein anfälliger Mensch ein langes und gesundes Leben ohne das geringste Problem einer Insulinresistenz führen kann, solange er oder sie sich gesund ernährt.

Blutzucker und Verlust der Sehkraft

Diabetiker sehen häufig verschwommen, da ein hoher Blutzucker Veränderungen in der Netzhaut verursacht. Tatsächlich kann verschwommenes Sehen das erste Anzeichen für Diabetes sein. Eine der Hauptkomplikationen einer Insulinresistenz ist die diabetische Retinopathie, bei der es zu einer allmählichen Degeneration der Netzhaut kommt. Ohne Frage ist Insulinresistenz eine Gefahr für die Sehkraft; bei Patienten mit Diabetes tritt Grauer Star in jüngerem Alter auf, und die Wahrscheinlichkeit, an Glaukom zu erkranken, ist fast doppelt so hoch wie bei Nicht-Diabetikern. Mehr als die Hälfte der Diabetiker leiden an unterschiedlich stark ausgeprägten Retinopathien.

Eine Insulinresistenz im Körper, sei sie nun stark oder schwach ausgeprägt, begünstigt Insulinresistenz im Gehirn. Das hat Auswirkungen auf die Blut-Hirn-Schranke und macht sie insulinresistent, und das behindert die Zufuhr von Insulin ins Gehirn. Wenn weniger Insulin zur Verfügung steht, können die Zellen im Gehirn und den Augen nicht genug Glukose aufnehmen. In der Folge entsteht in den Zellen allmählich ein Mangel, sie degenerieren und sterben ab. Zusätzlich steigt der Glukosespiegel im Gehirn, die AGE-Bildung wird beschleunigt, was oxidativen Stress und Entzündungen begünstigt; all dies hat verheerende Wirkungen auf die Gewebe des Zentralnervensystems. Kein Wunder, dass Insulinresistenz im Zusammenhang mit allen wichtigen neurodegenerativen Erkrankungen zu beobachten ist, auch bei Augenerkrankungen und Komplikationen beim Sehen.

Wenn Sie Probleme mit Grauem Star, Glaukom, Makuladegeneration oder einer anderen altersbedingten Augenerkrankung haben, sind Sie höchstwahrscheinlich zumindest bis zu einem gewissen Grade insulinresistent. Um nur ein Beispiel zu nennen: Je höher der Blutzucker eines Menschen, desto höher ist auch das Risiko von Grauem Star. Forscher der *Yale University* untersuchten die Effekte von drei unterschiedlichen Arten von Ernährung – kohlenhydratreich, eiweißreich und fettreich – auf die Häufigkeit von Grauem Star bei diabetischen Ratten. Wie erwartet, war der Blutzuckerspiegel bei der kohlenhydratreichen Ernährung am höchsten und bei der fettreichen am niedrigsten. Grauer Star trat bei Ratten mit kohlenhydratreicher Ernährung am häufigsten auf; eine geringere Häufigkeit wurde bei den Tieren mit eiweißreicher Ernährung beobachtet, während von den fettreich ernährten Ratten keine einzige Grauen Star bekam.[16] Obwohl alle Ratten in dieser Studie Diabetes hatten, war es ihre Ernährung – nicht die Krankheit –, die bestimmte, wie viele von ihnen Grauen Star bekamen. Je höher die Blutzuckerspiegel, desto größer die Häufigkeit von Grauem Star. Wenn der Blutzucker durch eine fettreiche und kohlenhydratarme Ernährung unter Kontrolle gehalten wurde, kam es nicht zu Grauem Star. Dieser Effekt ist beim Menschen ähnlich, denn eine bessere Regulierung des Blutzuckers erbrachte ähnliche Ergebnisse.[17]

Ob Sie nun Diabetiker sind oder nicht, eine kohlenhydratreiche Ernährung lässt Ihren Blutzucker auf jeden Fall ansteigen, hält ihn für längere Zeit auf erhöhtem Niveau und erhöht so Ihr Risiko für Schäden an Gehirn und Augen. Wissenschaftler, die für den *U.S. Agricultural Research Service* arbeiteten, beobachteten 471 Frauen mittleren Alters über einen Zeitraum von 14 Jahren. Die Forscher stellten fest, dass die Frauen mit einer durchschnittlichen täglichen Kohlenhydrataufnahme zwischen 200 und 268 Gramm – der typische Wert für normalgewichtige Frauen – mit 2,5-mal höherer Wahrscheinlichkeit an Grauem Star erkrankten als diejenigen, welche zwischen 101 und 185 Gramm pro Tag zu sich nahmen. Obwohl der Verzehr von 101 bis 185 Gramm täglich unter dem Durchschnitt liegt, gilt er nicht als kohlenhydratarme Ernährung. Kohlenhydratarme Diäten enthalten in der Regel nicht mehr als 100 Gramm Kohlenhydrate pro Tag, und sehr kohlenhydratarme Diäten beschränken die Menge auf weniger als 25 Gramm. Aus diesen Forschungen können wir schließen, dass selbst eine geringe Senkung der Kohlenhydrataufnahme und der entsprechende Abfall des Blutzuckerspiegels das Risiko von Grauem Star erheblich senken kann.[18]

Beim Nüchternblutzucker wird der Glukosespiegel zur Zeit der Untersuchung ermittelt. Eine andere Methode zur Messung des Blutzuckers ist der A1C-Test, der einen Durchschnittwert für die vorangegangenen drei Monate ermittelt. Forscher an der *University of Oxford* stellten fest, dass Typ-2-Diabetiker, die ihren A1C-Wert um lediglich ein Prozent senken, ihr Risiko von Grauem Star um 19 Prozent verringern.[19] Anscheinend hat bereits eine geringe Senkung des Blutzucker-Durchschnittswerts erhebliche Auswirkungen auf die Gesundheit der Augen.

Das *Diabetes Control and Complications Trial* (DCCT) zeigte, dass besseres Blutzuckermanagement auch das Auftreten und Fortschreiten von Retinopathien erheblich verringert.[20] Diabetiker, die ihren Blutzucker möglichst nah am Normalwert hielten, litten zudem sehr viel seltener an Nieren- und Nervenerkrankungen. Besseres Management verringert auch die Notwendigkeit laserchirurgischer Eingriffe zur Erhaltung des Sehvermögens.

Ein hoher Blutzuckerspiegel erhöht das Risiko einer Makuladegeneration und lässt sie schneller fortschreiten. Nach Angaben der *University of Illinois Eye and Ear Infirmary* erhöht eine Portion von Fertigbackwaren (z.B., eine Scheibe Brot, ein Bagel, Pastete, Kuchen oder Kekse) das Risiko der Progredienz einer Makuladegeneration um das 2,42-Fache. Umgekehrt kann eine Verringerung Ihres Verzehrs von kohlenhydratreichen Speisen um nur eine Portion täglich Ihr Risiko um das 2,42-Fache senken.

Ein erhöhter Blutzuckerspiegel, selbst innerhalb des generell als normal oder durchschnittlich geltenden Bereichs, beschleunigt die Alterung und Degeneration des Gehirns.[21] Jede chronische Erhöhung des Blutzuckers ist schädlich für Gehirn und Augen, folglich kann sogar bei Menschen mit sogenanntem normalem Nüchternblutzucker ein erhöhtes Risiko bestehen. Wenn Ihr Nüchternblutzucker über 90 mg/dl liegt, sind Sie gefährdet, und je höher der Wert, desto höher ist dieses Risiko.

Die bittere Wahrheit ist, dass bei Ihnen selbst dann das Risiko einer altersbedingten Augenerkrankung bestehen kann, wenn Sie sich keiner Sehprobleme bewusst sind; wir sind alle gefährdet. Degenerative Erkrankungen des Gehirns und der Augen kommen nicht über Nacht; vielmehr entwickeln sie sich über Jahre oder sogar Jahrzehnte. Der Glukosestoffwechsel weicht schon ein oder zwei Jahrzehnte vor der Diagnose eines Typ-2-Diabetes von der Normalität ab.[22] In dieser Zeit können bereits erhebliche Schäden entstehen, lange bevor sich irgendwelche Symptome bemerkbar machen. So können schon 80 Prozent des Gewebes geschädigt sein, bevor bei dem Betreffenden Alzheimer oder Parkinson diagnostiziert wird, und das periphere Sehvermögen kann bereits durch ein Glaukom in erheblichem Maße verloren gegangen sein, bevor man überhaupt etwas merkt. Da man weder Schmerzen verspürt noch Sehveränderungen bemerkt, wird der allmähliche Sehkraftverlust erst dann erkannt, wenn bereits erhebliche Schäden entstanden sind. Selbst wenn Sie zum jetzigen Zeitpunkt noch keine gravierenden Sehprobleme feststellen, könnte es in Ihren Augen bereits zu einem gewissen Maß an abnormaler Degeneration gekommen sein. Wenn Sie warten, bis sich Symptome bemerkbar machen, kann es für eine vollständige Korrektur des Problems zu spät sein.

Im Unterschied zum Gehirn, das nicht zugänglich und nicht leicht zu beobachten ist, sind gründliche Untersuchungen der Augen ohne großen Aufwand möglich. Häufig kann Ihnen Ihr Augenarzt sagen, ob sich bei Ihnen ein Problem anbahnt, bevor es zu spät ist. Deswegen ist es sinnvoll, Ihre Augen regelmäßig untersuchen zu lassen. Außerdem sollten Sie alle paar Jahre Ihren Nüchternblutzucker bestimmen lassen. Wenn Ihr Blutzucker erhöht ist, sollten Sie Maßnahmen ergreifen, um das Problem zu beheben. Dadurch senken Sie das Risiko eines Sehkraftverlusts in späteren Jahren erheblich.

6 | Wissenswertes über Fette und Öle

Fettsäuren und Triglyzeride

Die in Ihrer Nahrung enthaltenen Fettarten können einen sehr starken Einfluss auf Ihre Gesundheit insgesamt und auf die Gesundheit Ihrer Augen haben. Deswegen müssen Sie wissen, welche Fette die Sehkraft fördern und welche ihr schaden.

Die Begriffe »Fette« und »Öle« werden oft synonym verwendet. Tatsächlich gibt es keinen entscheidenden Unterschied, allerdings sind Fette im Allgemeinen bei Raumtemperatur fest und Öle flüssig. Schmalz zum Beispiel wird als Fett bezeichnet, flüssiges Maisöl dagegen als Öl.

Fette und Öle bestehen aus Fettmolekülen, den sogenannten Fettsäuren. Fettsäuren können je nach dem Grad ihrer Sättigung in drei Kategorien eingeteilt werden: Gesättigt, einfach ungesättigt und mehrfach ungesättigt. Sie kennen die Begriffe vielleicht, aber was bedeutet es, wenn eine Fettsäure ungesättigt ist, und womit sind gesättigte Fettsäuren gesättigt?

Fettsäuren bestehen fast ausschließlich aus zwei Elementen: Kohlenstoff (C) und Wasserstoff (H). Die Kohlenstoffatome sind miteinander verhakt wie die Glieder einer langen Kette. Mit jedem Kohlenstoffatom sind zwei Wasserstoffatome verbunden. In einer gesättigten Fettsäure ist jedes Kohlenstoffatom an ein Paar von Wasserstoffatomen gebunden. Mit anderen Worten, es ist mit so vielen Wasserstoffatomen gesättigt, wie es halten kann. Wasserstoffatome sind immer paarweise gebunden. Wenn ein Wasserstoffatompaar fehlt, entsteht eine einfach ungesättigte Fettsäure; »einfach« bedeutet, dass ein Wasserstoffatompaar fehlt, und »ungesättigt« bedeutet, dass die Fettsäure nicht ganz mit Wasserstoffatomen gesättigt ist. Wenn zwei, drei oder mehr Wasserstoffatompaare fehlen, haben wir es mit einer mehrfach ungesättigten Fettsäure zu tun, denn ihr fehlt mehr als ein Paar.

Die Fettsäuren in dem Öl, das Sie zum Essen über Ihren Salat gießen, und in dem Fleisch und Gemüse, das Sie essen – selbst alle Fette in Ihrem eigenen Körper – liegen in Form von Triglyzeriden vor. Ein Triglyzerid ist nichts anderes als drei Fettsäuren, die durch ein Glyzerinmo-

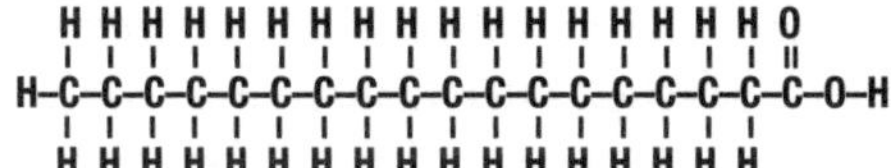

Gesättigte Fettsäure mit einer Kette aus 18 Kohlenstoffatomen

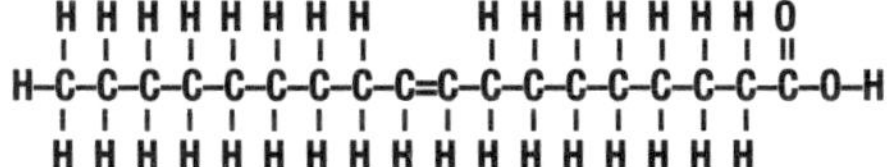

Einfach ungesättigte Fettsäure mit einer Kette aus 18 Kohlenstoffatomen

```
  H H H H H     H     H H H H H H H O
  | | | | |     |     | | | | | | | ‖
H-C-C-C-C-C-C=C-C-C=C-C-C-C-C-C-C-C-O-H
  | | | | | | | | | | | | | | | | |
  H H H H H H H H H H H H H H H H H H
```

Mehrfach ungesättigte Fettsäure mit einer Kette aus 18 Kohlenstoffatomen

lekül verbunden sind. Es gibt also gesättigte Triglyzeride, einfach ungesättigte Triglyzeride oder mehrfach ungesättigte Triglyzeride.

Alle pflanzlichen Öle und tierischen Fette enthalten eine Mischung von gesättigten, einfach ungesättigten und mehrfach ungesättigten Fettsäuren. Ein bestimmtes Öl als gesättigt oder einfach ungesättigt zu bezeichnen ist eine grobe Vereinfachung. Kein Öl ist ausschließlich gesättigt oder mehrfach ungesättigt. Olivenöl wird häufig als »einfach ungesättigtes« Öl bezeichnet, weil es *überwiegend* aus einfach ungesättigten Fettsäuren besteht, aber wie alle pflanzlichen Öle enthält es auch einige mehrfach ungesättigte und gesättigte Fettsäuren.

Generell enthalten tierische Fette den höchsten Anteil an gesättigten Fettsäuren; pflanzliche Öle den höchsten an einfach ungesättigten Fettsäuren. Ausnahmen sind Palm- und Kokosöl, die zwar pflanzliche Öle sind, aber einen hohen Anteil an gesättigten Fettsäuren enthalten.

Mittelkettige Triglyzeride

Auch die verschiedenen Arten von Fettsäuren können nach ihrer Größe oder, präziser ausgedrückt, der Länge ihrer Kohlenstoffketten, in drei Hauptkategorien eingeteilt werden: langkettige Fettsäuren (13 bis 22 Kohlenstoffatome), mittelkettige Fettsäuren (sechs bis zwölf Kohlenstoffatome) und kurzkettige Fettsäuren (drei bis fünf Kohlenstoffatome). Ein Triglyzerid, das aus drei mittelkettigen Fettsäuren besteht, bezeichnet man als mittelkettiges Triglyzerid (MCT), das gleiche Prinzip gilt bei langkettigen Triglyzeriden (LCT) und kurzkettigen Triglyzeriden (SCT).

LCTs kommen in unserer Nahrung bei Weitem am häufigsten vor, sie machen 97 Prozent der Triglyzeride aus, die wir zu uns nehmen. Ein Großteil der verbleibenden drei Prozent sind MCTs, und SCTs sind äußerst selten. Fettsäuren mit Kettenlängen von zwölf oder weniger Kohlenstoffatomen werden anders verstoffwechselt als die mit einer Kettenlänge ab 14.

Die meisten Fette und Öle bestehen zu 100 Prozent aus LCTs. Es gibt nur sehr wenige MCT-Quellen in unserer Nahrung. Die bei Weitem reichhaltigste natürliche Quelle von MCTs ist Kokosöl, das zu 63 Prozent aus mittelkettigen Triglyzeriden besteht. Die nächstgrößte Quelle von MCTs ist Palmkernöl mit 53 Prozent. In weitem Abstand folgt als dritte Butter mit nur zwölf Prozent mittel- und kurzkettigen Fettsäuren. Die Milch aller Säugetierarten enthält MCTs. MCTs sind unentbehrlich für die Gehirnentwicklung bei Säuglingen und decken 25 Prozent des Energiebedarfs des Gehirns.

Mehrfach ungesättigte Fette

Die essenziellen Fettsäuren

Die größten Mengen von mehrfach ungesättigten Fetten finden sich in Pflanzen. Pflanzliche Öle – zum Beispiel Soja-, Färberdistel-, Sonnenblumen-, Baumwoll-, Mais- oder Leinöl – bestehen überwiegend aus mehrfach ungesättigten Fettsäuren; daher werden sie allgemein als mehrfach ungesättigte Öle bezeichnet.

Einige Fettsäuren werden als essenziell eingestuft. Das heißt, unser Körper kann sie nicht aus anderen Nährstoffen bilden, sodass wir sie über die Nahrung aufnehmen müssen, um gesund zu sein und zu bleiben. Gesättigte und einfach ungesättigte Fettsäuren kann unser Körper aus anderen Nahrungsmitteln bilden, die Fähigkeit zur Bildung mehrfach ungesättigter Fettsäuren fehlt uns jedoch. Deswegen ist es essenziell, dass sie in unserer Nahrung enthalten sind.

Wenn wir von gesättigten, einfach ungesättigten oder mehrfach ungesättigten Fettsäuren sprechen, bezeichnen wir damit nicht nur drei Arten, sondern drei Familien von Fettsäuren. Es gibt viele verschiedene Arten gesättigter Fettsäuren sowie viele verschiedene einfach ungesättigte und mehrfach ungesättigte Fettsäuren. Zwei Familien von mehrfach ungesättigten Fettsäuren sind für die menschliche Gesundheit von Bedeutung: die mehrfach ungesättigten Omega-6- und Omega-3-Fettsäuren, und von beiden gibt es jeweils mehrere Unterarten. Zwei davon, Linolsäure und Alpha-Linolensäure, gelten als essenziell, denn der Körper kann damit alle anderen bilden. Dies sind die essenziellen Fettsäuren (EFS), von denen Ernährungswissenschaftler häufig sprechen. Linolsäure gehört zur Omega-6-Fmilie und Alpha-Linolensäure zur Omega-3-Familie.

Wenn die Nahrung genug Linolsäure enthält, kann der Körper theoretisch alle anderen Omega-6-Fettsäuren bilden, die er benötigt. Ebenso kann er alle anderen Omega-3-Fettsäuren bilden, wenn genug Alpha-Linolensäure vorhanden ist. Leinöl enthält sehr viel Alpha-Linolensäure.

Ernährungswissenschaftliche Studien zeigen, dass etwa drei Prozent unserer Gesamtkalorienzufuhr auf essenzielle Fettsäuren entfallen sollten. Bei einer typischen Ernährung mit 2000 Kalorien ist das gleichbedeutend mit etwa sieben Gramm, was nicht sehr viel ist; ein Teelöffel fasst fünf Gramm. Eineinhalb Teelöffel oder ein halber Esslöffel essenzielle Fettsäuren deckten also reichlich den Mindesttagesbedarf.

Da diese Fettsäuren als »essenziell« gelten, haben viele Menschen den Eindruck, sie besäßen besondere gesundheitsfördernde Eigenschaften und je mehr man davon äße, desto besser wäre es. Das ist allerdings nicht unbedingt der Fall. Unsere Nahrung muss zwar eine gewisse Menge davon enthalten, aber zu viel kann schädlich sein. Wissenschaftler stellten fest, dass schon der Verzehr von etwas über zehn Prozent unseres Gesamtkalorienbedarfs in Form von mehrfach ungesättigtem Öl, vor allem von Omega-6-Ölen, Erkrankungen des Blutes, Krebs, Leberschäden und Vitaminmangelzustände verursachen kann.[1]

Lipidperoxidation

Einer der Gründe, warum mehrfach ungesättigte Fette zu gesundheitlichen Problemen führen können, ist ihre hohe Oxidationsneigung. Wenn mehrfach ungesättigte Fette oxidieren, werden sie toxisch. Oxidierte Fette sind ranzige Fette. Freie Radikale sind ein Produkt der Oxidation.

Bei der normalen Reaktion von Sauerstoff mit einer chemischen Verbindung »oxidiert« die Verbindung. Dieser Prozess wird als Oxidation bezeichnet. Mehrfach ungesättigte Fette oxidieren leicht in einem von den Biochemikern als Lipidperoxidation bezeichneten Prozess. »Lipid« ist der biochemische Begriff für Fett oder Öl, und »Peroxidation« bezeichnet einen Oxidationsprozess mit der Beteiligung ungesättigter Fette, bei dem sich freie Radikale, sogenannte Peroxide, bilden.

Werden mehrfach ungesättigte Öle Wärme, Licht oder Sauerstoff ausgesetzt, so oxidieren sie spontan und bilden destruktive freie Radikale. Einmal entstanden, können diese freien Radikale ungesättigte Fette und Proteine angreifen, wodurch diese oxidieren und mehr freie Radikale produzieren. Es ist ein sich selbst verstärkender Prozess.

Flüssige Pflanzenöle können tückisch sein, weil sie harmlos aussehen und schmecken, auch nachdem sie ranzig geworden sind. Das Öl riecht vielleicht nicht schlecht und sieht so frisch aus wie an dem Tag, als Sie es gekauft haben, und doch kann es von »terroristischen« freien Radikalen nur so wimmeln.

Der Oxidationsprozess wird in Gang gesetzt, sobald das Öl aus dem Samen extrahiert wird. Je mehr das Öl Wärme, Licht oder Sauerstoff ausgesetzt wird, desto stärker oxidiert es. Zu dem Zeitpunkt, an dem das Öl verarbeitet und abgefüllt ist, ist es bereits bis zum gewissen Grade oxidiert. Während all der Zeit im Lagerhaus, auf dem LKW, im Lebensmittelgeschäft und in Ihrem Küchenschrank oxidiert es weiter. Wenn Sie Pflanzenöl im Laden kaufen, ist es bereits etwas ranzig geworden. In einer Studie wurden verschiedene Öle aus den Verkaufsregalen von Einzelhandelsgeschäften vor Ort auf Oxidation der mehrfach ungesättigten Fettsäuren untersucht.[2] Die Forscher stellten fest, dass es in jeder untersuchten Probe bereits zur Oxidation gekommen war. Wenn Sie diese Öle zum Kochen verwenden, wird die Oxidation stark beschleunigt. Das ist der Grund, warum Sie mehrfach ungesättigte Öle nie zum Kochen oder Braten verwenden sollten. Zu den Ölen mit einem hohen

Prozentsatz von mehrfach ungesättigten Fettsäuren gehören: Soja-, Mais-, Färberdistel-, Sonnenblumen-, Baumwoll- und Erdnussöl.

Auch in unserm Körper kommt es zu Oxidation. Unsere einzige Abwehrwaffe gegen freie Radikale sind Antioxidantien, die die Kettenreaktionen stoppen, bei denen neue freie Radikale entstehen. Wenn wir zu große Mengen raffinierter Pflanzenöle zu uns nehmen, zehren die daraus entstehenden freien Radikale antioxidative Nährstoffe wie Vitamin A, C und E sowie Zink und Selen auf und können sogar einen Nährstoffmangel verursachen.

Mehrfach ungesättigte Fettsäuren finden sich in unterschiedlichen Mengen in all unseren Zellen. Eine mehrfach ungesättigte Fettsäure in der Membran einer Zelle, die von einem freien Radikal attackiert wird, oxidiert und wird selbst zum freien Radikal, das dann ein benachbartes mehrfach ungesättigtes Molekül, wahrscheinlich in derselben Zelle, angreift. Diese destruktive Kettenreaktion geht so lange weiter, bis die Zelle schwer geschädigt oder zerstört ist. Ungesteuerte Reaktionen freier Radikale laufen Tag für Tag, Jahr für Jahr im Körper ab und fordern einen hohen gesundheitlichen Tribut.

Diverse Studien zeigten einen Zusammenhang zwischen dem Verzehr von raffiniertem Pflanzenöl und Schäden am Zentralnervensystem auf. So wurde in einer Studie die Wirkung von Ölen in der Nahrung auf die mentalen Fähigkeiten von Ratten ermittelt, indem man analysierte, wie gut die Tiere lernten, sich in einem Labyrinth zurechtzufinden. Dem Rattenfutter wurden verschiedene Öle zugesetzt. Die Studie begann, als die Ratten ein höheres Alter erreicht hatten, sodass genug Zeit vergangen war, um die Wirkung der Öle messbar zu machen. Dann wurden die Ratten getestet und die Anzahl der Fehler bei der Bewältigung des Labyrinths festgehalten. Die Tiere, die mit gesättigten Fetten gefüttert worden waren, schnitten am besten ab und behielten ihre mentalen Fähigkeiten am längsten. Diejenigen, an die man mehrfach ungesättigte Öle verfüttert hatte, verloren ihre mentalen Fähigkeiten früher.[3]

Die Netzhaut enthält einen hohen Anteil an mehrfach ungesättigten Fettsäuren und im Vergleich zu allen anderen menschlichen Körpergeweben die höchste Sauerstoffaufnahme und Glukoseoxidation. Außerdem ist sie oxidierender Strahlung aus dem Sonnenlicht ausgesetzt. Dadurch sind die Netzhaut und die sie umgebenden Gewebe für oxidativen Stress anfälliger als jedes andere Körpergewebe.[4–7] Lipidperoxidation wurde als Hauptursache einer Netzhautdegeneration identifiziert. Eine Reihe von Studien deutet darauf hin, dass der Hauptverursacher von Makuladegeneration der übermäßige Verzehr von ungesättigten Pflanzenölen ist.[8–10] Die starke Peroxidation von ungesättigten Fettsäuren in den Zellmembranen der Augenlinse deutet darauf hin, dass eine Ernährung mit einem hohen Anteil von mehrfach ungesättigten Fettsäuren bei der Entstehung von Grauem Star eine Rolle spielt.[11] Weiterhin ist oxidativer Stress in hohem Maße an der Entstehung einer diabetischen Retinopathie beteiligt; tatsächlich spielt er bei allen wichtigen degenerativen Augenerkrankungen eine Schlüsselrolle.[12] Oxidativer Stress gilt als starker Stimulus für die Ausschüttung der Zytokine, die Entzündungen aktivieren.[13]

Im Gegensatz dazu sind gesättigte Fette sehr resistent gegen Oxidation. Sie bilden keine zerstörerischen freien Radikale. Vielmehr wirken sie eher wie schützende Antioxidantien, da sie Oxidation und Bildung freier Radikale verhindern. Eine an schützenden gesättigten Fetten reiche Ernährung kann helfen, einer Lipidperoxidation vorzubeugen.

Mehrfach ungesättigte Fettsäuren oxidieren sehr leicht. Gesättigte Fettsäuren sind hochresistent gegen Oxidation. Einfach ungesättigte Fettsäuren nehmen eine Zwischenstellung ein. Sie sind stabiler als mehrfach ungesättigte, aber weniger stabil als gesättigte Fettsäuren.

Der Ersatz von mehrfach ungesättigten Fetten in der Nahrung durch gesättigte und einfach ungesättigte Fette kann helfen, die Risiken durch freie Radikale zu verringern. Auch eine Ernährung, die viele antioxidative Nährstoffe wie Vitamin E und Beta-Karotin enthält, trägt dazu bei, Ihren Körper vor der Oxidation der mehrfach ungesättigten Fettsäuren zu schützen.

Hitzeschäden bei pflanzlichen Ölen

Die meisten Köche empfehlen zum Kochen, Braten und zur Zubereitung von Speisen mehrfach ungesättigte Pflanzenöle als »gesunde« Alternative zu gesättigten Fetten. Paradoxerweise entstehen beim Kochen mit ungesättigten Pflanzenölen verschiedene toxische Verbindungen, die weit gesundheitsschädlicher sind als irgendein gesättigtes Fett es je sein könnte. Mehrfach ungesättigte Pflanzenfette sind zum Kochen am allerwenigsten geeignet.[14]

Beim Erhitzen von pflanzlichen Fetten werden diese instabilen, mehrfach ungesättigten Fettsäuren leicht in schädliche Verbindungen umgewandelt, darunter eine besonders heimtückische namens trans-4-Hydroxy-2-nonenal (4-HNE). Wenn Sie beim Kochen mehrfach ungesättigte Öle verwenden, sind Ihre Speisen voll von diesen toxischen Substanzen. Schon das Erhitzen dieser Öle auf niedrige Temperaturen schädigt die labile chemische Struktur mehrfach ungesättigter Fettsäuren. Das Garen von Speisen bei hohen Temperaturen beschleunigt die Oxidation und schädliche chemische Reaktionen. Zahlreiche Studien, von denen einige bereits in den Dreißigerjahren veröffentlicht wurden, berichten von toxischen Effekten des Verzehrs von erhitzten Pflanzenölen.

In den vergangenen 20 Jahren stellten immer mehr Studien einen Zusammenhang zwischen 4-HNE und einem erhöhten Risiko von Herzerkrankungen, Schlaganfall, Parkinson, Alzheimer, Huntington, Leberproblemen, Arthrose und Krebs fest. Jedes Mal, wenn Sie ungesättigte Pflanzenöle zum Kochen oder Backen verwenden, produzieren Sie 4-HNE.

Zu den Erkrankungen, bei denen ein Zusammenhang mit 4-HNE in erhitzen Pflanzenölen besteht, gehören Herzerkrankungen. Das ist vielleicht für die meisten Leute überraschend, denn mehrfach ungesättigte Pflanzenöle gelten als gut für das Herz. Dennoch zeigen jüngere Studien einen eindeutigen Zusammenhang zwischen 4-HNE und Herzerkrankungen.[15–17] In verschiedenen Studien wurden zudem erhöhte 4-HNE-Spiegel in den erkrankten Hirnregionen von Alzheimerpatienten belegt.[18–19]

Es wurde nachgewiesen, dass eine Ernährung, die wärmebehandelte flüssige Pflanzenöle enthält, häufiger Arteriosklerose verursacht als eine mit nicht erhitzten Pflanzenölen.[20] Jedes ungesättigte Pflanzenöl kann durch Erhitzen toxisch werden, und schon eine geringe Menge hat, besonders bei häufigem Verzehr über einen längeren Zeitraum, negative Folgen für Ihre Gesundheit. Es wurde festgestellt, dass oxidierte Öle Schäden an den Wänden der Blutgefäße hervorrufen und bei Säugetieren zahlreiche Organläsionen verursachen.

Am anfälligsten für Schäden durch Erhitzen sind die Öle mit dem höchsten Gehalt an mehrfach ungesättigten Fettsäuren. Einfach ungesättigte Fettsäuren sind chemisch stabiler und vertragen höhere Temperaturen, aber auch sie können oxidieren und toxische Nebenprodukte bilden, wenn sie auf hohe Temperaturen erhitzt werden. Gesättigte Fettsäuren sind sehr hitzestabil und vertragen relativ hohe

Temperaturen, ohne zu oxidieren. Daher sind gesättigte Fettsäuren für das tägliche Kochen und Backen am sichersten.

Einige mehrfach ungesättigte Fettsäuren brauchen wir in unserer Nahrung, aber woher sollen wir unsere Tagesration von essenziellen Fettsäuren bekommen, wenn alle im Handel erhältlichen mehrfach ungesättigten Pflanzenöle schon leicht ranzig sind, bevor wir sie überhaupt kaufen, und noch gesundheitsschädlicher werden, wenn wir sie zum Kochen verwenden? Die Antwort ist einfach. Sie können Ihren EFS-Bedarf genauso decken, wie Ihre Vorfahren es machten – mit Lebensmitteln! Sie brauchen keine raffinierten Pflanzenöle zu essen, um Ihren Tagesbedarf an EFS zu decken. Sie können alle EFS, die Sie brauchen, aus Lebensmitteln beziehen. Das ist die bei Weitem beste Art, sich damit zu versorgen, denn solange sie noch in ihrer Originalverpackung – den Zellen – stecken, sind sie vor der schädlichen Wirkung des Sauerstoffs abgeschirmt und werden von natürlichen Antioxidantien geschützt und frisch gehalten.

Essenzielle mehrfach ungesättigte Omega-6-Fettsäuren finden sich in fast allen pflanzlichen und tierischen Nahrungsmitteln – Fleisch, Eier, Nüsse, Getreide, Hülsenfrüchte und Gemüse. Tatsächlich kommen Omega-6-Fettsäuren in der Nahrung so reichlich vor, dass es kaum zu einem Mangel kommen kann. Weniger häufig sind die mehrfach ungesättigten Omega-3-Fettsäuren, aber sie finden sich in Samen, grünem Blattgemüse, Seetang, Eiern, Fisch und Meeresfrüchten. Sie können eine ausreichende Versorgung mit Omega-3-Fettsäuren sicherstellen, wenn Sie etwas Fisch, Eier und grüne Blattgemüse auf Ihren wöchentlichen Speisezettel setzen. Fleisch von Rindern aus Weidehaltung und Wild liefert ebenfalls Omega-3-Fettsäuren. Rinder, die Weidegras mit einem hohen Omega-3-Gehalt fressen, sammeln diese Fette in ihrem eigenen Gewebe an. Fleisch von Rindern aus Getreidemast ist dagegen eine schlechte Quelle für Omega-3-Fettsäuren.

Makuladegeneration und pflanzliche Öle

Makuladegeneration ist in den USA die häufigste Ursache irreversibler Erblindung, über zehn Millionen Amerikaner sind davon betroffen. Die Krankheit ist kein auf Amerika beschränktes Problem; sie tritt in der ganzen Welt immer häufiger auf. Mit zunehmendem Alter steigt unser Risiko, an einer Makuladegeneration zu erkranken, dramatisch an. Wenn Sie älter als 55 sind, liegt Ihre Chance einer AMD bei eins zu zehn, und das ist keine gute Quote. Zum Glück zeigt die medizinische Forschung, dass altersbedingte Makuladegeneration möglicherweise verhindert werden kann.

Vor 40 Jahren war Diabetes die häufigste Erblindungsursache in den Vereinigten Staaten, und altersbedingte Makuladegeneration war selten. Heute hat AMD Diabetes überholt, sie ist fünfmal so häufig und mittlerweile die häufigste Ursache für einen Verlust der Sehkraft in den Vereinigten Staaten und den meisten anderen Industrieländern. Zwei Drittel der Menschen, die ihr Sehvermögen verlieren, erblinden durch diese Erkrankung.

»Seit Anfang der 1970er-Jahre bis in die 1990er habe ich eine exponentielle Zunahme beobachtet«, erklärt Dr. Paul Beaumont, Augenarzt, Begründer und Direktor der *Macular Degeneration Foundation of Australia.* »Vor 40 Jahren war beispielsweise in Japan die Krankheit selten, jetzt ist sie weit verbreitet.«

»Meiner Meinung nach kann kein Zweifel daran bestehen, dass wir es mit einer Epidemie zu tun haben«, so Dr. Beaumont, der entsetzt über den rasanten Anstieg von AMD auf das Zehnfache in den letzten 30 Jahren ist.

Obwohl die Krankheit langsam fortschreitet, kann eine Makuladegeneration sich sehr rasch auf die Sehkraft auswirken. »An einem Tag habe ich Kreuzworträtsel gelöst, und am nächsten konnte ich das nicht mehr«, berichtet Jillian Price. Jillian ist durch die Krankheit von einer aktiven Frau zur Behinderten geworden. »Zwei Monate sind eine sehr kurze Zeit für einen so weitgehenden Verlust der Sehkraft; ich habe meine Unabhängigkeit weitgehend verloren«, so Price. »Alles ist verzerrt, mit dem Bus zum Einkaufen zu fahren ist sehr mühsam, ich kann keine Etiketten mehr lesen.«

Seit Jahren suchen Wissenschaftler nach der Ursache und einer Heilmethode. Jüngere Forschungen deuten darauf hin, dass der Verzehr von Kokosöl anstelle von anderen pflanzlichen Ölen zur Vorbeugung gegen die Krankheit hilfreich sein könnte. Inzwischen weisen Studien nach, dass Sie einem hohen Risiko von AMD ausgesetzt sind, wenn Ihre Nahrung Soja-, Mais-, Färberdistel- und andere mehrfach ungesättigte Pflanzenöle enthält. Wegen der Befürchtungen hinsichtlich gesättigter Fette hat der Verzehr von mehrfach ungesättigten Pflanzenölen in den vergangenen 40 Jahren drastisch zugenommen. Die Menschen haben gesättigtes Fett in ihrer Nahrung durch mehrfach ungesättigte Fette ersetzt – in dem Glauben, dadurch das Risiko von Herzerkrankungen zu senken. Leider hat sich der erwartete Erfolg nicht eingestellt, denn Herzerkrankungen sind immer noch weltweit die Todesursache Nummer 1. Allerdings hat diese dramatische Zunahme der Verwendung mehrfach ungesättigter Pflanzenöle zu einer Epidemie von altersbedingter Makuladegeneration geführt und gilt als mögliche Ursache anderer degenerativer Augenerkrankungen insbesondere der Linse und der Netzhaut, die für oxidativen Stress am anfälligsten sind.

In den vergangenen Jahren brachten etliche Studien mehrfach ungesättigte Pflanzenöle mit Makuladegeneration in Verbindung.[21–22] Die Forschungen zeigten, dass Personen, die ihre Speisen mit mehrfach ungesättigten Pflanzenölen zubereiten, doppelt so häufig erkranken wie andere. Noch überzeugender war eine Studie, bei der Personen mit einem hohen Verzehr von Pflanzenöl 3,8-mal schneller an Makuladegeneration erkrankten als Personen mit geringem Verzehr.[23] Das Risiko, an einer Makuladegeneration zu erkranken, war am niedrigsten bei denen mit dem höchsten Verzehr an gesättigten Fettsäuren, höher bei denen mit dem höchsten Verzehr an einfach ungesättigten Fettsäuren und am höchsten bei denen mit dem höchsten Verzehr an mehrfach ungesättigten Fettsäuren. Je weniger gesättigt die Öle, desto höher war eindeutig das Risiko.

Aus logischer wissenschaftlicher Perspektive betrachtet leuchtet das ein, denn je weniger gesättigt ein Öl ist, desto anfälliger ist es für Peroxidation und Radikalbildung. Gesättigte Fettsäuren sind sehr resistent gegen Peroxidation, folglich erhöht eine Ernährung, die viel davon enthält, die Menge dieser stabilen Fette, die ins Augengewebe gelangt, und dies schützt gegen die Lipidperoxidation, die bei einer Makuladegeneration zu beobachten ist.

Wenn Ihnen etwas an der Gesundheit Ihrer Augen und Ihrer Gesundheit insgesamt gelegen ist, müssen Sie sich vor der Art von Ölen hüten, die die meisten Menschen täglich verwenden: Soja-, Färberdistel-, Mais- und sogar Rapsöl, dass sowohl einfach ungesättigte als auch mehrfach ungesättigte Fettsäuren in großen Mengen enthält. Bedenken Sie, dass dies nicht nur für die Flasche Öl gilt, die Sie zum Kochen verwenden, oder für das Öl, das Sie über Ihren Salat gießen, denn Fertiggerichte und Junkfood sind voll von versteckten mehrfach ungesättigten Ölen. Schauen Sie sich bei jeder Sauce, jedem Dip, Brot,

Cracker, jeder Kuchenmischung und jedem Tiefkühlgericht die Liste der Inhaltsstoffe an, und Sie werden feststellen, dass sie sämtlich versteckte Pflanzenöle enthalten. Leider essen die meisten von uns diese verarbeiteten Lebensmittel, seit sie laufen können.

»Ich glaube, wir könnten die Zahl der Fälle von Erblindung aufgrund von Makuladegeneration halbieren, wenn wir die Ernährung der Menschen umstellen und Pflanzenöl weglassen könnten«, so Dr. Beaumont.

Bei Gwen Oliver war vor einigen Jahren eine Makuladegeneration diagnostiziert worden. Sie war erstaunt, als Dr. Beaumont sie anwies, Pflanzenöle zu meiden. »Ich war überrascht über das, was ich über Ernährung und all die Produkte erfuhr, die wir früher gegessen haben«, sagt Oliver. »Uns wurde ja immer gesagt, dass Pflanzenöl viel gesünder wäre.«

Dr. Beaumont erklärt, er gehe nicht davon aus, dass alle Lebensmittel in Zukunft frei von Pflanzenölen sein werden, aber er plädiert dafür, die Verbraucher über die gesundheitlichen Risiken aufzuklären. »Meines Erachtens brauchen wir einen Warnhinweis auf den Packungen ähnlich denen auf Zigarettenpackungen: ›Pflanzenöle können Makuladegeneration verursachen‹.«

Nachdem die neuesten Forschungen auf Pflanzenöle als Hauptverursacher hinweisen, könnte es möglich sein, diese Krankheit allein durch eine Ernährungsumstellung zu verhindern. Um sich vor altersbedingter Makuladegeneration zu schützen, sollten Sie als ersten Schritt die meisten mehrfach ungesättigten Öle und damit hergestellten Lebensmittel ausrangieren. Fangen Sie mit dem Lesen der Etiketten und besonders der Listen der Inhaltsstoffe an. Der zweite Schritt besteht darin, Ihre Speisen überwiegend mit Kokosöl und anderen gesunden gesättigten Fetten zuzubereiten. Im dritten Schritt sorgen Sie dafür, viel frisches Obst und Gemüse mit hohem Gehalt an antioxidativen Nährstoffen zu essen. Die allgemeine Empfehlung lautet auf mindestens fünf Portionen täglich.

Dr. Beaumont setzt sich bei der amerikanischen Regierung dafür ein, dass finanzielle Mittel für die Aufklärung über dieses gewaltige Problem zur Verfügung gestellt werden. »Meines Erachtens besteht dringender Handlungsbedarf«, sagt er. »Ich glaube nicht, dass wir es uns leisten können, mit der Aufklärung der Öffentlichkeit über Dinge zu warten, die die Sehkraft der Menschen schädigen können.« Bisher ist allerdings noch nichts geschehen. Zum Glück brauchen Sie nicht darauf zu warten, dass die Regierung eingreift. Das könnte noch lange dauern, da hier immer wirtschaftliche und politische Faktoren eine Rolle spielen. Sie können jetzt etwas tun und Ihre Gesundheitsvorsorge selbst in die Hand nehmen, indem Sie sorgfältig auswählen, welche Lebensmittel Sie Ihrem Körper zukommen lassen.

Gehärtete Pflanzenfette

Viele abgepackte Lebensmittel werden mit gehärteten oder teilgehärteten Pflanzenfetten hergestellt. Diese Fette zählen zu den ungesündesten Fetten, die Sie essen können – sie sind ebenso schlecht für Ihre Gesundheit, wenn nicht noch schlechter als oxidierte mehrfach ungesättigte Fettsäuren.

Zur Herstellung von gehärteten Fetten wird flüssiges Pflanzenöl in Gegenwart eines Metallkatalysators mit Wasserstoffatomen bombardiert. Bei diesem Prozess werden mehrfach ungesättigte Pflanzenöle mit Wasserstoff gesättigt, wodurch das flüssige Öl zwangsläufig in ein viskröseres oder festeres Fett umgewandelt wird. Bei dieser Hydrogenisierung entsteht jedoch eine neue Art von Fettsäuren, die sogenannten Transfettsäuren. Transfettsäuren sind künstliche, menschengemachte Fettsäuren. Diese toxischen Fettsäuren sind unserem Körper fremd und können alle möglichen Probleme verursachen.

»Das sind vermutlich die toxischsten Fettsäuren, die es gibt«, erklärt Dr. med. Walter Willett, Professor für Epidemiologie und Ernährungswissenschaften an der *Harvard School of Public Health.*[24] Studien zeigen, dass Transfettsäuren zu Arteriosklerose und Herzerkrankungen beitragen können. Transfettsäuren erhöhen das LDL (schlechtes Cholesterin) im Blut und senken das HDL (gutes Cholesterin), beides gilt als nicht wünschenswerte Veränderung.[25] Wissenschaftler sind mittlerweile der Meinung, dass Transfette das Risiko von Herz-Kreislauf-Erkrankungen stärker beeinflussen als jedes andere Nahrungsfett.[26]

Transfettsäuren schädigen nicht nur die Gesundheit von Herz und Gefäßen. Sie wurden mit einer Reihe von gesundheitlichen Gefahren in Zusammenhang gebracht, unter anderem mit Krebs, MS, Divertikulitis, Diabetes und anderen degenerativen Erkrankungen.[27] Transfettsäuren stören die Kommunikation im Gehirn. Studien zeigen, dass die Transfettsäuren aus unserer Nahrung von den Zellmembranen in Gehirn und Augen aufgenommen werden, unter anderem auch in die der Myelinscheide, die die Neuronen isoliert. Transfettsäuren verändern die elektrische Aktivität der Gehirnzellen und führen damit zu Zelldegeneration und Verringerung der geistigen Leistungsfähigkeit.[28]

Unter dem Druck zahlreicher Gesundheitsorganisationen und der Öffentlichkeit überprüfte das *United States Institute of Medicine* drei Jahre lang sämtliche veröffentlichten Studien zu Transfettsäuren. Nach Abschluss der Überprüfung gab das Institut eine Erklärung heraus, dass der Verzehr von Transfettsäuren nicht sicher ist, und zwar ganz gleich in welcher Menge. Es war überraschend, dass die Forscher nicht, wie dies bei Lebensmittelzusatzstoffen häufig üblich ist, eine Empfehlung hinsichtlich eines sicheren Prozentsatzes von Transfetten in der Ernährung aussprachen; sie erklärten vielmehr rundheraus, dass Transfette überhaupt nicht sicher sind. Wenn Sie ein abgepacktes Lebensmittel sehen, das gehärtetes Fett, Margarine oder Backfett enthält, lassen Sie die Finger davon. Wenn Sie ins Restaurant gehen, fragen Sie den Geschäftsführer, mit welcher Art Fett die Speisen zubereitet werden. Wenn Sie »Pflanzenfett« zur Antwort bekommen, handelt es sich mit an Sicherheit grenzender Wahrscheinlichkeit um gehärtetes Pflanzenfett und Sie sollten es meiden. Normales Pflanzenfett zersetzt sich nämlich zu schnell und wird ranzig, Restaurants verwenden Öl aber so lange wie möglich, bevor es entsorgt wird. Dafür sind normale Pflanzenöle jedoch nicht haltbar genug.

Viele der Lebensmittel, die Sie im Laden oder Restaurant bekommen, werden mit gehärtetem Fett zubereitet. Gebratene oder frittierte Speisen werden in der Regel in gehärtetem Fett gegart, denn es macht sie knusprig und verdirbt weniger schnell als normale Pflanzenöle. Viele Tiefkühlfertigprodukte werden in gehärtetem Fett gegart oder damit zubereitet, unter anderem Pommes frites, Biskuits, Kekse, Cracker, Chips, Pasteten, Pizza, Erdnussbutter, Kuchenglasuren und Speiseeis, besonders Softeis. Die meisten Arten von Backfett und Margarine werden mit gehärtetem Pflanzenfett hergestellt.

Gesättigte Fettsäuren

Gesättigte Fettsäuren sind lebenswichtige Nährstoffe

Wohl kaum ein Nahrungsbestandteil ist im Laufe der Geschichte so missverstanden und verteufelt worden wie gesättigte Fettsäuren. Sie werden beschuldigt, praktisch jedes gesundheitliche Problem der modernen Zivilisation zu verursachen. Wenn sie wirklich so gefährlich wären, wie ihnen nachgesagt wird, wäre es ein wahres Wunder, dass unsere Vorfahren es geschafft haben, so viele Jahrtausende zu überleben, denn diese Fettsäuren waren ein wichtiger Bestandteil ihrer Nahrung. Tierische Fette, Butter und Palm- und Kokosöl waren in der gesamten Geschichte der Menschheit die am meisten verwendeten Fette. Sie lassen sich mit den einfachsten Gerätschaften leicht herstellen. Pflanzenfette aus Samen wie Sojabohnen, Baumwollsamen, Färberdistel und Ähnlichem sind sehr schwierig zu extrahieren. Aus diesem Grunde wurden bis zur Erfindung der hydraulischen Ölpressen im 19. Jahrhundert kaum mehrfach ungesättigte Pflanzenöle verwendet. Interessanterweise waren in den Zeiten, als sich die Menschen überwiegend von gesättigten Fettsäuren ernährten, die sogenannten Zivilisationskrankheiten – Herzerkrankungen, Diabetes, Alzheimer, Glaukom und ähnliche – selten. Seit wir gesättigte Fettsäuren durch ungesättigte Öle ersetzt haben, suchen uns diese Krankheiten heim wie Seuchen. Aus historischer Sicht ist klar, dass gesättigte Fettsäuren nicht die Verursacher dieser Krankheiten sind.

Die Wahrheit ist, dass gesättigte Fettsäuren lebenswichtige Nährstoffe sind – ganz recht, Nährstoffe! – und keinesfalls das Gift, als das man sie verteufelt! Sie sind notwendig, um gesund zu sein und zu bleiben. Gesättigte Fettsäuren sind wichtige Energielieferanten für den Körper und spielen eine Rolle bei der Aufnahme von Vitaminen und Mineralstoffen. Als Zutat in unseren Speisen wirken Fette sättigend und sorgen für Geschmack, Konsistenz und Stabilität. Gesättigte Fettsäuren sind für das reibungslose Wachstum, die Reparatur und Erhaltung der Körpergewebe nötig. Für eine gute Lungenfunktion sind sie unentbehrlich. Sie sind die bevorzugten Energielieferanten für den Herzmuskel und helfen zudem, die ungesättigten Fettsäuren in Ihrem Körper vor der zerstörerischen Wirkung von freien Radikalen zu schützen.

Es ist viel von der Bedeutung der essenziellen Fettsäuren die Rede, und weil sie als »essenziell« bezeichnet werden, sind wir der irrigen Meinung, sie seien die wichtigsten Fettsäuren. »Essenziell« sind sie aber, weil sie die unwichtigsten unter den Fetten sind. Ob Sie es glauben oder nicht: gesättigte Fettsäuren sind für Ihre Gesundheit weit wichtiger als die essenziellen Fettsäuren! Lassen Sie mich das erklären.

Gesättigte Fettsäuren sind für Ihre Gesundheit so notwendig, dass der Körper darauf programmiert ist, sie aus anderen Nährstoffen herzustellen. Eine adäquate Versorgung mit gesättigten Fettsäuren ist so wichtig und die Konsequenzen eines Mangels sind so gravierend, dass hier nichts dem Zufall überlassen wird. Die essenziellen Fettsäuren (mehrfach ungesättigte Fettsäuren) sind dagegen weit weniger wichtig, folglich hat der Körper auch keine Mechanismen entwickelt, sie selbst herzustellen, und kann sich mit dem begnügen, was in der Nahrung enthalten ist.

Unsere Nahrung liefert die Bausteine für unsere Zellen und Gewebe. Dies gilt auch für die Fette, die wir zu uns nehmen. Unser Körperfett besteht zu 45 Prozent aus gesättigten, zu 50 Prozent aus einfach ungesättigten und nur zu fünf Prozent aus mehrfach ungesättigten Fetten. Genau, nur fünf Prozent unseres Körperfetts sind mehrfach ungesättigte Fettsäuren. Der Bedarf des Körpers an mehrfach ungesättigten Fetten oder essenziellen Fettsäuren ist also sehr niedrig. Ihr Körper braucht fast zehnmal so viel gesättigte und einfach ungesättigte Fettsäuren wie essenzielle Fettsäuren. Welche sind also in Wirklichkeit essenzieller?

Obwohl der Körper gesättigte und einfach ungesättigte Fettsäuren bilden kann, kann er selbst nicht so viel davon produzieren, wie für einen optimalen Gesundheitszustand nötig ist. Um einen Mangelzustand zu vermeiden, müssen wir sie außerdem über unsere Nahrung beziehen.[29–30]

Gesättigte Fettsäuren führen nicht zu Herzerkrankungen

Bisher galt die Reduzierung von gesättigten Fettsäuren in der Nahrung als der beste Weg, die Gesundheit von Herz und Kreislauf zu verbessern und uns vor Herzinfarkt und Schlaganfall zu schützen. Diese Annahme beruht auf der Überzeugung, dass gesättigte Fettsäuren in der Nahrung den Cholesterinspiegel im Blut ansteigen lassen und so Herz-Kreislauf-Erkrankungen begünstigen. Der Cholesterinspiegel im Blut hat jedoch wenig mit Herzerkrankungen zu tun; die Hälfte der Menschen, die einen Herzinfarkt erleiden, haben Blutcholesterinwerte im als gesund oder sogar als optimal geltenden Bereich. Offensichtlich hat ihnen ihr niedriger Blutcholesterinwert nichts genützt. Studien zeigen, dass die Cholesterinsenkung durch medikamentöse Therapie die Zahl der tödlichen Herzinfarkte nicht verringert. Ebenso wenig erhöht ein hoher Cholesterinspiegel das Herzinfarktrisiko; tatsächlich zeigen Studien, dass Frauen aller Altersgruppen und Männer ab 60 mit hohem Cholesterinspiegel sogar länger leben als diejenigen mit niedrigem Cholesterinspiegel. Eine kürzlich durchgeführte Metaanalyse, die im *American Journal of Clinical Nutrition* veröffentlicht wurde, wies zweifelsfrei nach, dass gesättigte Fettsäuren nicht schädlich sind und Herzerkrankungen weder verursachen noch begünstigen.

Im Laufe der Jahre versuchten viele Studien, einen Beweis für die Lipidhypothese der Herzerkrankungen zu liefern, nach der eine Ernährung mit einem hohen Anteil an gesättigten Fettsäuren und Cholesterin Herzerkrankungen begünstigt. Die Ergebnisse sind unterschiedlich. Einige scheinen die Theorie zu stützen, andere nicht. Dennoch wird die Theorie von weiten Teilen der medizinischen Fachwelt und der Pharmaindustrie unterstützt (die von der These »gesättigte Fettsäuren gleich Herzerkrankung« gewaltig profitiert). Die Studien, die die Theorie stützen, werden landesweit in der Presse besprochen und dienen als Rechtfertigung für gesundheitspolitische Maßnahmen des Staates, während diejenigen, welche die Theorie nicht bestätigen, generell ignoriert werden.

Tatsache ist schlicht und einfach, dass die Belege zugunsten der Lipidhypothese nicht zahlreicher sind als die dagegen. Dabei ist die Anzahl der Studien, die sie stützen oder widerlegen, nicht wirklich relevant; bei einigen war die Teilnehmerzahl ziemlich gering, während andere mit sehr viel höheren Zahlen arbeiteten. Natürlich haben die Ergebnisse einer Studie mit 50 000 Probanden ein größeres Gewicht als die einer Studie mit nur 1000. Eine große Studie mit 50 000 Teilnehmern liefert zuverlässigere Ergebnisse als zehn kleine Studien mit einer Gesamtzahl von 10 000 Teilnehmern. Aus diesem Grund ist die Anzahl der Studien insgesamt weniger wichtig als die der Gesamtteilnehmerzahlen aller Studien. Was wäre das Endergebnis, wenn alle Probanden in diesen vielen verschiedenen Studien zusammengefasst und nach den gleichen Kriterien bewertet würden? Würde es die Lipidhypothese bestätigen oder widerlegen?

Um das herauszufinden, taten sich Forscher des *Children's Hospital Oakland Research Institute* in Kalifornien und der *Harvard School of Public Health* zusammen. Sie analysierten die qualitativ besten, zuverlässigsten Studien der vorangegangen beiden Jahrzehnte, die Daten zur Aufnahme von gesättigten Fettsäuren mit der Nahrung und zum

Risiko von Herz-Kreislauf-Erkrankungen enthielten. Sie identifizierten 21 Studien, die ihre Kriterien erfüllten. Diese Metaanalyse umfasste Daten von fast 350 000 Probanden. Bei einer so umfangreichen Probandendatenbank dürften die Ergebnisse sehr viel verlässlicher sein als die irgendeiner Einzelstudie mit nur 10 000 oder selbst mit 100 000 Probanden. Ziel der Forscher war es zu ermitteln, ob es hinreichende Belege für einen Zusammenhang zwischen dem Verzehr von gesättigten Fettsäuren und Herz-Kreislauf-Erkrankungen gibt. Das Endergebnis war ein eindeutiges »Nein«. Die Resultate bewiesen, dass der Verzehr von gesättigten Fettsäuren nicht mit einem erhöhten Risiko von Herz-Kreislauf-Erkrankungen verbunden ist. Bei den Probanden mit dem höchsten Verzehr von gesättigten Fettsäuren war die Wahrscheinlichkeit eines Herzinfarkts oder Schlaganfalls nicht höher als bei denen mit dem niedrigsten. Es machte keinen Unterschied, wie viel gesättigte Fettsäuren jemand zu sich nahm, die Häufigkeit von Herzerkrankungen wurde davon nicht beeinflusst.[31]

Auf der Grundlage der qualitativ besten verfügbaren Daten lieferte diese Studie den endgültigen Beweis dafür, dass gesättigte Fettsäuren Herzerkrankungen nicht begünstigen, und widerlegte damit eindeutig die Lipidhypothese.

Seit der Veröffentlichung dieser wegweisenden Studie im Jahr 2010 wurden mehrere weitere publiziert, die diese Ergebnisse bestätigen.[32–33] Im Jahr 2014 veröffentlichten Forscher an der *University of Cambridge* eine weitere, umfangreichere Metaanalyse. Sie werteten Daten aus 72 früheren Studien mit mehr als 600 000 Teilnehmern aus 18 Ländern aus. Die Ergebnisse der Studie aus Cambridge bestätigten die der vom *Oakland Research Institute* und Harvard durchgeführten: Bei den Menschen, die am meisten gesättigte Fettsäuren zu sich nehmen, treten Herzerkrankungen nicht häufiger auf als bei denen, die am wenigsten davon zu sich nehmen. Tatsächlich entdeckte die Studie, dass einige Arten gesättigter Fettsäuren sogar vor Herzerkrankungen schützen.[34] Damit liegen jetzt eindeutige Ergebnisse vor: Gesättigte Fettsäuren erhöhen das Risiko von Herzerkrankungen nicht und können es möglicherweise in manchen Fällen sogar senken.

Wahrscheinlich werden diese neuen Studien die Gesundheitspolitik und die Empfehlungen hinsichtlich des Verzehrs von gesättigten Fettsäuren in absehbarer Zeit nicht ändern. Die Ärzte warnen uns schon so viele Jahre vor den Gefahren gesättigter Fettsäuren, dass dieser

Glaube in ihren Köpfen fest verankert ist, und vermutlich werden sie uns diesen Rat noch viele Jahre lang geben, obwohl die Tatsachen dagegen sprechen. Mit anderen Worten: Viele Angehörige des Gesundheitswesens werden diese Studien weiterhin ignorieren und versuchen, Sie dazu bewegen, ihre Meinung zu akzeptieren, die auf nichts anderem gründet als einem jahrelangen Vorurteil gegen gesättigte Fettsäuren. Unterm Strich läuft es darauf hinaus, dass Sie keine Angst vor gesättigten Fettsäuren oder Cholesterin zu haben brauchen, auch wenn Sie hören, dass die Medien oder Ihr eigener Arzt sie schlechtmachen.

7 | Die besten Nährstoffe für gesunde Augen

Vitamine, Mineralstoffe und Pfanzeninhaltsstoffe

Die Nährstoffe in unserer Nahrung können in zwei Hauptkategorien eingeteilt werden: energieliefernde und nicht energieliefernde. Zu den energieliefernden Nährstoffen gehören Fett (Fettsäuren), Protein (Aminosäuren) und Kohlenhydrate (Zucker). Jeder dieser Nährstoffe kann zur Energiegewinnung verstoffwechselt werden, und diese Energie wird in Kalorien gemessen. Kohlenhydrate sind der wichtigste Energielieferant für den Körper. Fett und Protein können zur Energiegewinnung genutzt werden, werden jedoch auch für den Aufbau von Zellen, Geweben und Organen benötigt. Zu den nicht energieliefernden Nährstoffen gehören Vitamine, Mineralstoffe und Pflanzeninhaltsstoffe (Nährstoffe aus pflanzlichen Quellen); sie liefern keine Kalorien, sind aber dennoch von großer Bedeutung für die menschliche Gesundheit.

Vitamine sind definiert als organische Verbindungen, die für normales Wachstum und eine normale Entwicklung und Funktion absolut unentbehrlich sind und in der Nahrung enthalten sein müssen, da sie nicht im Körper synthetisiert werden können. Vitamin D ist das einzige Vitamin, auf das diese allgemeine Definition nicht vollständig zutrifft, da es mithilfe des Sonnenlichts in der Haut synthetisiert werden kann.

Einige Vitamine sind fettlöslich, dazu gehören die Vitamine A, D, E und K, die in den fetthaltigen Teilen von Pflanzen und Tieren enthalten sind. Andere sind wasserlöslich, so das Vitamin C und die Vitamine des B-Komplexes. Alle Vitamine des B-Komplexes sind miteinander verwandte Verbindungen; zu ihnen gehören Thiamin (B1), Riboflavin (B2), Niacin (B3), Vitamin B6 (Pyridoxin, Pyridoxal, Pyridoxamin), Vitamin B12 (Obalamin), Folat, Pantothensäure und Biotin.

Fettlösliche Vitamine können zur späteren Verwendung im Körper gespeichert werden. Wir benötigen sie fortlaufend, aber wenn wir mehr davon aufnehmen, als wir gerade benötigen, wird der Überschuss in der Leber gespeichert. Dies ist nützlich für den Fall, dass die

Nahrung irgendwann nicht genug von dem betreffenden Vitamin enthält. Wenn wir sie allerdings in zu hohen Mengen zu uns nehmen, können diese Vitamine toxisch werden. Im Allgemeinen tritt dies ein, wenn ein Mensch zu viele Nahrungsergänzungsmittel einnimmt oder sich nach einer speziellen Diät oder mit Diätpräparaten mit einem ungewöhnlich hohen Anteil dieser Vitamine ernährt. Unter normalen Umständen könnte man die entsprechenden Lebensmittel nicht in so hohen Mengen essen, dass es zu einer Toxizität kommen könnte.

Wasserlösliche Vitamine werden im Körper nicht gespeichert. Ein etwaiger Überschuss wird einfach ausgeschieden, weswegen Sie jeden Tag eine ausreichende Menge dieser Vitamine zu sich nehmen müssen.

Es gibt viele Mineralstoffe, die für die menschliche Gesundheit wichtig sind. Manche von ihnen, die sogenannten Hauptmineralstoffe, werden täglich in Mengen im Milligramm-Bereich (mg) benötigt, andere, die sogenannten Spurenelemente, nur in ganz geringen Mengen im Mikrogrammbereich (µg). Die folgende Gleichung gibt Ihnen eine Vorstellung von dem Unterschied zwischen diesen beiden Gewichtseinheiten: 1 mg = 1000 µg. Ein Erwachsener benötigt täglich etwa 800 mg Kalzium, einen der Hauptmineralstoffe, aber lediglich 70 µg Selen, ein Spurenelement. Es gibt mindestens 16 Hauptmineralstoffe und Spurenelemente, die für die menschliche Gesundheit unentbehrlich sind, und es könnte weitere geben, von denen wir minimale Mengen benötigen, um bei optimaler Gesundheit zu bleiben.

Vitamine und Mineralstoffe sind erforderlich, damit Wachstums-, Entwicklungs-, Reparatur- und Erhaltungsprozesse im menschlichen Körper reibungslos ablaufen können. Sie gehören zu den vielen Tausend Enzymen und Koenzymen, die praktisch jeden Vorgang in unserem Körper steuern. So sind Enzyme beispielsweise nicht nur für die Verdauung der Nahrung erforderlich, sondern auch, um in unseren Zellen Glukose und Fettsäuren in Energie umzuwandeln. Sie steuern die Protein- und Hormonsynthese und sind unter anderem unentbehrlich für die reibungslose Funktion des Immunsystems. Einige Enzyme fungieren als starke Antioxidantien, die unsere Zellen und Gewebe vor Zerstörung durch freie Radikale schützen. So sind antioxidative Enzyme beispielsweise erforderlich, um Netzhaut, Linse, Hornhaut und alle anderen Augengewebe vor Schäden zu schützen.

Außer Vitaminen und Mineralstoffen gibt es zahlreiche weitere, hauptsächlich pflanzliche Nährstoffe (Pflanzeninhaltsstoffe), die ebenfalls für unsere Gesundheit von Bedeutung sind. Die wichtigsten sind Beta-Karotin, Alpha-Karotin, Lykopin, Lutein, Zeaxanthin, CoQ10 und Rutin. Viele von ihnen gehören zu einer als Karotinoide bezeichneten fettlöslichen Klasse von Pflanzeninhaltsstoffen; andere sind wasserlösliche Bioflavonoide. Obwohl sie nicht als essenziell gelten und daher nicht als Vitamine eingestuft werden, besitzen viele von ihnen nachweislich entzündungshemmende, antioxidative, antibakterielle, fungizide oder krebshemmende Eigenschaften, andere verbessern die Durchblutung, beschleunigen die Gewebeheilung, tragen zur Blutzuckerregulierung bei, verbessern die Insulinausschüttung und haben zahlreiche weitere positive Wirkungen auf die Gesundheit.

Essenzielle Vitamine und Mineralstoffe wurden untersucht und bestimmte Mengen zur Deckung des Tagesbedarfs festgelegt. Diese Mengen werden als empfohlene Tagesmenge bezeichnet. Für Pflanzeninhaltsstoffe wurden keine empfohlenen Tagesmengen festgesetzt, in einigen Fällen allerdings eine Menge, die sicher und ausreichend ist. Die empfohlene Tagesmenge wurde so angesetzt, dass sie den Bedarf der meisten gesunden Menschen deckt. Allerdings haben Personen, die unter Stress stehen, Umweltschadstoffen und Giften ausgesetzt sind, Nahrungsmittel mit chemischen Zusatzstoffen zu sich nehmen, akut erkrankt sind oder an chronischen gesundheitlichen Problemen (darunter auch chronischen Augenproblemen) leiden, einen erhöhten Bedarf an den meisten Vitaminen und Mineralstoffen. Einige Nährstoffe bieten in höheren als der empfohlenen Tagesmenge höheren Schutz. So liegt beispielsweise die empfohlene Tagesmenge für Vitamin C bei nur 60 mg, aber die meisten Menschen profitieren von einer Menge, die näher an 1000 mg täglich liegt.

Mangelhafte Ernährung kann vorzeitige Alterung und Degeneration der Augen begünstigen. Aus diesem Grunde ist gute Ernährung nicht nur für die Allgemeingesundheit, sondern auch zur Gesunderhaltung der Augen erforderlich. Nach Ansicht mancher Fachleute sind Ernährungs- und Lebensgewohnheiten die wichtigsten Faktoren, die die Gesundheit der Augen beeinträchtigen. Die meisten verbreiteten Augenerkrankungen wie Grauer Star, Glaukom, Makuladegeneration und diabetische Retinopathie lassen sich jedoch durch die richtige Ernährung verhindern und möglicherweise bis zum gewissen Grade rückgängig machen.

Vitamin A

Seit einigen Jahren fiel der 55-jährigen Alice das Sehen bei Dunkelheit immer schwerer. Tagsüber schien sie keinerlei Sehprobleme zu haben, aber nachts, im Dunkeln, war sie fast blind. Autofahren bei Dunkelheit wurde immer schwieriger und gefährlicher. Wenn die Straßen nicht hell beleuchtet waren, hatte sie schon Mühe, überhaupt auf der Straße zu bleiben. Selbst wenn sie zu Fuß bei Dunkelheit unterwegs war, stieß sie oft gegen parkende Autos oder Bänke.

Ihre medizinische Vorgeschichte bot keine Anhaltspunkte für Sehprobleme. Sie war weder Diabetikerin noch litt sie an Glaukom, Grauem Star oder Makuladegeneration – die üblichen Verdächtigen. Allerdings litt sie an Morbus Crohn, einer entzündlichen Darmerkrankung, die sich in Bauchschmerzen, Durchfall und blutenden Darmgeschwüren manifestiert. Sie hatte drei Darmoperationen hinter sich, bei denen ihr jeweils ein Teil des Darms entfernt worden war. Sie erhielt regelmäßige Vitamin-B12-Injektionen, aber keine weiteren Ergänzungsmittel. Sie aß viel Gemüse, rauchte aber zehn Zigaretten am Tag und trank gelegentlich Alkohol.

Angesichts der vorausgegangenen Darmoperationen vermutete ihr Arzt einen möglichen Vitamin-A-Mangel, da die Resektion von Teilen des Verdauungstrakts die Nährstoffaufnahme erheblich beeinträchtigen kann. Eine Blutuntersuchung ergab einen niedrigen Vitamin-A-Spiegel. Der Normalwert für Vitamin A im Blut liegt zwischen 1,5 und 4,2 Mikromol/l, bei Alice betrug dieser Wert nur 0,3.

Die zunächst gewählte Therapie der oralen Supplementierung von Vitamin A löste das Problem nicht, was darauf schließen ließ, dass kein ernährungsbedingter Mangel, sondern eine mangelhafte Absorption vorlag. Über die nächsten 18 Monate kam Alice einmal monatlich in die Klinik für Vitamin-A-Injektionen, und ihre Nachtsicht besserte sich erheblich.

Morbus Crohn, Colitis ulcerosa, Zöliakie, zystische Fibrose, Pankreasinsuffizienz und Darmoperationen können sämtlich die Aufnahme von Nährstoffen beeinträchtigen. Bei Operationen zur Gewichtsreduktion wird der Magen verkleinert, indem ein Teil chirurgisch entfernt wird. Ziel ist eine Reduzierung der Nahrungsmenge, die der Patient aufnehmen kann, um eine Gewichtsabnahme zu erleichtern. Dies kann ebenfalls zu einem Vitaminmangel führen. Vitamin-A-

Mangel ist in den reichen Ländern relativ selten, allerdings könnten mit der wachsenden Häufigkeit von Fettleibigkeit die Fallzahlen zunehmen.

Vitamin-A-Mangel kann auch durch Unterernährung (zu geringe Mengen) oder Fehlernährung (durch falsche Nahrungsmittel) verursacht werden. Unterernährung ist ein verbreitetes Problem in vielen Regionen der Welt, in denen die Menschen häufig nicht genug zu essen haben. Fehlernährung, bei der die falschen Nahrungsmittel verzehrt werden, kann überall vorkommen, auch in reicheren Ländern, weil die Menschen unvernünftig sind und eine Auswahl an Nahrungsmitteln treffen, die Gesundheitsprobleme zur Folge haben kann.

Vitamin A ist für gesunde Augen unentbehrlich, denn es wird für das reibungslose Funktionieren von Hornhaut, Bindehaut und Netzhaut benötigt. Zu den Komplikationen im Zusammenhang mit einem Vitamin-A-Mangel gehören Horn- und Bindehautxerose (übermäßige Trockenheit der Hornhaut bzw. der Bindehaut, verbunden mit Augenreizung und Augenjucken) sowie Keratomalazie (eine Erweichung und Ulzeration der Hornhaut). Vitamin A ist ein lebensnotwendiger Bestandteil der Netzhaut, und ein Mangel kann zu einer als Nyktalopie oder Nachtblindheit bezeichneten Form der Retinopathie führen. Unbehandelt können diese Komplikationen zum dauerhaften Verlust der Sehkraft führen. Der graduelle Verlust des Nacht- oder Dämmerungssehens ist eines der ersten Anzeichen eines gravierenden Vitamin-A-Mangels.

Ein Vitamin-A-Mangel, der sich in Nachtblindheit manifestiert, war schon den alten Ägyptern und Griechen bekannt. Die Ärzte jener Zeit empfahlen den Verzehr von Ziegenleber, um die Sehkraft wiederherzustellen und die Krankheit zu heilen. Damals war nicht bekannt, warum Leber solche Heilkraft hat, heute wissen wir, dass sie eine reichhaltige Quelle von Vitamin A ist. Obwohl die »Entdeckung« von Vitamin A nicht an einem bestimmten Ereignis festgemacht werden kann, war es das erste der fettlöslichen Vitamine, das identifiziert und benannt wurde. Der Zusammenhang zwischen dem Auftreten von Nachtblindheit und Hornhautgeschwüren einerseits und ernährungsbedingten Ursachen andererseits wurde im 19. Jahrhundert erkannt. 1817 führte der französische Physiologe Francois Magendie eine Reihe von Experimenten durch, bei denen er Hunden eiweißarmes (und damit auch fettarmes) Futter verabreichte. Die

Hunde magerten ab, bekamen Hornhautgeschwüre und starben schließlich. Charles Michel Billard berichtete von ähnlichen Hornhautgeschwüren bei vernachlässigten, unterernährten Säuglingen, um die er sich in Paris kümmerte, und hielt fest, dass deren Augenschäden Ähnlichkeit hatten mit denen von Magendies Hunden, die zu wenig Eiweiß und Fett erhielten. Heute weiß man, dass Hornhautgeschwüre, oft in Verbindung mit Nachtblindheit, klassische Symptome eines Vitamin-A-Mangels sind.

Ende des 19. Jahrhunderts lautete die herrschende Meinung, dass es nur vier lebensnotwendige Nahrungsbestandteile gebe: Proteine, Kohlenhydrate, Fette und Mineralstoffe. Was den Nährwert der unterschiedlichen Proteine anging, so galten alle als gleichwertig. Ebenso hielt man Fette – ob es sich nun um Schmalz, Butter oder Lebertran handelte – für gleichwertig hinsichtlich ihrer Nährwerteigenschaften. Einige Forscher äußerten allerdings die Vermutung, dass eine für das Wachstum unentbehrliche und das Leben erhaltende unbekannte Substanz in Milch und Eidotter enthalten war, die beide Vitamin-A-Lieferanten sind.

1913 zeigten Forscher, dass für das Wachstum und Überleben von Labortieren Butter und Eidotter nicht mit anderen Fettlieferanten, nämlich Olivenöl und Schmalz, gleichzusetzen sind. Wenn man Ratten nährstoffarmes Futter zu fressen gab, sorgten Butter und Eidotter dafür, dass sie überlebten und gesund blieben. Wurden diese beiden Zutaten jedoch durch andere Fette ersetzt, so wuchsen die Tiere nicht richtig und ihre Gesundheit nahm Schaden. Während des Ersten Weltkriegs genasen unterernährte Kinder, die an Nachtblindheit und Hornhautgeschwüren litten, wenn sie Vollmilch, Butter oder Lebertran erhielten. Diese lebensrettende, die Sehkraft wiederherstellende Substanz in diesen Lebensmitteln wurde als »fettlösliches A« bekannt, ein Name, der 1920 auf das uns heute vertraute »Vitamin A« verkürzt wurde. Im Laufe der folgenden zwei Jahrzehnte wurden weitere essenzielle Vitamine identifiziert und erhielten die Bezeichnungen Vitamin B, C, D und so weiter.

Bei weitergehenden Forschungen wurden drei Formen von Vitamin A identifiziert: Retinol, Retinal und Retinsäure. Transportproteine im Blut nehmen Vitamin A aus der Leber auf, in der es gespeichert ist, und verteilen es im Körper. Spezielle Rezeptoren an unseren Zellen binden das Vitamin. Die unterschiedlichen Formen von Vitamin A lösen in den Zellen jeweils unterschiedliche Reaktionen aus. Vitamin A ist an verschiedenen Prozessen im Körper beteiligt. Wie bereits erwähnt, ist es unentbehrlich für gutes Sehen bei Dunkelheit ebenso wie für gesunde Haut und Schleimhäute, für das Wachstum der Körpergewebe und der Knochen, für den Erhalt der Stabilität der Zellmembranen und zur Unterstützung der Immunfunktion. Beachten Sie, dass die verschiedenen Formen von Vitamin A alle einen Bezug zur Netzhaut, der Retina, im Namen tragen, was die Bedeutung dieses Vitamins für gutes Sehen bestätigt. Vitamin A ist zur Bildung des Fotopigments in den Stäbchenzellen der Netzhaut erforderlich. Dieses Fotopigment absorbiert das einfallende Licht, wodurch ein elektrischer Impuls ausgelöst wird, der durch die Ganglienzelle der Netzhaut und weiter zum Gehirn geleitet wird. Stäbchenzellen ermöglichen uns, bei Dämmerung oder Dunkelheit zu sehen, und das ist der Grund dafür, dass ein Mangel an diesem Vitamin und damit an Fotopigmenten zu Nachtblindheit führt.

Nachtblindheit ist nicht die einzige mögliche Schädigung des Sehvermögens durch Vitamin-A-Mangel. Wenn Vitamin A fehlt, sinken sowohl Anzahl als auch Aktivität der auf Schleimbildung spezialisierten Zellen. Die Schleimhautzellen, auch die in den Augen, verändern ihre Form und beginnen Keratin auszuscheiden – das harte, unflexible Protein, aus dem Haare und Nägel bestehen. Die Hornhaut des Auges trocknet aus; sie verhärtet sich und kann Geschwüre bilden, die sich bis zu einer dauerhaften Erblindung verschlimmern können.

Vitamin A findet sich auch in der Augenlinse, wo es unter anderem als Antioxidans fungiert und ganz ohne Zweifel die Linse gegen freie Radikale schützt.

Bei Kindern ist Vitamin-A-Mangel die weltweit häufigste Erblindungsursache. Er zerstört jedes Jahr die Sehkraft einer halben Million von Kindern, und weitere fünf Millionen Kinder weltweit leiden an weniger schweren Formen von Vitamin-A-Mangel, die verzögertes Wachstum und häufigere Infektionen zur Folge haben.

Provitamin-A-Karotenoide

Wir beziehen Vitamin A aus Fetten in tierischen Lebensmitteln. Gute Lieferanten sind unter anderem Rinderleber, Lebertran, Austern, Vollmilch, Sahne, Käse, Butter, Eier und fettes Fleisch. Vielleicht haben Sie schon einmal gehört, dass Möhren gut für die Augen sind, weil sie Vitamin A enthalten. Das stimmt so nicht, denn nur tierische Lebensmittel enthalten Vitamin A; allerdings enthalten Pflanzen Karotenoide, die unser Körper weitgehend in Vitamin A umwandeln kann. Tatsächlich entstand das Vitamin A, das wir aus tierischen Nahrungsmitteln beziehen, aus den Karotenoiden in dem Gras, den Blättern und anderen Pflanzen, von denen sich diese Tiere ernährt haben. Wenn diese Pflanzen von einem Tier gefressen wurden, wurden einige der Karotenoide in Vitamin A umgewandelt. Vitamin A sammelt sich vorwiegend im Fettgewebe an.

Karotenoide sind Pflanzenpigmente, die für die Farbe von rotem, gelbem, orangefarbenem und grünem Obst und Gemüse verantwortlich sind. Tomaten haben ihre rote Farbe und Möhren und Cantaloupe-Melonen ihr Orange von Karotenoiden. Ein Karotenoid, das in Vitamin A umgewandelt werden kann, wird als Provitamin A oder Vorstufe von Vitamin A bezeichnet. Die Umwandlung von Karotenoiden in Vitamin A ist wenig effektiv, deswegen muss man, um dieselbe Menge Vitamin A zu erhalten wie aus tierischen Quellen, sehr viel mehr Karotenoide aufnehmen. Das Karotenoid mit der höchsten Umwandlungsrate ist Beta-Karotin. Für dieselbe Menge Vitamin A wie aus tierischen Quellen wird das 12-Fache von Beta-Karotin benötigt, und von anderen Karotenoiden sogar etwa das 24-Fache. Die menschliche Nahrung enthält etwa 50 bekannte Karotenoide, aber nur wenige von ihnen können in Vitamin A umgewandelt werden. Andere Provitamin-A-Karotenoide sind Alpha-Karotin, Gamma-Karotin und Beta-Cryptoxanthin. Die meisten Karotenoide, sowohl die Provitamin-A-Karotenoide als auch die anderen, haben eine antioxidative Wirkung und sind von hohem gesundheitlichem Nutzen, auch wenn sie nicht in Vitamin A umgewandelt werden.

Gute Lieferanten von Karotenoiden in unserer Nahrung sind rotes, orangefarbenes, gelbes und grünes Obst und Gemüse. Dazu gehören grüne Blattgemüse (Spinat, Mangold, Rübstiel, Pak Choi etc.), Möhren, Süßkartoffeln, Butternuss-Kürbis, Mangos, Tomaten, Petersilie, Aprikosen, Brokkoli, Rotkohl und (grüner) Spargel.

Leider kann man allein durch den Verzehr von Lebensmitteln mit hohem Karotenoidgehalt einen Vitamin-A-Mangel nicht verhindern. Vitamin A ist ein fettlöslicher Nährstoff. Um Beta-Karotin oder andere Provitamin-A-Karotenoide in Vitamin A umzuwandeln, muss gleichzeitig auch eine ausreichende Menge Fett aufgenommen werden. Der Verzehr von Beta-Karotin zusammen mit Fett kann die Umwandlungsrate auf das Sechsfache erhöhen.[1–2] Mit anderen Worten: Sie brauchen dann nur die doppelte statt der zwölffachen Menge von Beta-Karotin, um auf dieselbe Menge von Vitamin A zu kommen, wie Sie sie aus tierischen Quellen erhalten würden. Die meisten Obst- und Gemüsearten enthalten für eine effiziente Umwandlung nicht genügend Fett, folglich kann ein Mensch an Vitamin-A-Mangel leiden, obwohl er große Mengen von Obst und Gemüse mit hohem Karotenoidgehalt isst. So enthält beispielsweise die Nahrung vieler Kinder in Asien eigentlich genug Provitamin-A-Karotenoide, aber sie sind so arm, dass sie nicht genug Milch, Eier und tierische Fette zu sich nehmen. Die Folge ist Vitamin-A-Mangel. Tierische Lebensmittel, die häufig zu teuer sind, wären nicht unbedingt nötig; wenn ihre Nahrung aber durch fettreiche pflanzliche Nahrungsmittel wie Avocados, Nüsse, Kokosnüsse und Öle wie Palmöl, Olivenöl und Kokosöl ergänzt würde, könnten die Karotenoide besser in Vitamin A umgewandelt werden.

Vitamin-A-Bedarf

In vielen Ländern wurden durch die Gesundheitsbehörden für die lebensnotwendigen Nährstoffe empfohlene Tagesmengen festgesetzt. Für Vitamin A liegt die von der US-Regierung für Erwachsene empfohlene Tagesmenge für Männer bei 900 µg RAE *(retinol activity equivalent),* für Frauen bei 700 µg RAE, für Schwangere bei 770 µg RAE und für stillende Mütter bei 1300 µg RAE.

Unser Körper wandelt alle Vitamin-A-Quellen in Retinol um, daher werden die Mengen in RAE anstelle von Gramm oder anderen Maßeinheiten angegeben, um die unterschiedliche Umwandlungsrate von pflanzlichem und tierischem Provitamin A zu berücksichtigen; 1 RAE entspricht der biologischen Aktivität von 1 µg Retinol, 2 µg Beta-Karotin mit Fett, 12 µg Beta-Karotin ohne Fett oder 24 µg anderer Provitamin-A-Karotenoide.

Um die Sache noch ein bisschen komplizierter zu machen, findet man manchmal auch Angaben zu Vitamin A in internationalen

Einheiten (IU). Dieses System wurde benutzt, bevor die biologische Aktivität des Vitamin A und der Karotenoide vollständig erforscht war. Angaben in dieser Form finden sich immer noch bei Nahrungsergänzungsmitteln. 900 µg RAE entsprechen beispielsweise 6000 IU Beta-Karotin als Nahrungsergänzungsmittel.

Vitamin A ist ein lebensnotwendiger Nährstoff und für eine normale Augenfunktion erforderlich. Daher könnten manche Leute aus der Tatsache, dass ein bisschen davon gut ist, schlussfolgern, dass mehr besser sein müsste, und große Mengen davon zu sich nehmen, um ein Augenproblem oder eine gesundheitliche Störung zu behandeln. Eine Überdosierung von Vitamin A durch den Verzehr aus pflanzlichen Quellen ist unmöglich, da der Körper nur so viele Karotenoide umwandelt, wie er braucht.[3] Allerdings kann man zu viel Vitamin A bekommen, wenn man sehr viel Leber isst oder zu hohe Mengen von Nahrungsergänzungsmitteln einnimmt.

Vitamin-A-Mangel und Toxizität

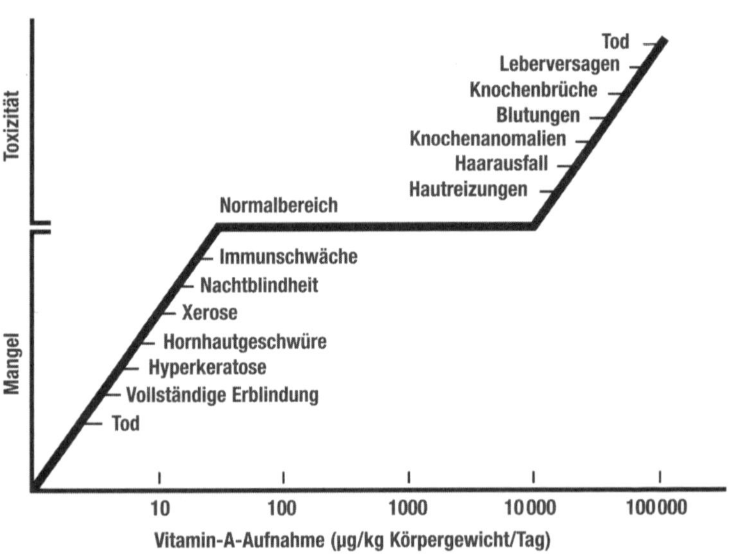

Mangelsymptome treten im Bereich von 0 bis etwa 50 µg/ kg auf. Ausreichende Vitamin-A-Spiegel finden sich von da an bis etwa 10000 µg/kg. Höhere Mengen verursachen Toxizitätssymptome. Zur Information: 100 µg/kg Körpergewicht entsprächen etwa 7000 RAE für einen Menschen mit 70 kg Körpergewicht. Nach Hathcock, J. Vitamin safety: A current appraisal. Vitamin Issues 1985;5:4.

Ihr Körper funktioniert am besten, wenn Sie ihm jeden Tag eine geringe Menge Vitamin A zuführen, zu viel auf einmal oder über einen längeren Zeitraum kann dagegen toxisch wirken. Da Vitamin A fettlöslich ist, kann der Körper Überschüsse in der Leber speichern. Das ist der Grund, warum Leber eine so gute Vitamin-A-Quelle ist. Zu viel Vitamin A kann zu Hautreizungen, Haarausfall, Gelenk- und Knochenschmerzen, Leberversagen und zum Tod führen. Andererseits kann zu wenig Vitamin A Nachtblindheit, Xerose (Austrocknung der Schleimhäute), Hornhautgeschwüre, Hyperkeratose (Verdickung und Verhärtung der Haut) und völlige Erblindung verursachen und schließlich zum Tode führen. Es gibt einen goldenen Mittelweg, bei dem der Körper genügend von dem Vitamin erhält, um Mangelerkrankungen zu verhindern, aber nicht so viel, dass es toxisch wirkt. Zum Glück ist der Bereich, der Mangel von Toxizität trennt, sehr breit.

Antioxidantien

Immer wieder zeigen Studien, dass ein Großteil der im Auge aufgrund der verschiedenen Augenerkrankungen auftretenden Schäden durch die Oxidation von Fetten und Proteinen und die Bildung destruktiver freier Radikale verursacht wird. Unser Körper hält eine Reserve antioxidativer Enzyme und Nährstoffe vor, um freie Radikale abzuwehren und zu neutralisieren. Wenn jedoch die Bildung freier Radikale schneller erfolgt als die verfügbaren Antioxidantien sie unschädlich machen können, tritt ein Zustand von oxidativem Stress ein. Wenn das passiert, werden Gewebe und Zellen geschädigt.

Zu oxidativem Stress kann es kommen, wenn wir einem zu hohen Zustrom von freien Radikalen ausgesetzt sind oder nicht regelmäßig genügend antioxidative Nährstoffe zu uns nehmen. Die für die Gesundheit der Augen wichtigsten Antioxidantien sind: Vitamin A, C und E, die Karotenoide Beta-Karotin, Lykopin, Lutein, Zeaxanthin und Astaxanthin und die Mineralstoffe Zink und Selen. Wenn ein Mangel an geeigneten Antioxidantien die Ursache für den Gewebsverfall ist, der bei den verschiedenen Augenerkrankungen auftritt, scheint die Antwort einfach: Man müsste mehr Nahrungsmittel oder Nahrungsergänzungsmittel zu sich zu nehmen, die diese Antioxidantien liefern.

Zu dieser Annahme wurden in den vergangenen Jahrzehnten ausgiebige Forschungen angestellt, und die Ergebnisse waren teils ermutigend und teils enttäuschend. Einige Studien zeigen, dass eine zusätzliche Einnahme von antioxidativen Nahrungsergänzungsmitteln im Falle von Grauem Star, Glaukom, Makuladegeneration und Retinopathie tendenziell das Fortschreiten der Erkrankung verzögert und das Erkrankungsrisiko senkt. Ernährungsstudien, bei denen die Teilnehmer Nahrungsmittel mit hohem Antioxidantiengehalt zu sich nahmen, lieferten ähnliche Ergebnisse. In anderen Studien wurde dagegen keinerlei Nutzen beobachtet – eine Diskrepanz, die sich die Forscher nicht erklären konnten.

Ein möglicher Grund für die widersprüchlichen Ergebnisse ist die Herkunft der Antioxidantien. Nahrungsergänzungsmittel bestehen in der Regel aus synthetisch hergestellten Nährstoffen, die möglicherweise einen weniger starken Schutz bieten als natürliche Nährstoffe. Zudem enthalten Nahrungsergänzungsmittel generell nur einen oder einige wenige isolierte Nährstoffe. Nahrungsmittel liefern ein breites Spektrum an Nährstoffen, deren Wirkungen sich in der Regel durch Synergieeffekte gegenseitig verstärken. Beispielsweise würde ein Nahrungsergänzungsmittel zur Verbesserung der Versorgung mit Beta-Karotin ausschließlich Beta-Karotin enthalten. Nahrungsmittel mit hohem Beta-Karotin-Gehalt hingegen enthalten auch Alpha-, Gamma- und Delta-Karotin sowie eine Reihe anderer Karotenoide und Nährstoffe, deren antioxidative und gesundheitsfördernde Eigenschaften sich jeweils gegenseitig verstärken könnten. Unsere Nahrung enthält etwa 50 verschiedene Karotenoide, Nahrungsergänzungsmittel liefern lediglich eines oder zwei. Es gibt acht Formen von Vitamin E, aber nur eine, Alpha-Tocopherol, wird normalerweise überhaupt in Nahrungsergänzungsmitteln eingesetzt, obwohl einige der anderen Formen weit wirksamere Antioxidantien sind. Einige Nährstoffe verbessern die Aufnahme von anderen. So steigert beispielsweise Vitamin C die Absorption von Chrom und Eisen. Andererseits können einige Nährstoffe bei isolierter Einnahme in hohen Dosen (wie im Falle von Nahrungsergänzungsmitteln) die Absorption anderer Nährstoffe beeinträchtigen, beispielsweise können hohe Dosen von Vitamin A die Aufnahme von Vitamin K stören. Ebenso können hohe Dosen von Alpha-Tocopherol, der häufigsten Form von Vitamin E, mit der Absorption anderer Formen von Vitamin E konkurrieren und sie beeinträchtigen.[4] Natürliche Lebensmittel sind ausgewogenere Nährstoffquellen.

Ein weiterer wichtiger Grund für die widersprüchlichen Ergebnisse ist der Ernährungsstatus der Studienteilnehmer. Wenn es zum Beispiel bei einer Person infolge eines Vitamin-A-Mangels zu Symptomen von Nachtblindheit kommt, kann das Problem durch Zufuhr des fehlenden Vitamins behoben werden. Ist das Problem allerdings dadurch verursacht, dass das Zink fehlt, das für den Transport von Vitamin A zur Netzhaut erforderlich ist, wird noch so viel Vitamin A das Problem nicht beheben; in diesem Fall muss Zink gegeben werden. Schlechtes Sehen bei Dunkelheit kann ebenso in Folge einer genetisch bedingten Störung, der *Retinitis pigmentosa,* oder als Folge eines Grauen Stars oder einer diabetischen Retinopathie auftreten. Wenn kein Vitamin-A-Mangel vorliegt, wird es nichts nützen, dem Betroffenen mehr Vitamin A zu verabreichen.

Eine der Schwächen dieser Studie über Antioxidantien ist die Annahme oder die Hoffnung, dass die Nährstoffe über die bloße Behebung eines Nährstoffmangels hinaus einen pharmazeutischen oder therapeutischen Effekt entfalten können. Allerdings deuten Studien darauf hin, dass die Ergänzung durch Antioxidantien dann den höchsten Nutzen bringt, wenn die Probanden schlecht ernährt sind oder einen Mangel an bestimmten Nährstoffen haben. Bei Probanden mit gutem Ernährungsstatus bleibt eine Supplementierung im Allgemeinen wirkungslos.[5]

So wurden beispielsweise in zwei ähnlichen Studien zur Krebsprävention, bei denen Nahrungsergänzungsmittel eingesetzt wurden, bei Studienende Augenuntersuchungen durchgeführt, um die Auswirkungen der Ergänzungsmittel auf die Häufigkeit von Grauem Star zu bewerten. Eine Studie, bei der durchschnittlich 6,6 Jahre lang Ergänzungsmittel verabreicht worden waren, stellte weder für Vitamin E noch für Beta-Karotin irgendwelche Auswirkungen auf die Häufigkeit von Grauem Star fest.[6] Die andere Studie allerdings, die bei einer mangelernährten Population durchgeführt worden war, stellte nach dem Einsatz von Multivitamin- und Mineralstoffergänzungsmitteln (in denen Vitamin E und Beta-Karotin enthalten waren) über fünf bis sechs Jahre einen positiven Effekt bei Grauem Star fest.[7]

Bei Personen mit einem Vitamin-E-Mangel lässt sich durch die Gabe einer adäquaten Menge dieses Nährstoffs eine Besserung erzielen oder zumindest das Fortschreiten der Erkrankung verzögern. Wenn kein Vitamin-E-Mangel vorliegt, werden weitere Gaben dieses Vitamins keinen Nutzen bringen, und zu viel kann sogar schädlich werden. Dies gilt für Vitamin A, Vitamin E und für die meisten antioxidativen Nährstoffe.

Studien deuten darauf hin, dass antioxidative Nährstoffe das Risiko von altersbedingter Makuladegeneration, Grauem Star und anderen degenerativen Augenerkrankungen erheblich senken können. Risikogruppen sind Menschen mit niedrigen Blutwerten von wichtigen Antioxidantien wie Vitamin E und C. Eine Anhebung der Blutwerte dieser Nährstoffe senkt das Risiko, wobei allerdings eine Anhebung über einen bestimmten Punkt hinaus keinen zusätzlichen Nutzen bietet.[8]

Der Bedarf an antioxidativen Nährstoffen ist individuell unterschiedlich. Bei Personen, die viel mit Umweltschadstoffen zu tun haben, unter starkem Stress stehen oder viel Zucker oder mehrfach ungesättigte Pflanzenöle zu sich nehmen, ist er höher.

Lutein und Zeaxanthin

Vermutlich würden die meisten Menschen von einem erhöhten Antioxidantiengehalt ihrer Nahrung profitieren, denn in der Regel reicht die Menge, die wir täglich davon zu uns nehmen, nicht aus. Zwei solcher antioxidativen Nährstoffe, an denen bei vielen Menschen ein Mangel besteht, sind Lutein und Zeaxanthin. Von all den in der menschlichen Nahrung enthaltenden Karotenoiden können nur ganz wenige die Blut-Hirn-Schranke passieren, dazu gehören insbesondere Lutein und Zeaxanthin. Sie sind die einzigen Karotenoide, die sich normalerweise in der Netzhaut finden, und sie erfüllen eine sehr wichtige Funktion. Ihre Bedeutung für den Schutz und die Aufrechterhaltung der Augengesundheit hat ihnen den Ruf von Ernährungs-Superstars für die Augen eingetragen.

Diese Nährstoffe haben sich als besonders nützlich für den Schutz vor Netzhauterkrankungen wie Makuladegeneration erwiesen. So untersuchten Forscher an der *Harvard Medical School* die Aufnahme verschiedener antioxidativer Nährstoffe über die Nahrung, darunter mehrere Karotenoide, Vitamin A, C und E, und den Zusammenhang zwischen ihnen und dem AMD-Risiko. Lutein und Zeaxanthin boten bei Weitem den höchsten Schutz, nur 6 mg täglich senkten das Risiko um eindrucksvolle 43 Prozent.[9]

Studien haben zudem gezeigt, dass Lutein und Zeaxanthin bei diabetischer Retinopathie Netzhautschäden vorbeugen und die Sehfunktion erhalten können, selbst wenn der Blutzuckerspiegel nicht gut reguliert ist.[10]

Sowohl Lutein als auch Zeaxanthin sind für reibungsloses Funktionieren der Augen erforderlich. Sie erfüllen eine entscheidende Funktion in der Netzhaut. Im Zentrum der Makula befindet sich eine Vertiefung, die sogenannte Fovea (siehe Diagramm S. 27). Die Fovea enthält die höchste Konzentration von Fotorezeptor-Zapfenzellen, die sowohl für scharfes als auch für Farbsehen verantwortlich sind. Das Licht, das von vorn in unsere Augen eintritt, wird auf der Fovea und der Makula gebündelt. Daher sind in diesem Netzhautbereich die Intensität des einfallenden Lichts und die Belastung durch energiereiche Wellenlängen am höchsten, und diese sind es, die freie Radikale entstehen lassen. Ganz ohne Schutz würde die Netzhaut rasch degenerieren und ihre Funktionsfähigkeit verlieren. Glücklicherweise enthält die Makula eine schützende Substanz, das sogenannte Makulapigment, das viele der schädlichen Wirkungen des Sonnenlichts verhindert. Das Makulapigment setzt sich aus drei bekannten Bestandteilen zusammen: Lutein, Zeaxanthin und Meso-Zeaxanthin.

Lutein und Zeaxanthin sind orange-gelbe Pigmente, die Pflanzen wie gelbem Kürbis, orangefarbenem Gemüsepaprika, Mais und Ringelblumen ihre charakteristische Farbe verleihen, sie finden sich aber auch in rotem, orangefarbenem und dunkelgrünem Obst und Gemüse. Meso-Zeaxanthin kommt nicht in unserer Nahrung vor, sondern wird in der Netzhaut aus Lutein gebildet. Es ist das stärkste dieser drei Antioxidantien, findet sich aber nur im Zentrum der Makula, dem Bereich des schärfsten Sehens. In der Makula findet sich die fünffache Menge dieser Karotenoide wie in der übrigen Netzhaut. Die Fovea enthält mehr Zeaxanthin als Lutein, aber zur Peripherie hin nimmt das Zeaxanthin rascher ab als das Lutein, sodass dort Lutein vorherrschend ist.

Die hohe Dichte von Lutein und Zeaxanthin in der Fovea und einem Umkreis von 3–4 mm um sie herum färbt diesen Netzhautbereich gelb. Der lateinische Name dieses Bereichs, *macula lutea,* bedeutet »gelber Fleck«. Im Allgemeinen wird er einfach als »Makula« bezeichnet.

Das Makulapigment absorbiert einen Großteil des schädlichen, energiereichen blauen Lichts, das ins Auge eindringt. Die blauen Wellenlängen des sichtbaren Lichts verursachen den größten Anteil von oxidativem Stress in der Netzhaut. Lebenslange Belastung durch blaues Licht kann erheblich zum Entstehen von altersbedingter Makuladegeneration beitragen. Studien zeigen, dass eine geringe Aufnahme von Lutein und Zeaxanthin über die Nahrung niedrige Konzentrationen in der Makula verursachen, was zur Sehkraftverschlechterung führen und das Risiko einer Makuladegeneration erhöhen kann.

Der Nutzen von Lutein und Zeaxanthin ist nicht auf die Netzhaut beschränkt, denn auch die Gesundheit der Linse hängt von ihnen ab. Neben den Vitaminen A und E enthält die Linse auch Lutein und Zeaxanthin. Das hat seinen Grund. Auch die Linse ist energiereichen Lichtwellenlängen ausgesetzt und benötigt daher Schutz vor Oxidation. Diesen Schutz bieten diese Antioxidantien. In Studien wurde bei einer höheren Aufnahme von Lutein und Zeaxanthin eine geringere Häufigkeit von Grauem Star beobachtet.[11]

Obwohl Studien über antioxidative Nährstoffe generell keine einheitlichen Ergebnisse hinsichtlich ihrer Wirksamkeit gegen degenerative Augenerkrankungen erbrachten, sind die Ergebnisse der meisten Studien über Lutein und Zeaxanthin positiv. Einer der Gründe dafür könnte sein, dass wir nicht genügend von den Nahrungsmitteln zu uns nehmen, in denen diese Nährstoffe enthalten sind. Zu den besten Lieferanten gehören dunkelgrüne Blattgemüse wie Spinat, Mangold oder Grünkohl. Menschen, die wenig Gemüse essen, haben vermutlichen einen Mangel an diesen wichtigen Karotenoiden. Eidotter sind ein weiterer guter Lieferant, aber wegen der törichten Angst vor Cholesterin in den vergangenen Jahrzehnten glaubten die Menschen, auf den Verzehr von ganzen Eiern verzichten zu müssen und aßen nur das Eiweiß. Das ist ein großer Fehler, der auf einer irrigen Annahme beruht. Das Weiße des Eis enthält keines dieser wichtigen Karotenoide, das Eidotter dagegen ist eine der reichhaltigsten Quellen sowohl von Lutein als auch von Zeaxanthin; tatsächlich verleihen diese Karotenoide dem Eidotter seine charakteristische Farbe. Je dunkler und satter die Farbe, desto höher ist der Karotenoidgehalt. Das ist einer der Gründe, warum die Eier von Freilandhühnern, die frisches Gras und andere Pflanzen fressen können, intensiver gefärbte Dotter haben.

In einer im *British Journal of Ophthalmology* veröffentlichten Studie analysierte ein internationales Forscherteam den Karotenoidgehalt von 33 gängigen karoteniodreichen Nahrungsmitteln. Eidotter und Mais standen ganz oben auf der Liste als die reichhaltigsten Quellen von Lutein und Zeaxanthin, die zusammen über 85 Prozent des gesamten Karotenoidgehalts ausmachten. Die reichste Quelle von Lutein war Mais, gefolgt von Eidotter, Kiwis, Kürbis, Zucchini und Spinat. Die reichhaltigste Quelle von Zeaxanthin war orangefarbener Gemüsepaprika, gefolgt von Eidotter und Mais.

Lutein kommt in Nahrungsmitteln weit häufiger vor als Zeaxanthin. Zwei Drittel (22) der untersuchten Nahrungsmittel waren gute Luteinquellen, aber nur acht der 33 schnitten bei Zeaxanthin ebenso gut ab. Bei den meisten der häufig als gute Lieferanten von Lutein und Zeaxanthin empfohlenen dunklen Blattgemüse lagen 15 bis 47 Prozent der Karotenoide in Form von Lutein vor, aber nur ein sehr geringer Anteil (0 bis 3 Prozent) in Form von Zeaxanthin.[12] Die folgende Tabelle gibt die relativen Mengen der wichtigsten Karotenoide in den 33 untersuchten Nahrungsmitteln an. In der Tabelle (folgende Seite) sind auch Crytoxanthin, Alpha-Karotin und Beta-Karotin aufgeführt, bei denen es sich um Vorstufen von Vitamin A handelt.

Ein weiteres antioxidatives Karotenoid, das große Ähnlichkeit mit Lutein und Zeaxanthin hat, ist Astaxanthin. Es kann ebenfalls die Blut-Hirn-Schranke passieren und direkt in den Augen seine Wirkung entfalten. Astaxanthin ist das Pigment, das für die rote Farbe in Lachs, Hummer, Krill, Krabben und anderen Meeresfrüchten verantwortlich ist. Es findet sich in der Mikroalge *Haematoccous pluvialis,* die Meerestieren als Nahrung dient und ihnen ihre charakteristische Farbe gibt.

Astaxanthin ist ein wesentlich stärkeres Antioxidans als Beta-Karotin, Alpha-Tocopherol (Vitamin E), Zeaxanthin und Lutein. Studien zeigen, dass es in seiner Wirkung als Radikalfänger 14-mal so stark ist wie Vitamin E, 54-mal so stark wie Beta-Karotin und 65-mal so stark wie Vitamin C.

Dr. Mark Tso vom *Wilmer Eye Institute* an der *Johns Hopkins University* wies nach, dass Astaxanthin leicht in das Augengewebe übergeht und dort stärker wirkt als Lutein oder Zeaxanthin, gleichzeitig aber keinerlei unerwünschte Nebenwirkungen hat. Astaxanthin kann lichtbedingte Schäden, Schäden an den Fotorezeptorzellen, den

Karotenoidgehalt ausgewählter Nahrungsmittel

Nahrungsmittel	Lutein und Zeaxanthin	Lutein	Zea-xanthin	Cryto-xanthin	Alpha-Karotin	Beta-Karotin
Eidotter	89	54	35	4	0	0
Mais	86	60	25	5	0	0
Kiwis	54	54	0	0	0	8
Blaue kernlose Trauben	53	43	10	4	3	16
Gelbe Zucchini	52	47	5	24	0	5
Kürbis	49	49	0	0	0	21
Spinat	47	47	0	19	0	16
Gemüsepaprika orange	45	8	37	22	8	21
Kürbis	44	44	0	0	28	9
Gurke	42	38	4	38	0	4
Erbsen	41	41	0	21	0	5
Gemüsepaprika grün	39	36	3	20	0	12
Blaue Trauben	37	33	4	29	1	6
Butternuss-Kürbis	37	37	0	34	5	0
Orangensaft	35	15	20	25	3	8
Honigmelone	35	17	18	0	0	48
Sellerie	34	32	2	40	13	0
Weiße Trauben	31	25	7	52	0	7
Rosenkohl	29	27	2	39	0	11
Frühlingszwiebeln	29	27	3	35	0	0
Grüne Bohnen	25	22	3	42	1	5
Orangen	22	7	15	12	8	11
Brokkoli	22	22	0	49	0	27
Apfel (Red Delicious)	20	19	1	23	5	17
Mango	18	2	16	4	0	20
Grüner Salat	15	15	0	36	16	0
Tomatensaft	13	11	2	2	12	16
Pfirsiche	13	5	8	8	10	50
Gemüsepaprika gelb	12	12	0	1	1	0
Nektarinen	11	6	6	23	0	48
Gemüsepaprika rot	7	7	0	2	24	3
Tomaten	6	6	0	0	0	12
Möhren	2	2	0	0	43	55
Cantaloupe	1	1	0	0	0	87
Getrocknete Aprikosen	1	1	0	9	0	87
Grüne Kidneybohnen	0	0	0	28	0	0

Karotenoidgehaltangaben in Mol-%.

Nach: Sommerburg, O., et al. Fruits and vegetables that are sources for lutein and zeaxanthin: the macular pigment in human eyes. Br J Ophthalmol 1998; 82:907-910.

Ganglienzellen und den Neuronen der inneren Netzhautschicht mildern oder verhindern. Tso ist der Auffassung, dass eine Astaxanthinsupplementierung in der Vorbeugung und Behandlung einer Reihe von Augenerkrankungen, bei denen oxidativer Stress ein beteiligter Faktor ist, wirksam eingesetzt werden könnte, dazu gehören: AMD, diabetische Neuropathie, zystoides Makulaödem, Verschluss der zentralen Netzhautarterien oder -venen, Glaukom und entzündliche Augenerkrankungen (z. B. Retinitis, Iritis, Keratitis, Skleritis etc.).

Astaxanthin ist dabei, zu einem der meistverwendeten antioxidativen Nahrungsergänzungsmittel zur Förderung der Allgemeingesundheit ebenso wie zur Vorbeugung und Linderung degenerativer Augenerkrankungen zu avancieren. Wenn Sie nicht sehr viel Lachs oder Meeresfrüchte essen, enthält Ihre Nahrung vermutlich nicht besonders viel Astaxanthin.

Genau wie für alle anderen Nährstoffe ist auch für alle Antioxidantien die Nahrung die beste Quelle. Manchmal kann es allerdings von Nutzen sein, die Menge zu steigern oder das, was Sie über die Nahrung zu sich nehmen, durch ein oral eingenommenes Nahrungsergänzungsmittel zu erhöhen.

Für Lutein, Zeaxanthin oder Astaxanthin gibt es weder empfohlene Tagesmengen noch sind irgendwelche toxischen Nebenwirkungen bei einer Einnahme von ungewöhnlich hohen Mengen (bis 70 mg) bekannt. Sie gelten also als sehr sicher. Die meisten klinischen Humanstudien arbeiten mit Lutein- und Zeaxanthinmengen im Bereich von 6 bis 20 mg pro Tag. In Multivitaminergänzungen sind diese Nährstoffe in der Regel gar nicht oder allenfalls in geringen Mengen von etwa 0,25 mg pro Tablette enthalten. Einige Fachleute empfehlen eine Mindestzufuhr von 6 mg Lutein pro Tag zur Erzielung einer positiven Wirkung. Falls Sie ein Nahrungsergänzungsmittel einnehmen, prüfen Sie das Etikett. Wenn die Menge in µg angegeben ist, bedeutet das Mikrogramm, nicht Milligramm (mg). Für 1 mg sind 1000 µg nötig. Wenn zudem der Inhaltsstoff als Lutein/Zeaxanthin-Kombination aufgeführt ist, müssen Sie wissen, dass die Zeaxanthinmenge nur etwa 1/20 der angegebenen Menge ausmacht. Krillöl ist eine beliebte Quelle von Astaxanthin, allgemein wird die Einnahme von 2 mg pro Tag empfohlen.

Zum gegenwärtigen Zeitpunkt wird das in Nahrungsergänzungsmitteln enthaltene Lutein, Zeaxanthin und Astaxanthin nicht in irgendeinem Chemielabor synthetisiert, sondern stammt von Pflanzen und Tieren. Die Lieferanten für Lutein sind meist die Blütenblätter von Ringelblumen, während das Zeaxanthin aus Paprika oder rotem Gemüsepaprika kommt. Astaxanthin wird aus Algen oder Krill gewonnen.

Vitamin C und Glukose

Vitamin C ist eines der für uns wichtigsten Antioxidantien. Es kann zudem die antioxidative Wirkung von Vitamin E reaktivieren, wenn dieses durch die Neutralisierung von freien Radikalen seine antioxidativen Fähigkeiten verloren hat. Vitamin C ist nicht nur ein starkes Antioxidans, es wird auch für die Bildung von Schilddrüsenhormonen, für den Aminosäurestoffwechsel, die Stärkung des Immunsystems und die Synthese von Kollagen – das faserige Strukturprotein im Bindegewebe – benötigt. Kollagen bildet das Gerüst beim Aufbau von Knochen und Zähnen und macht Haut und Organe stabil und elastisch. Unsere Zellen werden weitgehend von Kollagen zusammengehalten; dies ist besonders wichtig im Fall der Kapillaren und Arterienwände, die sich mit jedem Herzschlag ausdehnen und zusammenziehen müssen. Ein Vitamin-C-Mangel kann die Blutgefäße und Kapillaren schwächen, sodass sie reißen und undicht werden können.

Zahlreiche Forscher empfehlen eine höhere Zufuhr von Antioxidantien, um das Risiko altersbedingter Augenerkrankungen zu verringern. Die meisten von uns könnten von höheren Mengen dieser schützenden Antioxidantien profitieren, aber ein Mangel davon in der Nahrung ist nicht der einzige Faktor, der einen Mangel im Körper verursachen kann. Der Abbau von Antioxidantien beschleunigt sich bei Belastung durch Umweltverschmutzung und Toxine, bei Verzehr von mehrfach ungesättigten Ölen, zu hoher Kalorienzufuhr und übermäßigem Konsum von Zucker und Kohlenhydraten.

Wenn Sie an einem Tag mehr als 200 mg Kohlenhydrate zu sich nehmen (die typische Menge liegt bei 300 mg), größtenteils in Form von verarbeitetem Getreide und raffiniertem Zucker, und gleichzeitig wenig frisches Obst und Gemüse, ist Ihnen ein Vitamin-C-Mangel praktisch garantiert. Dieser ist unbedingt zu korrigieren, denn da Vitamin C Vitamin E reaktiviert, kann ein Vitamin-C-Mangel zu einem Vitamin-E-Mangel führen und damit das Risiko für den oxidativen Stress erhöhen, der bei allen verbreiteten Augenerkrankungen zu beobachten ist.

Durch den Verzehr großer Mengen von raffinierten Kohlenhydraten können Sie selbst dann einen Vitamin-C-Mangel verursachen, wenn Sie die empfohlene Tagesmenge von Vitamin C (in den USA liegt sie bei 60 mg/Tag) zu sich nehmen. Wenn Sie Diabetiker oder Prädiabetiker sind, ist Ihr Vitamin-C-Bedarf sogar noch höher, da Ihre Gewebe wegen Ihres hohen Blutzuckerspiegels weniger Vitamin C aufnehmen.

Die Moleküle von Glukose und von Vitamin C sind sich im Aufbau sehr ähnlich. Die meisten Tiere können aus der Glukose, die sie aus den Kohlenhydraten ihrer Nahrung gewinnen, selbst Vitamin C bilden. Menschen können das allerdings nicht. Uns fehlen die Enzyme, um diese Umwandlung durchzuführen, folglich müssen wir unser Vitamin C direkt aus unserer Nahrung beziehen. Die Ähnlichkeit zwischen Glukose und Vitamin C geht über die Molekularstruktur hinaus; sie erstreckt sich auch auf die Art, wie sie von den Zellen angezogen werden und in sie eindringen. Beide Moleküle können nur mit Hilfe von Insulin die Zellmembranen passieren.

Glukose und Vitamin C sind Konkurrenten, wenn es darum geht, in unsere Zellen zu gelangen, aber es ist kein fairer Wettbewerb. Unser Körper begünstigt die Aufnahme von Glukose auf Kosten von Vitamin C. Wenn der Glukosespiegel im Blut erhöht ist, ist die Aufnahme von Vitamin C in die Zellen stark eingeschränkt. Jedes Mal, wenn Sie eine Mahlzeit mit vielen Kohlenhydraten zu sich nehmen, werden diese in Glukose umgewandelt, die die Aufnahme von Vitamin C beeinträchtigt. Je mehr Kohlenhydrate Sie essen, desto höher steigt die Glukose in Ihrem Blut, und desto weniger Vitamin C verwertet Ihr Körper. Es ist paradox, dass Sie gesüßten Orangensaft trinken oder zuckerhaltige Frühstückscerealien essen, die zusätzlich mit Vitamin C angereichert sind, obwohl der Zucker in diesen Produkten die Aufnahme von Vitamin C praktisch vollkommen blockiert. Eine kohlenhydratreiche Ernährung kann Vitamin-C-Mangel verursachen. Bei Diabetikern oder Menschen, bei denen schon eine leichte Insulinresistenz besteht, ist der Glukosespiegel im Blut jeweils längere Zeit erhöht und blockiert die Aufnahme von Vitamin C noch stärker.

Aus diesem Grunde kann eine kohlenhydratreiche Ernährung Vitamin-C-Mangel und in der Folge eine Verringerung der Schilddrüsenfunktion und andere Probleme verursachen. Die Blockadewirkung von Kohlenhydraten auf die Vitamin-C-Aufnahme ist gravierend, wird jedoch von den meisten Ärzten nicht erkannt. Man kann selbst dann einen schweren Vitamin-C-Mangel entwickeln, wenn die Nahrung scheinbar ausreichende Vitamin-C-Quellen enthält.

Ein schwerer Vitamin-C-Mangel führt zu Skorbut mit folgenden möglichen Symptomen: Anämie, Depression, häufige Infektionen, Zahnfleischbluten, lockere Zähne, Muskelschwäche und -schmerzen, Gelenkschmerzen, verzögerte Heilung von Wunden und Verletzungen, Kollagendegeneration und die Entwicklung von Arteriosklerose (Verhärtung der Arterien), die Herzinfarkt und Schlaganfall verursachen kann. Skorbut kann letztendlich zum Tode führen. Die Wahrscheinlichkeit ist viel höher, dass Sie einen Herzinfarkt oder Schlaganfall aufgrund einer kohlenhydratreichen Ernährung erleiden, die als Vitamin-C-Räuber wirkt, als aufgrund einer fettreichen Ernährung.

Omega-3-Fettsäuren

Zwei für die Gesundheit des Gehirns und der Augen nötige langkettige mehrfach ungesättigte Omega-3-Fettsäuren sind Eicosapentaensäure (EPA) und Docosahexaensäure (DHA). Beide kann unser Körper aus Alpha-Linolensäure bilden, dem Typ der Omega-3-Fettsäuren, der in Leinsamen und anderen Pflanzen vorkommt. Allerdings sind zahlreiche Enzyme erforderlich, um diesen komplexen, vielstufigen Prozess ganz abzuschließen. Alpha-Linolensäure kann zwar in EPA und DHA umgewandelt werden, aber weniger als zehn Prozent dieser Omega-3-Fettsäure durchläuft den Umwandlungsprozess bis zum Abschluss. Eine bessere Quelle dieser langkettigen Omega-3-Fettsäuren ist Fisch. Fisch enthält sowohl EPA als auch DHA, es ist also keine Umwandlung nötig. Wenn Sie ein Gramm EPA oder DHA aus Fisch aufnehmen, bekommen Sie praktisch ein Gramm. Wenn Sie ein Gramm Alpha-Linolensäure essen, erhalten Sie bestenfalls höchstens 0,1 Gramm EPA/DHA.

Von diesen beiden ist DHA für Gehirn und Augen besonders wichtig. Das Gehirn enthält mehr DHA als jeder andere Körperteil. Letztendlich enthalten das Auge, die lichtempfindlichen Stäbchen und Zapfen der Netzhaut den höchsten Prozentsatz dieser langkettigen

Omega-3-Fettsäure. Die äußeren Segmente der Stäbchen und Zapfen bestehen aus Schichten membranartiger Scheiben (siehe Abbildung S. 24). Es werden ständig neue Scheiben gebildet, um die alten zu ersetzen. Die Abstoßung dieser Scheiben erfolgt an den Spitzen der Fotorezeptoren, wenn sie im Lauf des normalen Tag-Nacht-Zyklus Licht ausgesetzt sind. Die Stäbchen stoßen ihre gesamte Säule von Scheiben alle neun bis zwölf Tage ab. Auch die Zapfen stoßen ihre Scheiben ab, allerdings weniger synchronisiert und in etwas langsamerem Tempo. In beiden Fällen fängt die Netzhautpigmentschicht neben den Spitzen der Stäbchen und Zapfen die ausrangierten Segmente ein und baut sie ab.

EPA und DHA und sind chemisch höchst instabil und daher extrem anfällig für Lipidperoxidation. Wenn sie Licht ausgesetzt sind, oxidieren sie spontan und bilden freie Radikale in Form von Wasserstoffperoxid. Diese chemische Reaktion wirkt am Prozess der Bildung der optischen Signale mit, die von der Netzhaut zum Sehnerv gesandt werden, aber im Laufe des Prozesses werden die äußeren Scheiben der Fotorezeptoren beschädigt und müssen fortlaufend ersetzt werden. Sobald sich freie Radikale gebildet haben, greifen sie die sie umgebenden Moleküle an und wandeln sie ebenfalls in freie Radikale um. Um diese Reaktionen zu blockieren, sind Antioxidantien erforderlich. Da die Netzhaut eine Brutstätte für die Aktivität von freien Radikalen ist, braucht sie zu ihrem Schutz hohe Mengen von Antioxidantien. Das ist der Grund, warum eine Ernährung mit vielen antioxidativen Nährstoffen so wichtig für gesunde Augen ist. Es ist paradox, dass wir die DHA brauchen, um gut zu sehen, sie aber gleichzeitig einen Großteil der potenziell schädlichen Radikalaktivität auslöst, die sich im Auge abspielt.

Damit die Fotorezeptoren richtig funktionieren, muss eine kontinuierliche Versorgung mit langkettigen Omega-3-Fettsäuren gegeben sein. Ein Mangel an diesen Fettsäuren könnte die Funktion der Netzhaut ernsthaft beeinträchtigen. Folglich waren viele Studien bemüht, den Zusammenhang zwischen dem Verzehr von Omega-3-Fettsäuren und Augenerkrankungen, insbesondere Makuladegeneration, zu untersuchen. Die Ergebnisse sind gemischt. Einige Studien scheinen zu zeigen, dass ein höherer Verzehr von Fisch oder Fischöl das Risiko von Makuladegeneration oder diabetischer Retinopathie senkt, andere dagegen stellen keine Wirkung fest.[13] In einigen Studien wurde sogar eine schädliche Wirkung mit beschleunigter Netzhautdegeneration beobachtet.[14]

Die Omega-3-Fettsäuren aus der Nahrung werden von den Zellmembranen im ganzen Körper aufgenommen und gelangen in zahlreiche Strukturen im Auge, nicht nur in die Stäbchen und Zapfen. Ein Zuviel an diesen Fettsäuren kann sich auf die Funktion der Zellmembranen auswirken. Da sie sehr leicht oxidieren, können sie erhebliche Radikalaktivität verursachen. Wie auch im Fall vieler anderer wichtiger Nährstoffe benötigen wir für unsere Gesundheit eine gewisse Menge, ein Zuviel dagegen kann schädlich oder toxisch wirken. Vermutlich sind die widersprüchlichen Ergebnisse auf den Omega-3-Status der Probanden zurückzuführen. Bei Probanden mit Omega-3-Mangel dürfte der Verzehr von Fisch oder die Supplementierung mit Fischöl hilfreich sein. Bei den Probanden ohne einen solchen Mangel dürfte sich kein nennenswerter Nutzen bzw. bei zu hohen Gaben möglicherweise ein schädlicher Effekt einstellen.

Während die Werte für Mangel und Toxizität bei vielen lebenswichtigen Vitaminen und Mineralstoffen weit auseinander liegen, ist das Fenster bei den Omega-3-Fettsäuren sehr viel schmaler. Der Bedarf an Alpha-Linolensäure liegt bei 0,4 Prozent der Gesamtkalorienaufnahme oder etwa ein Gramm pro Tag.[15] Das ist die Menge, die Sie mit einer einzigen 1-Gramm-Kapsel erhalten würden.

Das Problem bei Fisch- und Leinöl als Nahrungsergänzungsmittel ist ihre rasche Verderblichkeit. Sobald die Fettsäuren extrahiert und in Flaschen abgefüllt oder in Kapseln eingeschlossen werden, beginnen sie zu verderben. Es wird noch weiter kompliziert durch die Tatsache, dass man gar nicht genau weiß, wie alt die Mittel zum Zeitpunkt des Kaufs tatsächlich sind. Wenn sie nicht gekühlt werden, verderben sie noch schneller. Aus diesem Grunde beziehen Sie Ihre Omega-3-Fettsäuren am besten aus frischen Nahrungsmitteln, die immer die beste Nährstoffquelle sind. Mögliche Lieferanten von Omega-3-Fettsäuren sind grünes Blattgemüse, Meeresalgen (Seetang, Nori, etc.), Fisch und Meeresfrüchte und Eier. Für eine adäquate Versorgung mit Omega-3 wird empfohlen, zweimal in der Woche Fisch zu essen.

Die tägliche Dosis Antioxidantien im Speiseöl

Nach Angaben der WHO leiden 250 Millionen Kinder weltweit an Vitamin-A-Mangel, und Tausende von Kindern erblinden und sterben deswegen jedes Jahr. Millionen weitere leiden an subklinischem Vitamin-A-Mangel; mit anderen Worten, sie nehmen genügend Vitamin A zu sich, um ernste Mangelsymptome wie Hornhautgeschwüre zu vermeiden, aber nicht genug für normales Wachstum oder gesunde Entwicklung oder um Nachtblindheit vorzubeugen. Die meisten dieser Kinder leben in Asien oder in Afrika südlich der Sahara.

Die Gesundheitsbehörden in den betroffenen Ländern haben versucht, bezahlbare Lösungen für das Problem zu finden. Sie haben es mit der Verteilung von Nahrungsergänzungsmitteln und einer Steigerung des Verzehrs Provitamin-A-reicher Produkte versucht, aber wegen der Kosten und anderer Schwierigkeiten hatten diese Maßnahmen nur begrenzten Erfolg. Allerdings haben einige Regierungen jetzt möglicherweise eine passende Antwort gefunden – rotes Palmöl.

Palmöl wird aus der Frucht der Ölpalme gewonnen, die etwas ganz anderes ist als die Kokospalme. Die Palmfrüchte sind etwa so groß wie kleine Pflaumen. Das Öl wird aus dem faserigen Fruchtfleisch extrahiert, das den Kern umschließt. Palmfrüchte sind dunkelrot und liefern ein orange-rotes Öl. Dieses Roh- oder native Öl wird als rotes Palmöl bezeichnet. Rotes Palmöl ist kaum verarbeitet und enthält noch einen Großteil der natürlich darin vorkommenden fettlöslichen Vitamine und anderen Nährstoffe. Die charakteristische rote Farbe stammt von dem Beta-Karotin und den anderen Karotenoiden, an denen die Frucht sehr reich ist.

Ernährungsmedizinisch ist rotes Palmöl ein echtes Kraftpaket. Es ist weitaus nährstoffreicher als jedes andere Speiseöl. In unserer Nahrung ist es die reichhaltigste Quelle von Beta-Karotin und Alpha-Karotin, zwei Vitamin-A-Vorstufen. Es enthält 15-mal so viel Beta-Karotin wie Möhren und 44-mal so viel wie Blattgemüse. Zudem enthält es Lykopin, gamma-Karotin, Lutein und etwa 20 weitere Karotine sowie die Vitamine E und K, CoQ10, Phytosterine, Flavonoide, Phenolsäuren und Glykolipide. Palmöl enthält hohe Mengen von sämtlichen verschiedenen Formen von Vitamin E, darunter auch eine ganz besondere Form, die sogenannten Tocotrienole. Es gibt vier verschiedene Arten von Tocotrienolen, die sämtlich in Palmöl enthalten sind. Diese Tocotrienole besitzen bis zum 60-Fachen der antioxidativen Wirkung von normalem Vitamin E (Alpha-Tocopherol). Die Kombination von Vitamin E (Tocopherolen), Tocotrienolen, Karotinen und anderen Antioxidantien macht rotes Palmöl zu einem natürlichen, super-antioxidativen

Nahrungsmittel. Deswegen wird es mittlerweile auch in Kapselform als Vitaminpräparat verkauft. Es ist aber ebenso wie andere Öle auch in Flaschen für die Verwendung in der Küche erhältlich.

Regierungen in aller Welt legen derzeit Programme auf, bei denen rotes Palmöl auch in Keksen, Brot und anderen Backwaren verarbeitet wird, damit Kinder mit Vitamin-A-Mangel kostengünstig mit diesem wichtigen Vitamin versorgt werden. Stillende Mütter können das Öl einnehmen, um den Vitamin-A-Gehalt der Muttermilch zu erhöhen. Rotes Palmöl löst ein Problem von Kindern und stillenden Mütter in den ärmsten Regionen der Welt, die sich zwar von karotenoidreichem Gemüse, aber häufig so fettarm ernähren, das die Karotenoide nicht in Vitamin A umgewandelt werden können. In rotem Palmöl sind die Provitamin-A-Karotenoide bereits mit Fett kombiniert, was die Umwandlung und Aufnahme von Karotenoiden erheblich steigert. Die Ölpalme ist in vielen Regionen Afrikas endemisch und wird in ganz Südostasien angebaut, sie liefert also eine bezahlbare und leicht zugängliche Quelle von Vitamin A in der Nahrung, die das gewaltige Problem des Vitamin-A-Mangels weltweit lösen kann.

Rotes Palmöl ist eine ausgezeichnete Quelle schützender Antioxidantien. Es enthält das gesamte Spektrum, nicht nur die wenigen, die Sie in einem durchschnittlichen Multivitaminpräparat bekommen. Rotes Palmöl ist die beste natürliche Quelle für die superpotente Form von Vitamin E (die Tocotrienole). Tocotrienole tragen nachweislich zum Schutz gegen Herzerkrankungen und Schlaganfall bei, indem sie den Blutdruck im Normalbereich halten. Dieses hoch wirksame Antioxidans verhindert zudem ein Verklumpen der Blutplättchen und verdünnt so das Blut auf natürliche Weise. Es verringert auch Entzündungen und trägt dazu bei, die Blutgefäße weit zu halten, sodass die Durchblutung normal und der Blutdruck unter Kontrolle bleibt.

In einer Studie induzierten die Forscher Entzündungen in den Arterien von Versuchstieren. Entzündung verursacht Schwellungen, sodass die Arterien verengt sind und der Blutfluss in lebenswichtige Organe wie das Herz eingeschränkt ist. Die Hälfte der Tiere erhielt Tocotrienole im Futter, die andere Hälfte diente als Kontrollgruppe. Bei der Kontrollgruppe kam es zu einer starken Verengung der Arterien und 42 Prozent der Tiere starben. Dagegen waren bei den mit Tocotrienolen gefütterten Tieren Entzündung und Verengung weit weniger ausgeprägt, was zu einer Überlebensrate von 100 Prozent führte.

Tocotrienole stärken das Herz, sodass es Belastungen besser verkraftet. Forscher können bei Versuchstieren Herzinfarkte gezielt herbeiführen, indem sie den Blutfluss zum Herzen unterbrechen. Dies führt zu schweren Läsionen und Tod. Wenn die Tiere jedoch zuvor mit tocotrienolhaltigem Palmöl gefüttert werden, ist die Überlebensrate erheblich erhöht, die Läsionen sind minimal und die Genesungszeit wird verkürzt.[16]

Die antioxidative Wirkung von Palmöl hat sich auch beim Schutz vor neurologischer Degeneration bewährt. Zwei der wichtigsten Faktoren, die sich auf die Hirnfunktion auswirken, sind oxidativer Stress und schlechte Durchblutung. Forscher stellten einen Zusammenhang zwischen oxidativem Stress und verringerter Hirndurchblutung einerseits und seniler Demenz, Alzheimer-Krankheit, Parkinson-Krankheit und sogar Schizophrenie andererseits fest, bei denen es immer zum Tod von Hirnzellen kommt. Tocotrienole unterstützen die Gehirnfunktionen, indem sie oxidativen Stress mindern und die Durchblutung fördern.

Forscher können die Zerstörungen, die bei den oben genannten neurologischen Störungen zu beobachten sind, weitgehend reproduzieren, wenn sie Versuchstiere mit hohen Dosen von Glutamat füttern, das die Hirnzellen abtötet. Der Zelltod wird in erster Linie durch freie Radikale verursacht. Normales Vitamin E ist nicht stark genug, um einen durch Glutamat induzierten Zelltod zu verhindern, Tocotrienole aus Palmöl können die zerstörerische Wirkung des Glutamats jedoch abfangen. In Laboruntersuchungen hielten mit Tocotrienolen behandelte Neuronen ihr gesundes Wachstum und ihre Beweglichkeit selbst bei zu hohen Glutamatkonzentrationen aufrecht.[17]

Forschungen zeigen, dass Tocotrienole bei einer Reihe verbreiteter gesundheitlicher Probleme hilfreich sein können, unter anderem bei Osteoporose, Asthma, Grauem Star, Makuladegeneration, Arthritis und Lebererkrankungen, und zudem die Prozesse hemmen können, die eine vorzeitige Alterung begünstigen.

Ein Esslöffel rotes Palmöl deckt mehr als den Tagesbedarf an Vitamin E und A. Am besten macht man es zu einem Bestandteil der täglichen Küche und verwendet es wie jedes andere Speiseöl. Es ist sehr hitzebeständig und eignet sich hervorragend zum Kochen und Backen.

Mit seiner ungewöhnlichen orangeroten Farbe ist es im Ladenregal leicht zu erkennen. Bei Zimmertemperatur ist es halbfest, etwa wie weiche Butter, im Kühlschrank wird es fest. Wenn man es an einem warmen Tag auf der Anrichte stehen lässt, wird es flüssig. Rotes Palmöl muss nicht im Kühlschrank aufbewahrt werden; es ist sehr oxidationsbeständig. Sie können das Öl im festen oder weichen Zustand verwenden. Für den Nährstoffgehalt macht das keinen Unterschied.

Geschmack und Aroma von rotem Palmöl sind unverwechselbar. In den Kulturen, in denen es produziert wird, ist es eine wichtige Zutat bei der Zubereitung von Speisen und weitgehend verantwortlich für deren charakteristischen Geschmack. Das Öl schmeckt angenehm herzhaft und verstärkt die natürlichen Aromen von Fleisch und Gemüse. Es passt gut zu Suppen, Saucen, geschmortem Gemüse, Eiern und Fleisch. Bei allen Rezepten, die Pflanzenöl, Backfett oder Margarine verlangen, bietet rotes Palmöl einen hervorragenden, gesunden Ersatz.

Aus der Palmfrucht werden zwei Ölsorten gewonnen; eine aus dem Fruchtfleisch und die andere aus dem Kern. Rotes Palmöl stammt aus dem weichen Fruchtfleisch, Palmkernöl dagegen wird aus dem Kern extrahiert. Die beiden gleichen sich nicht. Palmkernöl ist fast identisch mit Kokosöl, es ist farblos und enthält etwa 53 Prozent MCTs. Rotes Palmöl enthält keine MCTs, ist aber eine reichhaltige Quelle von Antioxidantien.

Rotes Palmöl ist in den meisten guten Naturkostläden und online erhältlich. Wenn Sie mehr über die zahlreichen gesundheitlichen Vorteile von Tocotrienolen und Palmöl erfahren wollen, empfehle ich Ihnen mein Buch *The Palm Oil Miracle.*

Fettzufuhr und Nährstoffaufnahme

Speisefette sind ein wichtiger Bestandteil einer gesunden Ernährung und können die Augengesundheit erheblich beeinflussen. Tatsächlich beschleunigen fettarme Diäten die Alterung der Augen und erhöhen das Risiko degenerativer Augenerkrankungen.

Mehr Fett in der Nahrung verlangsamt die Passage der Speisen durch den Magen und das Verdauungssystem. Das ist günstig, weil die Speisen dadurch den Magensäuren und Verdauungsenzymen länger ausgesetzt sind. So werden mehr Nährstoffe, auch schützende antioxidative Nährstoffe in den Speisen, die vielleicht chemisch eng an andere Substanzen gebunden sind, freigesetzt und können vom Körper aufgenommen werden.

Fettarme Diäten verhindern die vollständige Verdauung der Speisen und schränken die Nährstoffaufnahme ein, was Nährstoffmangel begünstigt. So ist beispielsweise für die richtige Aufnahme von Kalzium Fett nötig. Das ist der Grund, warum fettarme Diäten Osteoporose begünstigen. Es ist interessant, dass wir häufig Fett so weit wie möglich meiden und fettarme Lebensmittel essen, darunter auch fettfreie oder fettarme Milch, um uns mit Kalzium zu versorgen; dabei wird das Kalzium aus fettarmer Milch gar nicht richtig aufgenommen. Das könnte einer der Gründe dafür sein, dass Menschen Osteoporose haben können, obwohl sie sehr viel Milch trinken und riesige Mengen von Kalziumergänzungsmitteln einnehmen. Ebenso sind viele Gemüsesorten gute Kalziumlieferanten, aber um dieses Kalzium verwerten zu können, müssen Sie sie in Ihren Mahlzeiten mit Butter, Sahne oder anderen fetthaltigen Nahrungsmitteln kombinieren.

Fett verbessert die Verfügbarkeit und Aufnahme fast aller Vitamine und Mineralstoffe und ist unentbehrlich für die effektive Aufnahme fettlöslicher Nährstoffe: Vitamin A, D, E und K sowie Alpha-Karotin, Beta-Karotin, Lykopin, Lutein, Zeaxanthin und anderer Karotenoide. Diese Nährstoffe sind für eine gute Augengesundheit absolut unentbehrlich.

Viele fettlösliche Vitamine fungieren als Antioxidantien, die Ihre Augen gegen Schäden durch freie Radikale schützen. Wenn Sie die Fettmenge in Ihrer Nahrung verringern, schränken Sie die Menge der schützenden Antioxidantien ein, die Ihnen gegen diese zerstörerischen Radikalreaktionen zur Verfügung stehen. Fettarme Diäten beschleunigen den Degenerations- und Alterungsprozess.

Gemüse wie Brokkoli, Spinat und Grünkohl sind sämtlich hervorragende Lieferanten von Lutein, Zeaxanthin, Beta-Karotin und anderen essenziellen Nährstoffen, aber wenn Sie sie nicht in Kombination mit einer Fettquelle zu sich nehmen, haben Sie weniger davon, weil die darin enthaltenen nützlichen Nährstoffe nicht aufgenommen werden. Vitamin A kommt nur in tierischen Lebensmitteln vor. Wir können das Beta-Karotin aus pflanzlichen Quellen in Vitamin A umwandeln, aber dies ist nur möglich, wenn unsere Nahrung ausreichend Fett enthält. Sie können Obst und Gemüse essen, das randvoll von Antioxidantien und anderen Nährstoffen ist, aber wenn Sie kein Fett essen, nehmen Sie nur einen kleinen Teil dieser lebenswichtigen Nährstoffe auf. Die Einnahme von Vitamintabletten wird nicht viel nützen, denn auch hier ist zur richtigen Aufnahme Fett nötig. So kann eine fettarme Ernährung sogar schädlich sein.

Wie stark wirkt sich Fett auf die Aufnahme von Nährstoffen aus? Sie werden es vielleicht nicht glauben, aber die Wirkung kann ganz gewaltig sein. In einer an der *Ohio State University* durchgeführten Studie untersuchten Forscher die Aufnahme von drei Karotenoiden (Beta-Karotin, Lykopin und Lutein) in fetthaltigen Mahlzeiten. Als Fettquelle verwendeten die Forscher Avocado.

Im ersten Teil der Studie erhielten die Probanden eine Mahlzeit, die aus fettfreier Salsa und Brot bestand. An einem anderen Tag erhielten sie die gleiche Mahlzeit, aber diesmal war der Salsa Avocado zugefügt worden, wodurch der Fettgehalt der Mahlzeit sich auf 37 Prozent der Kalorienmenge erhöhte. Die Blutwerte der Probanden zeigten, dass das Beta-Karotin um das 2,6-Fache und das Lykopin um das 4,4-Fache anstiegen. Das zeigte, dass durch Zugabe von etwas Fett zu einer Mahlzeit die Nährstoffaufnahme um mehr als das Doppelte, Dreifache oder Vierfache gesteigert werden kann.

Im zweiten Teil der Studie aßen die Probanden einen Salat aus Romanasalat, jungen Spinatblättern und geraspelten Möhren mit einer fettfreien Sauce. Der Gesamtfettgehalt des Salats lag bei etwa zwei Prozent der Kalorien. Durch Hinzufügen von Avocado schnellte der Fettgehalt auf 42 Prozent hoch. Der fettreichere Salat steigerte den Blutwert bei Lutein auf das 7-Fache und bei Beta-Karotin sogar auf das 18-Fache! Um das zu verdeutlichen: Um die gleiche Menge Beta-Karotin wie aus einem Teller Salat mit einem bisschen Fett zu erhalten, müssten Sie 18 Teller Salat ohne Öl essen.

In einer ähnlichen Studie erhielten die Probanden Salate mit Dressings mit unterschiedlichem Fettgehalt. Bei dem Salat mit dem fettfreien Dressing war die Karotenoidaufnahme minimal. Mit dem fettarmen Dressing war die Nährstoffaufnahme leicht verbessert, aber bei dem Dressing mit vollem Fettgehalt zeigte sich eine signifikante Erhöhung. Die Forscher waren überrascht, und zwar nicht nur darüber, wie stark die Zugabe von Fett die Nährstoffaufnahme verbesserte, sondern auch über die geringe Nährstoffaufnahme, wenn Fett fehlte.

Eine Reihe von Untersuchungen lassen vermuten, dass eine Ernährung mit viel Obst und Gemüse, also reichhaltigen Quellen von essenziellen Vitaminen und Antioxidantien, vor Krebs, Herzerkrankungen, Diabetes, Makuladegeneration und anderen degenerativen Erkrankungen schützen kann. Andere Studien dagegen zeigten keine positiven Auswirkungen von Obst und Gemüse bei der Vorbeugung degenerativer Erkrankungen. Wie sind diese unterschiedlichen Ergebnisse zu erklären? Eine in Schweden durchgeführte Studie löste das Geheimnis. Sie zeigte, dass der Verzehr von Obst und Gemüse das Risiko von Herzerkrankungen nur in Kombination mit einer Fettquelle wie Vollmilch, Sahne oder Butter senkte.[18] Der Verzehr von Obst und Gemüse mit fettarmer Milch bot keinen Schutz. Wir dürfen also annehmen, dass der Verzehr von Obst und Gemüse das Risiko von degenerativen Erkrankungen aller Art, auch von Augenerkrankungen, nicht verringert, wenn man diese Lebensmittel nicht mit einem gesunden Fett kombiniert. Interessanterweise handelte es sich bei dem Fett, für das in der schwedischen Studie bei der Kombination mit Obst und Gemüse ein Schutz gegen Herzerkrankungen nachgewiesen wurde, um gesättigtes Fett – aus Vollmilch, Sahne und Butter.

Wenn Sie von den Nährstoffen in Tomaten, Möhren, Spinat oder jedem pflanzlichen oder fettarmem Lebensmittel voll profitieren wollen, fügen Sie ein bisschen Fett hinzu. Der Verzehr von Gemüse ohne Fettzugabe ist praktisch dasselbe, als äßen Sie eine Mahlzeit mit zu geringem Nährstoffgehalt. Wenn Ihre Speisen Ihnen möglichst viele Nährstoffe liefern sollen, ist es wichtig, ihnen gutes Fett hinzuzufügen. Ebenso ist auch das beste Multivitamin- und Mineralstoffpräparat für die Gesundheit Ihrer Augen Zeit- und Geldverschwendung, wenn Sie diese Nährstoffe nicht zusammen mit Fett einnehmen.

Was die Verbesserung der Nährstoffaufnahme angeht, ist Kokosöl anscheinend eines der wirksamsten Fette, wenn nicht das wirksamste überhaupt. So untersuchten Forscher der *Auburn University* die Wirkung eines Mangels an Vitamin B1 (Thiamin) bei Tieren, die mit verschiedenen Arten von Fett gefüttert wurden. Vitamin-B1-Mangel verursacht die tödliche Krankheit Beri-Beri. Zu den untersuchten Fetten gehörten Kokosöl, Olivenöl, Leinöl, Baumwollsamenöl, Butter, Schmalz und andere. Wenn die Ratten Vitamin-B-armes Futter erhielten, beugte Kokosöl der Krankheit weit wirksamer vor als alle anderen Fette. Bei den meisten Mäusen in der Studie zeigten sich die ersten Symptome von Beri-Beri nach 35–40 Tagen, bei den mit Kokosöl gefütterten dagegen erst nach 60 Tagen. Das war ein beträchtlicher Unterschied im Vergleich zu den anderen Ölen. Kokosöl enthält kein Vitamin B1, aber es erhöhte die Bioverfügbarkeit der winzigen Menge im Futter und verhinderte bzw. verzögerte so die Mangelkrankheit.

In diversen Studien wurden ähnliche Effekte beobachtet. Kokosöl verbessert nicht nur die Aufnahme von Vitaminen der B-Gruppe, sondern auch von Vitamin A, D, E, K, Beta-Karotin, Lykopin, Lutein, Zeaxanthin und anderen fettlöslichen Nährstoffen.[19] So wurde kürzlich in einer Studie bei Mäusen, die an Luteinmangel litten, die Aufnahme von Lutein verglichen, wenn sie Futter mit unterschiedlichen Fettarten erhielten. Zu den untersuchten Fetten gehörten Olivenöl, Kokosöl, Erdnussöl, Sojaöl, Sonnenblumenöl, Reisöl, Maisöl, Palmöl und Fischöl. Bei dem Futter mit Oliven- und Kokosöl waren die Luteinwerte im Blut am höchsten. Zudem war die Luteinakkumulation im Leber- und Augengewebe bei den Tieren, die mit einem dieser beiden Öle gefüttert wurden, wesentlich höher.[20] Eine weitere, von einer anderen Forschergruppe durchgeführte Studie zeigt, dass Öle mit einem hohen Anteil an gesättigten Fettsäuren die Aufnahme von Lutein und Zeaxanthin deutlicher verbessern als solche mit hohen Anteilen an mehrfach ungesättigten oder einfach ungesättigten Fettsäuren.[21]

Im Vergleich zu anderen Ölen wurde für Kokosöl auch eine verbesserte Absorption von Mineralstoffen wie Kalzium und Magnesium und einigen Aminosäuren nachgewiesen, den Bausteinen der Proteine.[22] Das ist einer der Gründe, warum den Flüssignahrungspräparaten, die in Krankenhäusern bei Patienten in kritischem Zustand eingesetzt werden, Kokosöl oder MCTs zugesetzt werden; Kokosöl unterstützt bei diesen Patienten die Nährstoffaufnahme und trägt zu einer schnelleren Erholung bei.[23–24]

Wenn Sie Ihren Speisen Kokosöl zusetzen, nehmen Sie erheblich mehr Vitamine, Mineralstoffe und andere Nährstoffe auf, als wenn Sie Soja-, Raps-, irgendein anderes oder gar kein Öl verwenden. Allein die Zugabe von Kokosöl zu einem Gericht steigert den Nährwert Ihres Essens insgesamt ganz erheblich.

Diese Tatsache veranlasste einige Forscher, den Einsatz von Kokosöl zur Behandlung von Unterernährung zu untersuchen. So wurde beispielsweise auf den Philippinen die Wirkung von Kokosöl, vermischt mit einer kleinen Menge Maisöl, mit der von Sojaöl bei der Behandlung unterernährter Kinder im Vorschulalter verglichen. An der Studie nahmen 95 Kinder im Alter von zehn bis 44 Monaten teil, bei denen eine Unterernährung ersten bis dritten Grades vorlag. Die Kinder stammten aus einer Slumsiedlung in Manila. Sie erhielten 16 Wochen lang täglich außer Sonntag eine volle Mittagsmahlzeit und einen Nachmittagsimbiss. Die Nahrung, die die Kinder erhielten, war in jeder Hinsicht identisch bis auf das Öl. Etwa zwei Drittel des in ihrer Nahrung enthaltenen Öls bestand entweder aus der Kokos-/Maisöl-Mischung oder aus Sojaöl. Die Zuweisung der Kinder zu einer der zwei Diäten erfolgte nach dem Zufallsprinzip: 47 Kinder erhielten die Kokosöldiät und 48 Kindern die Sojaöldiät.

Die Kinder wurden alle zwei Wochen gewogen und einmal wöchentlich von einem Kinderarzt untersucht. Zu Beginn der Studie waren Alter, Anfangsgewicht und Grad der Unterernährung der beiden Gruppen insgesamt im Wesentlichen identisch.

Nach Ablauf der 16 Wochen zeigten die Ergebnisse, dass mit der Kokosöldiät eine erheblich schnellere Gewichtszunahme und Verbesserung des Ernährungsstatus erreicht wurde als mit der Sojaöldiät. Nach vier Monaten wurden bei der Kokosölgruppe im Mittel eine Gewichtszunahme von 5,57 Pfund aufgrund des verbesserten Wachstums und Ernährungsstatus dokumentiert, eine fast doppelt so hohe Zunahme wie in der Sojaölgruppe mit 3,27 Pfund.

Kokosöl verbessert nicht nur die Aufnahme der meisten Vitamine und Mineralstoffe, es trägt auch zum Erhalt von Antioxidantien bei. Eine Kost mit einem hohen Anteil an mehrfach ungesättigten Fettsäuren (einschließlich Fischöle) leert die Antioxidantienspeicher des Körpers. Kokosöl bewirkt das Gegenteil, es fungiert als schützendes Antioxidans, indem es Lipidperoxidation verhindert und so die verfügbaren Antioxidantien erhält.[25–26] Wenn Sie bei der Nahrungszubereitung die mehrfach ungesättigten Fette durch Kokosöl ersetzen, kann das Ihren Antioxidantien- und Nährstoffstatus erheblich verbessern und so Ihr Risiko von durch freie Radikale verursachten degenerativen Erkrankungen verringern.

Die Aufnahme von Vitaminen und Mineralstoffen verbessert sich durch Zugabe von Fett so stark, dass Sie sogar ohne Nahrungsergänzungsmittel auskommen können, wenn Sie ausreichende Mengen von frischem Obst und Gemüse in Kombination mit gesundem Fett – in erster Linie Kokosnuss- und rotes Palmöl – essen.

Ein Ei am Tag macht die Augen stark

Wenn Sie Lebensmittel suchen, die einen hohen Nährwert und die Proteine, Fette, Vitamine und Mineralstoffe, die für einen gesunden Körper und gesunde Augen nötig sind, in ausgewogenem Verhältnis liefern, stehen Eier eindeutig ganz oben auf der Liste. Viele Jahre lang wurden Eier wegen ihres hohen Cholesteringehalts von der Gesundheitsmafia verteufelt. Viele Menschen, die versuchen, ihre Fett- und Cholesterinzufuhr zu senken, essen nur noch das Eiweiß ohne das Dotter in der Hoffnung, ihr Risiko einer Herzerkrankung zu verringern. Obwohl ein großes Eidotter 210 mg Cholesterin enthält, zeigen Studien immer wieder, dass dies keine negativen Auswirkungen auf die Blutcholesterinspiegel hat und auch das Risiko von Herzerkrankungen nicht erhöht.

Eier erhöhen tendenziell das HDL-Cholesterin, das sogenannte »gute« Cholesterin, von dem man annimmt, dass es gegen Herzerkrankungen schützt. Je höher Ihr HDL-Cholesterin, desto besser. Studien an der *University of Connecticut* zeigten, dass der Verzehr von drei Eiern täglich über einen Zeitraum von 30 Tagen das Gesamtcholesterin leicht erhöhte, aber das war hauptsächlich auf einen Anstieg des HDL-Cholesterins zurückzuführen. Das Verhältnis von HDL und LDL (dem sogenannten schlechten Cholesterin), das allgemein als viel besserer Indikator für das Risiko für Herzerkrankungen gilt als das Gesamtcholesterin, blieb unverändert. Der Verzehr von drei Eiern täglich hatte keine schädliche Wirkung auf die Cholesterinspiegel und erhöhte das Risiko von Herzerkrankungen nicht.

In einer von Forschern in Harvard im Jahr 1999 durchgeführten Studie an fast 120 000 Männern und Frauen ließ sich kein Zusammenhang zwischen dem Konsum von Eiern und Herzerkrankungen feststellen. Seitdem haben viele Studien in ähnlicher Weise für die Rehabilitierung des Eis gesorgt, unter anderem eine japanische Studie an mehr als 90 000 Personen mittleren Alters, die 2006 im *British Journal of Nutrition* veröffentlicht wurde, und eine Studie der *University of Medicine and Dentistry of New Jersey* aus dem Jahr 2007. Beide Studien fanden keine Verbindung zwischen dem häufigen Verzehr von Eiern und Herzerkrankungen. Angesichts dieser Ergebnisse haben die Ernährungswissenschaftler das Ei wieder in die Gruppe der ihrer Meinung nach gesunden Nahrungsmittel aufgenommen.

Eidotter, Innereien, Meeresfrüchte und Vollmilchprodukte sind gute Lieferanten von Cholesterin in unserer Nahrung, aber sie haben keine nennenswerten Auswirkungen auf das Blutcholesterin. Etwa 80 Prozent des Cholesterins in unserem Blut wird vom Körper selbst in der Leber gebildet und ist unabhängig von der Cholesterinmenge in unserer Nahrung. Eines der größten Probleme des Verzichts auf Eier liegt darin, dass die Menschen stattdessen zum Frühstück zu anderen Lebensmitteln wie Bagels, Frühstückscerealien, Gebäck und Muffins greifen. Die stecken voll von ungesundem Zucker und raffiniertem Getreide, die das Blutcholesterin viel stärker erhöhen, als Eier das je könnten.

Paradoxerweise können Eier durch die in ihnen enthaltenen gesunden Nährstoffe Herzkrankheiten sogar verhindern helfen. Hier folgen ein paar interessante und wenig bekannte Fakten zu Eiern:

- Eidotter sind reich an Lutein und Zeaxanthin, die zur Gesunderhaltung der Augen beitragen und das Risiko altersbedingter degenerativer Krankheiten senken können. Lutein und Zeaxanthin aus Eiern wird vom Körper besser aufgenommen als das aus Spinat oder aus Nahrungsergänzungsmitteln. Eine Studie im *Journal of Nutrition* aus dem Jahr 2006 stellte bei Frauen, die zwölf Wochen lang sechs Eier pro Woche aßen, eine Zunahme des Makulapigments fest, das die Netzhaut vor den schädlichen Wirkungen von energiereichem Licht schützt.
- Ein großes Ei enthält 6 Gramm hochwertiges Protein (in Dotter und Eiweiß zusammen). Das Dotter liefert außerdem Vitamin A, B-Vitamine (einschließlich Riboflavin und Folat), Zink und andere Nährstoffe.
- Eidotter liefern Cholin, einen besonders für die Hirnentwicklung des Fötus unentbehrlichen Nährstoff. Forscher identifizierten in Eiern noch weitere Substanzen, die möglicherweise krebshemmende, blutdrucksenkende, immunstärkende und antioxidative Eigenschaften haben.
- Freilaufende Hühner fressen frisches Gras und wandeln die pflanzlichen Omega-3-Fettsäuren aus diesen Pflanzen in die biologisch aktivere Form DHA um. Zudem enthalten ihre Eier mehr Lutein und Zeaxanthin als Eier aus konventioneller Haltung.
- Braune Eier haben keinen höheren Nährwert als weiße. Unterschiedliche Hühnerrassen legen Eier mit unterschiedlich gefärbten Schalen, es gibt sogar blaue und grüne. Die Farbe des Eidotters hängt da-

von ab, was die Hühner gefressen haben: Weizen und Gerste bringen ein helles Dotter hervor, Mais eines von mittlerem Gelb und die Blütenblätter von Ringelblumen ein tiefgelbes. Ein dunkelgelbes oder orangegelbes Dotter ist ein Zeichen für einen höheren Lutein- und Zeaxanthingehalt. Aus diesem Grund haben Bioeier häufig dunklere Dotter.

- Eier helfen bei der Gewichtskontrolle, weil sie durch ihren Fett- und Proteingehalt stärker sättigen. In einer Studie an übergewichtigen Frauen, über die 2005 im *Journal of the American College of Nutrition* berichtet wurde, fühlten sich diejenigen, die zwei Eier zum Frühstück aßen, besser gesättigt und nahmen beim Mittagessen erheblich weniger Kalorien zu sich, als die Frauen, die zum Frühstück einen Bagel mit der gleichen Kalorienmenge aßen.

Wenn Sie regelmäßig ganze Eier oder Eidotter essen, könnte Ihnen das helfen, altersbedingte Makuladegeneration und andere degenerative Augenerkrankungen abzuwehren. Zwei im *Journal of Nutrition* veröffentlichte Studien deuten darauf hin, dass ein Ei täglich die Lutein- und Zeaxanthinspiegel im Blut und in den Augen erhöhen und das AMD-Risiko senken kann.

In der ersten Studie maßen die Wissenschaftler die Lutein- und Zeaxanthinspiegel im Blut freiwilliger Probanden über 60, nachdem diese fünf Wochen lang täglich entweder ein Ei oder aber Eiersatzprodukte gegessen hatten. Im Vergleich zu der Gruppe, die Eiersatz-

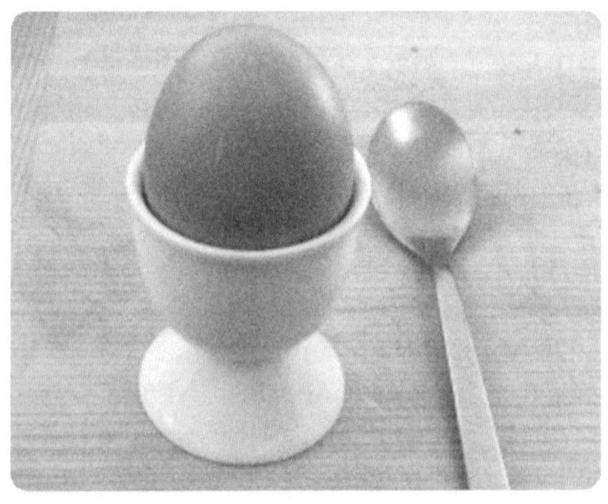

Eier sind gute Nährstofflieferanten für die Augen

produkte bekam, waren bei denen, die täglich ein Ei gegessen hatten, die Lutein- und Zeaxanthinspiegel um 26 bis 38 Prozent angestiegen. Die Forscher berichten zudem, dass die zusätzlichen Eier in der Diät der Probanden keine Auswirkungen auf Cholesterin- oder Triglyzeridspiegel hatten.[27]

In der zweiten Studie untersuchten die Wissenschaftler ebenfalls die Auswirkungen des Verzehrs von Eiern auf die Lutein- und Zeaxanthinspiegel im Blut sowie auf die optische Dichte des Makulapigments (MOPD), eines aus diesen Karotenoiden bestehenden, gelben Pigments in der Makula. Die Pigmentdichte zeigt, wieviel Lutein und Zeaxanthin aus dem Blut aufgenommen und ins Auge integriert wird, wo diese Stoffe zum Schutz gegen AMD notwendig sind. Die Probanden aßen zwölf Wochen lang sechs Eier pro Woche. Mit dem Verzehr von Eiern nahm die MPOD im Vergleich zur Placebogruppe, die keine Eier aß, signifikant zu. Interessanterweise blieben Cholesterin- und Triglyzeridspiegel bei den Eieressern unverändert, während sie in der Placebogruppe anstiegen.[28]

8| Das Wunder der Ketone

Kalorieneinschränkung

Am 26. September 1991 brachen acht Wissenschaftler, vier Männer und vier Frauen, zu einer zweijährigen Forschungsmission auf, um zu untersuchen, ob ein Leben auf fernen Monden und Planeten und deren Kolonialisierung möglich wäre. Während der gesamten zwei Jahre sollte die Crew die *Biosphere 2* nicht verlassen, sich von selbst angebauten Nahrungsmitteln ernähren und die Luft atmen, die die mitgebrachten Pflanzen erzeugten. Bei der *Biosphere 2* handelte es sich nicht um eine Raumstation oder ein Raumschiff, sondern um ein luftdicht abgeschlossenes Gebäude, das am Fuß der Santa Catalina Mountains in Arizona errichtet worden war.

Die *Biosphere 2* umschloss ein Gebiet von der Größe von zweieinhalb Fußballfeldern. Sie war in verschiedene ökologische Zonen aufgeteilt, darunter ein Regenwald, ein Miniaturozean mit einem Korallenriff, Mangrovensümpfe, eine landwirtschaftliche Fläche von 2500 Quadratmetern Größe zum Anbau von Nahrungsmitteln und ein Lebensbereich für die Menschen, zu dem auch eine Forschungsstation gehörte. Heizungs- und Kühlwasser zirkulierte mit Hilfe unabhängiger Röhrensysteme und passiver Sonnenenergie, die durch die fast das gesamte Bauwerk überspannende Glasrahmenkonstruktion ins Innere drang.

Nachdem die Wissenschaftler das Gebäude betreten hatten, wurde der Zugang versiegelt, und sie sollten die vollen zwei Jahre, die das Experiment dauern sollte, darin bleiben. Schon bald geriet die Crew in Schwierigkeiten, da Pflanzenkrankheiten in den Kulturen verheerende Schäden anrichteten. Während fast der gesamten restlichen Dauer des Experiments mussten die Lebensmittel streng rationiert werden. Die Gesundheit der Teilnehmer überwachte der Arzt Dr. Roy Walford, der Pathologieprofessor an der UCLA und gleichzeitig Teammitglied war.

Interessanterweise schadete der Nahrungsmangel der Crew nicht. Ihre Gesundheit verbesserte sich während der erzwungenen Nahrungseinschränkung sogar erheblich. Innerhalb von sechs Monaten hatten die Männer durchschnittlich 26 Pfund und die Frauen 15 Pfund Körpergewicht verloren. Der Blutdruck ging von durchschnittlich

110/75 auf 90/58 zurück, und Gedächtnis, Stimmung und Energieniveau verbesserten sich ebenfalls. Mit Herzerkrankungen, Diabetes, Krebs und anderen degenerativen Erkrankungen assoziierte Risikofaktoren sanken sämtlich auf optimale Werte. Im Grunde genommen wurden die Teilnehmer körperlich und geistig jünger und gesünder.

Dr. Walford war von den dramatischen positiven gesundheitlichen Veränderungen bei den Teilnehmern derart beeindruckt, dass er begann, die Wirkung von Kalorieneinschränkung auf Gesundheit und Lebenserwartung zu erforschen, und zahlreiche Bestseller zu diesem Thema verfasste.

Allerdings war Dr. Walford nicht der Erste, dem eine Korrelation zwischen gesundheitlichen Verbesserungen und einer Verringerung der Nahrungsmenge auffiel. Bereits 1915 wurde berichtet, dass eine Beschränkung der Nahrungsaufnahme bei Nagetieren zu einer erheblichen Verlängerung ihrer maximalen Lebensdauer geführt hatte. Dieses Phänomen wurde in den Dreißigerjahren des 20. Jahrhunderts von C.M. McCay und seinen Kollegen an der *Cornell University* eingehender untersucht. McCay fand heraus, dass unterernährte Nagetiere im Allgemeinen gesünder waren und bis zu 40 Prozent länger lebten als ihre wohlgenährten Artgenossen. Im Laufe der Jahre wurden diese Resultate bei Fruchtfliegen, Würmern, Fischen, Affen und anderen Tierarten reproduziert.

Kalorieneinschränkung wird oft als »Anti-Aging-Diät« bezeichnet, weil sie den Alterungsprozess verlangsamt und die Lebensdauer verlängert. Zudem bietet sie Schutz vor zahlreichen degenerativen Erkrankungen, die das Leben verkürzen. So wurde in einer Veröffentlichung berichtet, dass die Neuerkrankungsrate bei Brustkrebs von 40 Prozent bei Tieren ohne Futtereinschränkung auf nur zwei Prozent bei Tieren mit kalorienreduziertem Futter fiel; Lungenkrebs fiel von 60 auf 30 Prozent; Leberkrebs von 64 auf 0 Prozent; Leukämie von 65 auf 10 Prozent; Nierenkrankheiten von 100 auf 36 Prozent und Herz-Kreislauf-Erkrankungen von 63 auf 17 Prozent.[1]

Weitere Krankheiten, die durch Kalorieneinschränkung verzögert oder verhindert werden können, sind unter anderem Arthritis, Diabetes, Arteriosklerose, Alzheimer, Parkinson, Huntington und praktisch alle altersbedingten degenerativen Erkrankungen.[2–3]

In Tierstudien wurde mit einer Einschränkung der Kalorienzufuhr um 40 bis 50 Prozent die höchste Verlängerung der Lebensdauer erzielt. Beim Menschen ist eine derartig starke Kalorieneinschränkung schwer aufrechtzuerhalten. Eine Einschränkung um 25 Prozent ist eher machbar. Bei einer Normaldiät würde sich die Kalorienzufuhr von 2000 auf 1500 Kalorien verringern. Eine so starke Einschränkung lebenslang beizubehalten, erfordert immer noch sehr viel Willenskraft. Für eine Kalorienzufuhr in dieser Höhe berichten Humanstudien von ähnlichen Verbesserungen verschiedener Gesundheitsparameter, wie sie in den Tierstudien beobachtet worden waren. Auswirkungen auf die maximale Lebensdauer wurden noch nicht ermittelt, da die Laufzeit der Studien noch nicht lang genug war.

Da die Gesamtnahrungsmenge verringert wird, müssen die verzehrten Lebensmittel eine hohe Nährstoffdichte aufweisen. Leere Kalorien, wie sie in Junkfood enthalten sind, müssen vermieden werden. Bei einer eingeschränkten Diät führen leere Kalorien zu Mangelernährung. Das ist der Grund, warum unterernährte Populationen in bestimmten Weltregionen nicht länger leben – bei ihnen ist die Kalorieneinschränkung mit Mangelernährung kombiniert.

Eine Kalorieneinschränkung kann auf unterschiedlichen Wegen erreicht werden. Der nächstliegende ist, einfach die tägliche Kalorienmenge zu senken. Eine andere Methode ist eine Beschränkung der Anzahl von Tagen, an denen Essen erlaubt ist. Man kann jeden zweiten Tag oder nur an drei oder vier Tagen in der Woche essen. Das bezeichnet man als Intervallfasten. Der gesundheitliche Nutzen bleibt auch dann erhalten, wenn die Kalorienaufnahme an den Essenstagen nicht eingeschränkt wird. Eine andere Form des Intervallfastens besteht darin, an jedem Tag nur innerhalb eines 8-Stunden-Zeitraums zu essen. In diesem Fall fastet der Betreffende jeweils 16 von 24 Stunden. So könnte Essen beispielsweise nur in der Zeit zwischen 10 und 18 Uhr erlaubt, die Nahrungsmenge in diesem Zeitraum allerdings unbegrenzt sein.

Es gibt viele Gründe, warum die Verringerung der Gesamtkalorienmenge oder periodisches Fasten so erstaunlichen gesundheitlichen Nutzen bringt. Es ist bekannt, dass eine Kalorieneinschränkung die DNA-Reparaturrate erhöht, Oxidationsschäden verringert, das körpereigene antioxidative Abwehrsystem stärkt, Blutdruck und Entzündungen senkt, den Glukosestoffwechsel und die Insulinsensitivität verbessert, die altersbedingte Schwächung des Immunsystems verzögert und mit verringerter Glykierung assoziiert ist; all diese Faktoren spielen ohne Zweifel eine Rolle für die Verbesserung der Gesundheit und Erhöhung der Lebensdauer.

Auf die Gesundheit von Gehirn und Nerven wirkt sich eine Kalorieneinschränkung in erster Linie über die Aktivierung einer speziellen Gruppe von schützenden Proteinen aus, die als neurotrophe Faktoren bezeichnet werden. Unter ihnen spielt vor allem der Wachstumsfaktor BDNF *(brain derived neurotrophic factor)* eine entscheidende Rolle für das Überleben, das Wachstum und die Erhaltung der Neuronen und beeinflusst Lernfähigkeit und Gedächtnis. BDNF reguliert die Neurotransmitter (z. B. Dopamin, Glutamat), die die chemischen Signale weiterleiten, über die Neuronen miteinander kommunizieren können. Er schützt die Neuronen vor den nachteiligen Wirkungen verschiedener Toxine und Stressoren, die Hirn- und Nervengewebe schädigen können.[4–5] BDNF unterstützt das Überleben vorhandener Neuronen und fördert Wachstum und Differenzierung neuer Neuronen. Obwohl der überwiegende Teil der Neuronen im menschlichen Gehirn vor der Geburt gebildet wird, behalten Teile des erwachsenen Gehirns die Fähigkeit, in einem als Neurogenese bezeichneten Prozess neue Neuronen aus neuralen Stammzellen zu bilden. Neurotrophe Faktoren wirken bei der Stimulierung und Steuerung der Neurogenese mit. BDNF spielt außerdem eine wichtige Rolle beim Erhalt der lebenslangen Funktionsfähigkeit der Hirnzellen eines Menschen.

Eine Kalorieneinschränkung kann erheblichen Einfluss auf den Erhalt der Augengesundheit haben. Mit zunehmendem Alter kommt es in unserem optischen System allmählich zu feinsten Veränderungen. Die lebenslange Belastung durch freie Radikale fordert ihren Tribut in der Linse, der Netzhaut und anderen Geweben. Meist macht sich oxidativer Stress durch übermäßige Radikalbelastung am deutlichsten an der Linsentrübung bemerkbar, die zu Grauem Star führt. Kalorieneinschränkung reduziert die Zahl der im Auge durch normale Stoffwechselprozesse entstehenden freien Radikale. Mehrere Tierstudien zeigten ihre positiven Auswirkungen bei der Verzögerung des Grauen Stars.[6–8] In Tierstudien verzögerte eine Reduzierung der Kalorienzufuhr um 40 Prozent den Beginn, die Bildung, das Fortschreiten und die Akkumulation des Grauen Stars. Selbst eine Reduzierung um 20 Prozent erwies sich als hilfreich.

Von allen Zellen im Auge sind die Fotorezeptoren in der Netzhaut am anfälligsten für altersbedingte Verschlechterung. Die Zelldichte in der Netzhaut und die Dicke der inneren Netzhautschicht und der Makula nehmen mit dem Alter allmählich ab. Im Laufe Ihres Lebens verlieren Sie bis zu 30 Prozent Ihrer Stäbchenzellen. Die blausensiblen Zapfenzellen sind die seltensten und sterben am ehesten durch wiederholte Lichtexposition ab. Kalorieneinschränkung hat eine neuroprotektive Wirkung auf die alternde Netzhaut und reduziert die Rate von altersbedingtem Zelltod der Fotorezeptoren.[9] Bei Labortieren wurde durch eine Kalorienreduktion von 40 Prozent gegenüber einer nicht reduzierten Diät eine signifikante Verringerung des Zellverlusts erreicht.[10]

Auch die Pigmentzellen der Netzhaut sind höchst anfällig für altersbedingte Degeneration. Durch die Akkumulation einer als Lipofuszin bezeichneten Substanz in und um die Pigmentzellen der Netzhaut kommt es zu einem Funktionsverlust der Netzhaut. Lipofuszin ist ein Aggregat von gelb-braunen, aus oxidierten ungesättigten Fettsäuren und Proteinen bestehenden Körnchen. Als Ursache gelten Schädigungen der Zellmembran. Lipofuszin, das ein Nebenprodukt von freien Radikalen ist, bildet selbst freie Radikale und muss entfernt werden, um weitere Schäden zu verhindern. Auch die Pigmentzellen der Netzhaut absorbieren Lipofuszin und versuchen, es aufzuspalten und zu entsorgen. Über längere Zeiträume kann sich Lipofuszin jedoch anhäufen und so die Degeneration der Netzhaut begünstigen. Lipofuszinakkumulation ist als bedeutender Risikofaktor an der Entstehung von Makuladegeneration und Morbus Stargardt (juvenile Makuladegeneration) beteiligt. Lipofuszin wird in anderen Geweben gebildet und findet sich in den Gehirnen von Menschen mit Alzheimer, Parkinson, amyotropher Lateralsklerose (ALS) und anderen degenerativen Krankheiten.

Die Akkumulation von Lipofuszin scheint ein universelles Merkmal des Alterungsprozesses zu sein. Bei Säugetieren nimmt die Lipofuszinmenge in den Pigmentzellen der Netzhaut mit dem Alter zu. Nachweislich senken Ernährungsbeschränkungen die Rate der Lipofuszinin-akkumulation in der Netzhaut erheblich.[11]

Eine zwangsläufige Folge des Alterns ist ein Verlust von Netzhautganglienzellen, die zusammen den Sehnerv bilden (siehe Abbildung Seite 24). Mit zunehmendem Alter werden diese Zellen ebenso wie andere schadensanfälliger und degenerieren schneller, wenn sie schädlichen belastenden Bedingungen ausgesetzt sind, etwa freien

Radikalen, Sonnenlicht, schlechter Durchblutung, Entzündung, erhöhtem Augeninnendruck etc.

Ein durch Defekte im Drainagesystem des Auges verursachter erhöhter Augeninnendruck ist der häufigste Risikofaktor für ein Glaukom. Erhöhter Druck kann den Sehnerv schädigen und dadurch zu Sehkraftverlust führen. Kalorieneinschränkung verhindert den Defekt, der die Blockade im Drainagesystem des Auges verursacht, hält so den Augeninnendruck im Normalbereich und erhält den Sehnerv.[12–13]

Wenn die Zufuhr von Blut und Sauerstoff zu den Zellen eingeschränkt ist, sterben sie ab. Spielt sich das im Gehirn ab, so ist ein Schlaganfall die Folge. Unter Laborbedingungen unterbrechen Forscher vorübergehend die Blutzufuhr zur Netzhaut, um die Wirkung zu untersuchen. Wird dieses Verfahren bei älteren Ratten angewandt, die mit einer kalorienreduzierten Diät gefüttert wurden, kommt es bei ihnen im Vergleich zu gleichaltrigen oder sogar jüngeren Ratten, die in der Regel belastbarer sind als ältere, aber normal gefüttert wurden, zu einem signifikant geringeren Verlust von Netzhautganglienzellen.[14]

Kalorieneinschränkung bietet nachweislich Schutz vor einem breiten Spektrum neurologischer Erkrankungen, von denen viele die Sehkraft beeinträchtigen können. Ebenso ist bekannt, dass sie die Anzahl neu gebildeter Nervenzellen im Gehirn von Erwachsenen erhöht, was darauf hindeutet, dass diese Ernährungsumstellung die Plastizität des Gehirns und seine Fähigkeit zur Selbstreparatur steigern kann.[15] Daraus ergibt sich die Möglichkeit, bestimmte degenerative Augenkrankheiten zu verhindern und zumindest bis zu einem gewissen Grade sogar rückgängig zu machen.

Bewegung stärkt Gehirn und Augen

»Wenn man Bewegung in Pillenform packen könnte, würde sie sofort zum Anti-Aging-Medikament Nr. 1 und zur meistverschriebenen Pille der Welt avancieren«, so Dr. Robert Butler vom *International Longevity Center* am *Mount Sinai Hospital* in Manhattan. Bewegung verbessert den Blutdruck, sorgt für einen ausgeglichenen Blutzucker- und Insulinspiegel, schützt vor Herzerkrankungen, verbessert die Hirn- und Nervenfunktion und senkt das Risiko von Makuladegeneration und anderen altersbedingten Augenerkrankungen. Tatsächlich lassen sich viele der positiven Wirkungen einer Kalorieneinschränkung auch durch Bewegung erreichen. Der Zusatznutzen von Bewegung liegt darin, dass sie auch die Spannkraft der Muskeln verbessert, die Knochen stärkt und für mehr Energie sorgt.

Durch Bewegung kann man nicht nur Muskelmasse aufbauen, sondern auch Gehirnmasse – buchstäblich! Regelmäßige Bewegung regt Wachstum und Reparatur der Gehirnzellen genauso an wie das der Muskelzellen. Bewegung verbessert die Spannkraft des Gehirns und verzögert den Alterungsprozess.

Mit dem Altern und Absterben der Neuronen schrumpft das Gehirn und die kognitiven Fähigkeiten lassen nach. Viele Menschen glauben, dass das Gehirn erst bei Personen mittleren oder höheren Alters zu schrumpfen beginnt. Tatsächlich setzt die Schrumpfung jedoch schon in den Dreißigern ein und schreitet normalerweise mit einer Geschwindigkeit von 0,5 bis ein Prozent pro Jahr fort.

Nach einer Studie von Dr. Arthur Kramer und Kollegen an der *University of Illinois-Urbana* lässt sich die Geschwindigkeit der Hirnalterung (d. h. Hirnschrumpfung) durch nur drei Stunden aerobischer Bewegung in der Woche drastisch senken. Kramer unterteilte eine Gruppe von 59 Erwachsenen im Alter zwischen 60 und 79 Jahren in zwei Gruppen und beobachtete sie sechs Monate lang. Eine Gruppe nahm drei Mal die Woche an einer Stunde Aerobic mit Dehn- und Toning-Übungen teil, bei der die Teilnehmer 60 bis 70 Prozent des Maximalpulses erreichten. Die andere Gruppe verbrachte drei Mal die Woche eine Stunde nur mit Dehn- und Toning-Übungen. Zu Beginn und am Ende des Studienzeitraums wurden 3-D-Hirn-MRTs der Teilnehmer angefertigt, sodass die Forscher die Gehirne der Teilnehmer vor und nach der Trainingsperiode anhand der Bilder vergleichen konnten. Kramer stellte fest, dass nach nur sechs Monaten die Teilnehmer, die im aerobischen Bereich trainiert hatten, das Hirnvolumen von drei Jahre jüngeren Menschen hatten. Bewegung im aerobischen Bereich verhinderte nicht nur die Schrumpfung des Hirns, sie regte auch das Neuronenwachstum an, und die Trainierenden gewannen sogar verlorene Hirnmasse zurück. Das Wachstum erfolgte überwiegend im Stirnlappen, der an der Gedächtnisfunktion und am logischen Denken beteiligt ist. In den Gehirnen derer, die nur Dehn- und Toningübungen machten, wurde keine Besserung beobachtet.[16]

Wie kam es zu dieser bemerkenswerten Verbesserung? Bewegung hält das Gehirn gesünder, unter anderem weil es dabei besser durchblutet wird. Mehr Blut, das Sauerstoff und Nährstoffe mit sich führt, gelangt ins Gehirn und versorgt und ernährt es. Bewegung senkt die Insulinresistenz und verbessert den Glukosestoffwechsel und damit die Gehirnfunktion. Außerdem löst Bewegung die Aktivierung spezieller Proteine aus, beispielsweise des BDNF und des insulinähnlichen Wachstumsfaktors 1 (IGF-1), die beide das Gehirn vor oxidativem Stress schützen und Neuronenwachstum und -reparatur fördern.

Bewegung verzögert nicht nur den normalen Alterungsprozess, sie schützt auch vor neurodegenerativen Erkrankungen wie Alzheimer und Parkinson. Dr. E.B. Larson und Kollegen vom *Center for Health Studies* in Seattle, Washington, stellten fest, dass Personen ab 65, die pro Woche dreimal oder öfter trainierten, weit seltener an Alzheimer erkrankten als Menschen, die weniger oder gar nicht trainierten.[17]

In einer anderen Studie verbesserte sich durch zügiges Gehen das Gedächtnis von älteren Menschen mit hohem Alzheimerrisiko. An der Studie nahmen 138 Männer ab 50 Jahren teil, die sämtlich an Gedächtnisproblemen litten, aber noch nicht die Kriterien für die Diagnose Demenz erfüllten. Die Teilnehmer wurden in zwei Gruppen eingeteilt. Eine Gruppe begann ein 24-wöchiges Trainingsprogramm, bei dem die Teilnehmer an drei Tagen in der Woche 50 Minuten lang zügig gingen, die andere Gruppe blieb bei ihrem normalen Aktivitätsniveau. Nach 24 Wochen erzielten die Mitglieder der Trainingsgruppe bessere Ergebnisse in Gedächtnis- und kognitiven Tests und niedrige Demenzwerte. Dagegen zeigte sich bei den Mitgliedern der Kontrollgruppe eine Verschlechterung, wie sie als Teil des normalen Prozesses von Alterung und Hirnschrumpfung zu erwarten war. Die positive Wirkung der Bewegung war noch 18 Monate später zu beobachten.[18] Die Forscher erklärten, dass die Bewegung in ihrer Wirkung den Medikamenten, die für die Verbesserung der Mentalfunktionen bei Alzheimerpatienten zugelassen sind, überlegen war.

Sogar bei Alzheimerpatienten, bei denen die Hirnschrumpfung gravierende Ausmaße annehmen kann, verbessert Bewegung das Hirnvolumen. Die am stärksten an der Speicherung und dem Abruf von Erinnerungen beteiligte Hirnregion – der Hippocampus – wird vor Schrumpfung geschützt.[19]

Forscher am *St. Jude Children's Research Hospital* in Memphis, Tennessee, zeigten, dass Bewegung die Fähigkeit des Gehirns zur Selbstreparatur erhöht. Sie wiesen nach, dass neurotoxische Substanzen, die Schäden in den für die Bewegungssteuerung zuständigen Hirnregionen und Parkinson verursachen, durch regelmäßige Bewegung vollkommen unschädlich gemacht wurden.[20]

Studien wie die oben beschriebenen lassen vermuten, dass Bewegung nicht nur den natürlichen Alterungsprozess verzögert, sondern möglicherweise auch Schutz vor einer Reihe von neurodegenerativen Erkrankungen bieten kann. Bewegung fungiert im Wesentlichen als Gegenmittel gegen Neurodegeneration.

Außerdem schützt Bewegung die Netzhaut vor altersbedingter Degeneration. 2009 wurde in einer Studie an mehr als 40 000 Langstreckenläufern mittleren Alters festgestellt, dass bei denjenigen mit der höchsten Laufleistung die Wahrscheinlichkeit, an Makuladegeneration zu erkranken, am niedrigsten war.[21] Die Studie stellte jedoch keinen Vergleich zwischen Läufern und Nichtläufern an und versuchte nicht zu erklären, wie Bewegung die Netzhaut schützt.

Diese Fragen wurden von Forschern an der *Emory University in Atlanta* und dem *Atlanta Veterans Administration Medical Center* aufgegriffen[22], nachdem Forschungen, die von der *Veterans Administration* an Tieren durchgeführt worden waren, ihre Neugier erregt hatten. Sie stellten fest, dass Bewegung die Spiegel der Wachstumsfaktoren im Blut und im Hirn von Tieren erhöhte, insbesondere den des Wachstumsfaktors BDNF, der dafür bekannt ist, dass er Regeneration und Gesundheit der Neuronen fördert. Auch die Netzhaut enthält Neuronen, weswegen sich die Forscher fragten, ob Bewegung auch hier den BDNF-Spiegel erhöhen und damit möglichweise die Gesundheit der Netzhaut und die Sehkraft beeinflussen könnte.

Um diese These zu prüfen, setzten die Forscher eine Gruppe von Mäusen für eine Stunde täglich ins Laufrad. Eine andere Gruppe von Mäusen brauchte sich den ganzen Tag nicht zu bewegen. Nach zwei Wochen wurde die Hälfte der Mäuse in jeder Gruppe vier Stunden lang intensivem hellem Licht ausgesetzt, während die andere Hälfte in schwach erleuchteten Käfigen blieb. Diese Lichtexposition ist eine vielfach angewendete und anerkannte Methode, bei Tieren eine Netzhautschädigung zu induzieren. Natürlich ist sie keine exakte Imitation des langsamen Krankheitsfortschritts beim Menschen, aber sie verursacht einen vergleichbaren, zeitlich komprimierten Neuronenverlust in der Netzhaut.

Die Mäuse nahmen danach für weitere zwei Wochen ihre frühere Lebensweise mit oder ohne Laufen auf, und danach maßen die Wissenschaftler die Zahl der Neuronen in den Augen jedes Tiers. Bei den untrainierten Mäusen, die dem hellen Licht ausgesetzt gewesen waren, hatte schwere Netzhautdegeneration eingesetzt; fast 75 Prozent der Fotorezeptoren in der Netzhaut waren abgestorben. Bei den Mäusen, die vor der Lichtexposition trainiert hatten, waren etwa doppelt so viele funktionsfähige Fotorezeptoren erhalten wie bei den Tieren, die sich nicht bewegt hatten; außerdem reagierten diese Zellen stärker auf normales Licht als die überlebenden Netzhautneuronen der untrainierten Mäuse. Anscheinend erhöhte die Bewegung bei den trainierenden Mäusen die Widerstandsfähigkeit der Netzhaut.

Die Forscher ließen noch andere Mäuse zwei Wochen lang laufen beziehungsweise stillsitzen und maßen dann die BDNF-Spiegel in deren Augen und Blut. Bei den Läufern waren diese sehr viel höher. Als die Wissenschaftler anderen Mäusen, bevor diese laufen durften und dem hellen Licht ausgesetzt wurden, eine chemische Substanz injizierten, die die Aufnahme des Wachstumsfaktors blockiert, verschlechterten sich ihre Augen genauso stark wie die der Tiere mit sitzender Lebensweise. Wenn die Mäuse den BDNF nicht verwerten konnten, schützte Bewegung ihre Augen nicht. Diese Experimente zeigen, dass Bewegung die Sehkraft schützt, indem sie den BDNF-Spiegel in der Netzhaut anhebt.

Zahlreiche Studien haben eindeutig nachgewiesen, dass körperliche Aktivitäten im aerobischen Bereich mit stetiger, kräftiger Bewegung die Gesundheit von Hirn und Augen fördern. Zu diesen Aktivitäten gehören Sportarten wie Jogging, Bahnenschwimmen oder Wandern. Krafttraining, eine nicht-aerobische Sportart, ist für die Augengesundheit weniger nützlich. Humanstudien zeigen übereinstimmend, dass sich mit zunehmender Dauer und Intensität der aerobischen Bewegung auch die Wirkung auf die BDNF-Spiegel verstärkt.[23–25]

Um eine signifikante Anhebung des BDNF zu erreichen, ist mäßige bis sehr intensive Bewegung erforderlich.[26] Anders ausgedrückt, ein gemächlicher halbstündiger Spaziergang hat keine besondere Wirkung auf den BDNF, eine halbe Stunde zügiges Gehen aber wohl. Je intensiver die Aktivität, desto stärker die Wirkung. In einer Studie mit aktiven Läufern wurde festgestellt, dass das Risiko einer altersbedingten Netzhautdegeneration mit jedem täglich gelaufenen Kilometer um zehn Prozent sinkt.[27]

Die ketogene Diät

Vor Jahren wurde entdeckt, dass eine Fastenkur, bei der man nur Wasser zu sich nimmt, eine deutliche therapeutische Wirkung auf den Körper haben kann. Im Gegensatz zum Intervallfasten, bei dem zwischen kurzen Fastenperioden Zeiten liegen, in denen man essen darf, enthält man sich bei einer Fastentherapie über mehrere Tage oder Wochen jeglicher Speisen oder Getränke außer Wasser. Zu Anfang des 20. Jahrhunderts wendeten die Ärzte Fastentherapien häufig zur Behandlung zahlreicher chronischer Gesundheitsprobleme an, beispielsweise gegen Arthritis, Dermatitis, Störungen des Verdauungssystems und psychiatrische Störungen. Eine der Krankheiten, die besonders gut auf die Fastentherapie ansprach, war Epilepsie, eine neurologische Erkrankung, bei der es zu abnormer elektrischer Aktivität im Gehirn kommt, die zu plötzlichen, wiederkehrenden Anfällen führt. Diese Episoden können sehr unterschiedlich sein, von einem leeren, völlig unbewegten Vor-sich-hin-Starren von nur ein paar Sekunden Dauer bis zu wildem, unkontrolliertem Um-sich-Schlagen der Arme und Beine und Bewusstseinsverlust. Epileptiker können 100 oder mehr Anfälle am Tag haben. Wenn man epileptische Patienten 30 Tage lang auf eine Fastendiät setzte, bei der sie nur Wasser trinken durften, wurde ein erstaunliches Nachlassen der Anfälle mit dauerhaften Ergebnissen erreicht. Durch die Fastentherapie kommt es bei den meisten epileptischen Patienten zu einer dramatischen Verringerung der Anfälle, bei manchen hören sie sogar völlig auf. Die Wirkung kann Monate, Jahre oder sogar lebenslang anhalten.

Den Ärzten fiel auf, dass das Ergebnis umso besser ausfiel, je länger sie einen Patienten fasten ließen. Allerdings ist die Zeit, die eine Person fasten und nichts als Wasser zu sich nehmen kann, nicht unbegrenzt. Anfang der Zwanzigerjahre begannen die Ärzte, an der Entwicklung einer Diät zu arbeiten, die die die therapeutische Wirkung des Fastens reproduzieren konnte, aber gleichzeitig genügend Nährstoffe zur Erhaltung der Gesundheit enthielt. Das Ergebnis war die ketogene Diät.

Die ketogene Diät setzt sich zusammen aus einem hohen Anteil Fett, einer mäßigen Menge Protein, einer sehr geringen Menge Kohlenhydrate und absolut keinem Zucker. Normalerweise nehmen wir etwa 55 bis 60 Prozent unserer täglichen Kalorienmenge in Form von Kohlenhydraten zu uns. In der klassischen ketogenen Diät werden die Kohlenhydrate auf nur zwei bis drei Prozent der Gesamtkalorienmenge reduziert. Bei Erwachsenen mit einer Kalorienzufuhr von 2000 Kalorien pro Tag entspricht das etwa 10 bis 15 Gramm täglich. Da die Kalorien aus Kohlenhydraten so drastisch reduziert werden, müssen sie durch Kalorien aus anderer Quelle ersetzt werden, um die Differenz auszugleichen. In der ketogenen Diät kommen diese Kalorien aus Fett, das die Grundbausteine der Ketone liefert. Fett macht etwa 86 bis 90 Prozent der täglichen Kalorienmenge aus, Protein den Rest (etwa 8 Prozent der Gesamtkalorienmenge). Die ketogene Diät hat keinen hohen Proteinanteil. Sie enthält genug Protein zur Erhaltung der Gesundheit. Sie lässt sich am besten als fettreiche, protein-adäquate, sehr kohlenhydratarme Diät beschreiben.

Unter normalen Bedingungen verbrennt unser Körper Glukose zur Energiegewinnung. Glukose stammt in erster Linie aus den Kohlenhydraten in unseren Nahrungsmitteln. Während des Fastens, wenn wir keine Kohlenhydrate zu uns nehmen, werden die Fettspeicher in unserem Körper angezapft und Fettsäuren an das Blut abgegeben, um die notwendige Energie zu liefern. Ein Teil dieses Fetts wird von der Leber in wasserlösliche Verbindungen umgewandelt (Beta-Hydroxybutyrat, Acetoacetat und Aceton), die in ihrer Gesamtheit als Ketonkörper oder Ketone bezeichnet werden. Ketone werden von den Zellen als alternative Form von Energie genutzt. Während des Fastens steigt der Ketonspiegel im Blut an, und der Mensch befindet sich in Ketose. Ketose kann auch durch eine Begrenzung der Kohlenhydratmenge in der Nahrung erreicht werden. Eine kohlenhydratarme Diät kann einen Ketosezustand erzeugen. 1921 prägte Dr. Russel Wilder von der *Mayo Clinic* den Begriff »ketogene Diät« für eine Diät, die durch den Verzehr einer fettreichen, kohlenhydratarmen Kost einen hohen Blutketonspiegel erzeugt. Als Erster setzte er die ketogene Diät zur Behandlung von Epilepsie ein.

Die ketogene Diät hat sich bei der Behandlung selbst schwerster Fälle von Epilepsie als unglaublich erfolgreich erwiesen. Sie senkt nicht nur die Anzahl der Anfälle erheblich, sondern kann in manchen

Fällen sogar zur vollständigen Heilung führen. Die Diät wird in erster Linie bei Kindern über eine Behandlungsdauer von etwa zwei Jahren angewendet. Danach werden die Ernährungseinschränkungen allmählich gelockert, bis der Patient normale Kost essen kann.

Da die ketogene Diät sich bei der Korrektur der mit Epilepsie verbundenen Hirndefekte als nutzbringend erwies, begannen einige Forscher, sie bei anderen Hirn- und Nervenkrankheiten zu testen. Die Ergebnisse von Tierstudien und klinischen Humanstudien zeigen, dass die ketogene Diät bei einem breiten Spektrum neurodegenerativer Erkrankungen Besserung bringen kann, unter anderem bei Narkolepsie (eine Schlafstörung, die durch plötzliches, unkontrollierbares Schlafbedürfnis gekennzeichnet ist), Depression, Migräne, Alzheimer, Parkinson, Huntington, ALS, Autismus, Hirntrauma und Schlaganfall. Auch ein Zusammenhang zwischen einer ketogenen Diät und einer Verbesserung der kognitiven Funktion wurde beobachtet.[28–37]

In Gewebekulturen wurde nachgewiesen, dass Ketone die Überlebensrate der Motoneuronen erhöhen – der Neuronen, die für die Bewegungssteuerung verantwortlich sind. Das ist von Bedeutung für Menschen, die an ALS leiden, einer neurodegenerativen Erkrankung, die die Motoneuronen angreift. Sie ist durch progressive Muskelschwäche und Lähmung gekennzeichnet und führt schließlich zum Tode.

In einem ALS-Maus-Modell verfütterten die Forscher eine ketogene Nahrung an Mäuse, die durch gezielte gentechnische Veränderungen besonders anfällig für die Krankheit waren. Körperkraft und Leistungsfähigkeit dieser Mäuse blieb auf demselben Niveau wie bei Mäusen, die normal gefüttert wurden. Bei der Autopsie zeigte sich, dass bei den ketogen gefütterten Mäusen eine wesentlich höhere Anzahl von Motoneuronen überlebt hatte als in der Kontrollgruppe.

Huntington ist eine erbliche Krankheit, die zu einer fortschreitenden Degeneration der Hirnneuronen führt. In der Regel verursacht die Krankheit motorische, kognitive und psychiatrische Störungen. Mäuse, die für Studien zur Huntington-Krankheit verwendet werden, werden durch Zucht Träger des modifizierten Huntington-Gens. Eine diätetische Intervention, die die Zahl der Ketone im Blut erhöht, verzögerte nachweislich den Erkrankungsbeginn und verlängerte die Lebensdauer der Mäuse um bis zu 15 Prozent. Beim Menschen entspräche das zehn bis zwölf zusätzlichen Lebensjahren.

Ketone schützen zudem Gewebekulturen von dopaminergen Hirnzellen und solchen aus dem Hippocampus (den von Parkinson und Alzheimer betroffenen Regionen).[38] MPTP, ein neurotoxisches Medikament, das die Dopaminneuronen zerstört, wird Tieren verabreicht, um eine Parkinson-Erkrankung zu imitieren. Die Ketone schützen jedoch die Dopaminneuronen dieser Tiere vor der schädlichen Wirkung des MPTP, sodass sie Energieproduktion und Funktionsfähigkeit aufrechterhalten können.[39]

Ketone halten die Neurodegeneration nicht nur auf, sie können sogar verlorene Funktionsfähigkeit wiederherstellen. Das zeigte eine von Dr. Theodore VanItallie und Kollegen am *Columbia University College of Physicians and Surgeons* durchgeführte klinische Studie an Parkinsonpatienten. »Ketone sind ein energiereicher Brennstoff, der das Gehirn nährt«, so Dr. VanItallie. An der Studie nahmen fünf Parkinsonpatienten teil, die 28 Tage lang ketogen ernährt wurden. Bei allen Teilnehmern verbesserten sich Tremor, Steifigkeit, Gleichgewicht und Gehfähigkeit im Durchschnitt um bemerkenswerte 43 Prozent.[40]

Die Teilnehmer hielten eine klassische ketogene Diät mit etwa 90 Prozent Fettanteil. Zunächst hatten sich sieben Freiwillige als Probanden für die Studie gemeldet, allerdings schied einer in der ersten Woche aus, weil die Diät zu schwer einzuhalten war, und der zweite aus persönlichen Gründen. Drei der fünf Teilnehmer, die bis zum Ende mitmachten, hielten sich genau an den vorgeschriebenen Speisezettel. Die anderen beiden befolgten die Diät nicht so streng, konnten aber dennoch eine Ketose erreichen und über den gesamten Studienzeitraum aufrechterhalten. Jeder Teilnehmer wurde zu Studienbeginn und am Ende der Studie nach der *Unified Parkinson's Disease Rating Scale* beurteilt. Beim Vergleich der Werte zeigten sich bei allen Teilnehmern deutliche Verbesserungen. Interessanterweise waren diese bei den beiden Teilnehmern am größten, die die Diät nicht so strikt befolgt und einen etwas niedrigeren Blutketonspiegel hatten; bei dem einen lag sie bei 46 Prozent und bei dem anderen bei 81. Das deutet darauf hin, dass vielleicht gar keine klassische ketogene Diät erforderlich ist und eine weniger restriktive Diät, beispielsweise eine modifizierte kohlenhydratarme Diät, unter Umständen genauso wirksam oder sogar noch wirksamer ist.

In Tierstudien verringern Ketone die Menge der amyloiden Plaque, die bei Alzheimer entsteht, erheblich.[41–42] In Hundemodellen der

Krankheit verbessern Ketone die Aktivität während des Tages, steigern die Leistung bei visuell-räumlichen Gedächtnisaufgaben, erhöhen die Wahrscheinlichkeit, dass Aufgaben erlernt werden, bewirken Leistungsverbesserungen bei motorischen Lernaufgaben und steigern die Leistungsfähigkeit des Kurzzeitgedächtnisses.[43] Eine Reihe von Studien zeigt, dass Ketone das Gehirn vor Verletzungen schützen und nach Verletzungen eine rasche Heilung fördern.[44–46]

Ketone stimulieren zudem die Bildung und Aktivität der neurotrophen Faktoren, auch von BDNF, die für die Gesundheit und das Überleben der Neuronen von entscheidender Bedeutung sind.[47] Nahezu alle klinischen Studien, bei denen zum Schutz der Netzhaut, des Sehnervs und anderer Teile des Auges Medikamente eingesetzt wurden, blieben erfolglos. Dagegen ist BDNF vielversprechend. Da die Ketone den BDNF-Spiegel in der Netzhaut erhöhen, wurde die ketogene Diät als Mittel zum Schutz vor Glaukom und anderen degenerativen Erkrankungen der Netzhaut ins Gespräch gebracht.[48]

Ketone können von fast allen Zellen und Organen des Körpers eingesetzt werden.[49] Bei praktisch allen Krankheitszuständen, ob im Gehirn oder in anderen Körperregionen, sind heftige Entzündungen und unzureichende Sauerstoff- und Glukoseverwertung mit im Spiel. Ketone verbessern die Sauerstoffausnutzung und dämpfen Entzündungen, bieten also möglicherweise Schutz vor einer Vielzahl von Krankheitszuständen.

Die ketogene Diät stellt nicht nur die Gesundheit des Gehirns wieder her, sie bewirkt auch Besserungen bei zahlreichen anderen gesundheitlichen Störungen. Es ist belegt, dass sie Bluthochdruck senkt, den Abbau von überflüssigem Körperfett unterstützt, die Konzentration verbessert, den Blutzucker- und Insulinspiegel stabilisiert und reguliert, Blutcholesterinwerte und Triglyzeridspiegel verbessert und das Krebsrisiko senkt, um nur einige zu nennen. Kurzum, eine ketogene Diät kann dieselben Stoffwechselverbesserungen bewirken, die bei Kalorieneinschränkung und Bewegung zu beobachten sind.

Der gemeinsame Nenner

Es ist bekannt, dass Kalorieneinschränkung in ihren verschiedenen Formen, mäßige bis intensive Bewegung und eine kohlenhydratarme ketogene Diät ähnliche positive Wirkungen auf die Allgemeingesundheit und die neurologische Gesundheit haben. All diesen Ansätzen sind bestimmte wichtige Stoffwechseleffekte gemeinsam, unter anderem die verstärkte Verbrennung von Fett statt Glukose, eine vermehrte Produktion und Verwertung von Ketonen und niedrigere Blutzuckerspiegel.

Eine degenerative Erkrankung geht häufig mit erhöhten Glukose-, Insulin- und Triglyzeridspiegeln einher. Menschen, die lange leben und dabei relativ gesund bleiben, haben niedrigere Glukose- und Insulinwerte und niedrigere Serumtriglyzeride. Forscher der *Duke University* und der *University of Arizona* zeigten, dass der zugrundeliegende Mechanismus, durch den Kalorieneinschränkung und Intervallfasten zu besserer Gesundheit und längerer Lebensdauer beitragen, eine Veränderung dieser Stoffwechselparameter ist. Mit einer ketogenen Diät gelang es den Forschern, die Effekte der Kalorieneinschränkung auf den Stoffwechsel in vollem Umfang und unabhängig von der aufgenommenen Kalorienmenge zu reproduzieren. Die Diät basiert auf der Annahme, dass bei Personen, die eine solche Diät einhalten, durch die Verlagerung eines Großteils der Energieversorgung des Körpers von Glukose zu Eiweiß ebenfalls viele der physiologischen Veränderungen auftreten würden, die bei Tieren mit kalorienreduziertem Futter zu beobachten sind.[50]

Die an der Studie teilnehmenden Patienten wurden angewiesen, zu essen, wenn sie Hunger hatten. Es gab keine ausdrückliche Kalorieneinschränkung; die aufgenommene Kalorienmenge richtete sich ausschließlich nach dem Appetit. Die Proteinzufuhr war auf täglich etwa 1,0 g/kg fettfreie Körpermasse begrenzt. Dementsprechend wurden die meisten Patienten angewiesen, täglich zwischen 50 und 80 Gramm Protein zu sich zu nehmen. Ausschließlich nicht stärkehaltige, ballaststoffreiche Gemüsesorten waren erlaubt. Obwohl dies nicht ausdrücklich vorgegeben war, ergab sich daraus bei den meisten Patienten für die täglich aufgenommene Kalorienmenge eine prozentuale Verteilung von etwa 20 Prozent Kohlenhydraten, 20 Prozent Eiweiß und 60 Prozent Fett.

Die Studie lief über drei Monate. In diesem Zeitraum verloren die Patienten durchschnittlich 7 Pfund (3 kg) an überschüssigem Körpergewicht, obwohl sie keine Diät hielten und so viel aßen, wie sie wollten. Ihr Blutdruck sank deutlich, durchschnittlich um mehr als

10 mmHg. Ihr Blutinsulinspiegel und Nüchternblutzucker fiel erheblich. Die Insulinsensitivität verbesserte sich. Zudem sanken ihre Triglyzeridspiegel trotz des erhöhten Fettkonsums stark. Ihr Triglyzerid/HDL-Verhältnis sank durchschnittlich von 5,1 auf 2,6, was hochsignifikant ist, da das Triglyzerid/HDL-Verhältnis als einer der genauesten Indikatoren des Risikos von Herzerkrankungen gilt.[51] Ein Verhältnis von 4,0 oder darüber ist ein Zeichen für hohes Risiko. Der bei den Patienten bei Studienbeginn festgestellte Durchschnittswert von 5,1 war bei Weitem zu hoch, aber bei Studienende war der Durchschnitt auf den weit sicheren Wert von 2,6 gesunken. Als ideal gilt ein Verhältnis von 2,0, somit verwandelten sich die Teilnehmer innerhalb von nur drei Monaten mit einer fettreichen, kohlenhydratarmen Diät von Hochrisikopatienten zu Patienten mit geringem Risiko; gleichzeitig senkten sie zudem ihr Risiko für Diabetes und eine ganze Reihe anderer gesundheitlicher Probleme und vermieden oder verzögerten damit Erkrankungen, die anderenfalls ihr Leben verkürzt hätten.

Studien zu Lebensdauer und Kalorieneinschränkung untersuchen dieselben Stoffwechselparameter wie in der oben beschriebenen Studie. Diese und andere Studien zeigen eindeutig, dass fettreiche, kohlenhydratarme Diäten dieselben physiologischen Effekte bewirken wie Kalorieneinschränkung, allerdings ohne all deren Nachteile wie ständiger Hunger, Energiemangel, verlangsamter Stoffwechsel und Störung des hormonellen Gleichgewichts.

Einfach ausgedrückt ist die ketogene Diät effektiver als kalorienreduzierte Diäten. Studien haben sogar gezeigt, dass eine fettreiche, kohlenhydratarme Diät hinsichtlich der Stoffwechselparameter bessere Ergebnisse erzielt als Kalorieneinschränkung. Eine Studie stellte einen direkten Vergleich zwischen den beiden Diäten an. Die Wissenschaftler verglichen bei Patienten mit Fettleibigkeit und Typ-2-Diabetes über einen Zeitraum von 24 Wochen eine kohlenhydratarme, fettreiche, ketogene Diät mit einer kalorienreduzierten. Bei der kohlenhydratarmen Diät war eine Begrenzung auf täglich höchstens 20 Gramm Kohlenhydrate oder weniger vorgegeben, aber kein ausdrückliches Limit für die Gesamtkalorienaufnahme. Die kalorienreduzierte Diät enthielt täglich 500 Kalorien weniger als normal, was eine Senkung von etwa 25 Prozent bedeutete. Mit beiden Diäten wurde eine Verbesserung der Stoffwechselparameter erreicht.

Die Stoffwechselmessungen umfassten Nüchternblutzucker, Bluttriglyzeridspiegel, HDL-Cholesterinspiegel (gutes Cholesterin), das Verhältnis von Gesamtcholesterin zu HDL-Cholesterin, das Verhältnis von Triglyzeriden zu HDL-Cholesterin, Blutdruck, Taillenumfang, Körpergewicht und Body-Mass-Index. In allen Fällen waren die gemessenen Werte bei der kohlenhydratarmen Gruppe besser als die der Gruppe mit Kalorieneinschränkung. Interessant ist, dass die kohlenhydratarme Gruppe mehr Kalorien aufnahm als die kalorienreduzierte Gruppe, aber dennoch mehr Gewicht und Taillenumfang verlor. Dies ist anscheinend auf eine bessere Stoffwechselkontrolle und verbesserte Insulinsensitivität in der kohlenhydratarmen Gruppe zurückzuführen. Bei mit Insulin behandelten Diabetespatienten war die Wirkung häufig dramatisch. So konnten beispielsweise Teilnehmer, die vor der Studie 40 bis 90 Einheiten Insulin bekommen hatten, ihre Insulindosis auf Null reduzieren und gleichzeitig die glykämische Kontrolle verbessern. Mehr als 95 Prozent der Teilnehmer in der kohlenhydratarmen Gruppe konnten ihre Medikamente (Insulin, Metformin, Pioglitazon, Glimiperid) am Ende der Studie reduzieren oder ganz absetzen. Die Ergebnisse dieser Studie stimmen mit einer Reihe weiterer Studien überein, die die Wirkung von kohlenhydratarmen, fettreichen Diäten auf den Stoffwechsel untersuchten.[52–56]

Als wichtigste Schlussfolgerung aus diesen Studien ergibt sich, dass der Grund, warum Kalorieneinschränkung vor degenerativen Erkrankungen schützt und das Leben verlängert, nicht in der eingeschränkten Kalorienzahl, sondern vielmehr in der Begrenzung der Kohlenhydratmenge zu suchen ist. Eine kohlenhydratarme Diät ohne Kalorieneinschränkung erzielt stärkere Veränderungen bei den Stoffwechselparametern ohne die mit der Kalorieneinschränkung einhergehenden unerwünschten Nebenwirkungen. Die wahre Anti-Aging-Diät ist deswegen eine Diät, die genügend Eiweiß liefert, um den Bedarf des Körpers zu decken und die Kohlenhydrate größtenteils durch Fett ersetzt, um eine ausreichende Kalorienversorgung aufrechtzuerhalten. Im Wesentlichen ist dies eine kohlenhydratarme Diät ohne Einschränkung der Fettzufuhr. Eine solche Diät verbessert nachweislich die Insulinsensitivität und den Glukosestoffwechsel und reduziert Entzündungen, Glykierung und die Bildung freier Radikale. Dadurch schützt sie das Gehirn und die Augen vor degenerativen Erkrankungen.[57]

Die therapeutische Wirkung der Ketone

Ein weiteres gemeinsames Merkmal von Kalorieneinschränkung in ihren verschiedenen Formen und der ketogenen Diät ist der Anstieg der Ketonproduktion. Das ist sehr wichtig.

Ebenso wie ein Auto benötigen auch unsere Zellen Brennstoff, um zu funktionieren. Glukose ist wie das Benzin, mit dem Sie Ihr Auto betanken. Sie ist die wichtigste Energiequelle, die von allen Körperzellen genutzt wird. Wir beziehen Glukose hauptsächlich aus den Kohlenhydraten in unserer Nahrung. Wenn man eine Zeitlang, wie zwischen den Mahlzeiten, im Schlaf oder in Fastenperioden, keine Nahrung zu sich nimmt, fällt der Blutglukosespiegel. Unsere Zellen verlangen allerdings eine stetige Zufuhr von Energie, 24 Stunden am Tag. Um diese Energiezufuhr aufrechtzuerhalten, wird gespeichertes Fett im Körper mobilisiert und Fettsäuren werden freigesetzt. Unsere Zellen nutzen Fett genauso zur Energieproduktion wie Glukose, und eines von beiden steht ihnen immer zur Verfügung. Für den Körper funktioniert dieser Prozess gut, für das Gehirn allerdings nicht.

Fettsäuren können die Blut-Hirn-Schranke nicht passieren, das Gehirn kann sie also nicht zur Deckung seines Energiebedarfs nutzen. Wenn der Blutzuckerspiegel fällt, braucht das Gehirn eine alternative Energiequelle. Diese alternative Energiequelle steht ihm in Form von Ketonen zur Verfügung. Ketone sind eine besondere Art von sehr energiereichem Brennstoff, der in der Leber speziell für die Versorgung des Gehirns gebildet wird. Fast alle Körperzellen können Ketone als Energiequelle nutzen, aber gebildet werden sie spezifisch für die Versorgung des Gehirns. Zwischen den Mahlzeiten, wenn der Glukosespiegel im Blut sinkt, beginnt die Leber mit der Bildung von Ketonen, und der Ketonspiegel im Blut steigt. Nach einer Mahlzeit, wenn der Glukosespiegel ansteigt, stellt die Leber die Ketonbildung ein, und der Ketonspiegel im Blut sinkt. Auf diese Weise steht dem Gehirn ständig Energie aus Glukose oder Ketonen zur Verfügung.

Die Netzhaut stellt sehr hohe Anforderungen an den Stoffwechsel. Obwohl Glukose als Hauptenergiequelle der Netzhaut gilt, spielen auch Ketonkörper eine wichtige Rolle.[58] Ketone werden als »Superbrennstoff« für das Gehirn bezeichnet, da sie mehr Energie liefern als Glukose. Sie ähneln einem Hochleistungsbenzin für Ihr Auto, das mehr Schubkraft und gefahrene Kilometer bei geringerem Motorverschleiß bietet. Ketone haben einen ähnlichen Effekt auf Gehirn und Augen: bessere Leistung bei geringerem Verschleiß.

Die Ketone sind für die Gesundheit unseres Gehirns und unser Überleben unerlässlich. Das Gehirn verbraucht große Mengen Energie. Tatsächlich gehen etwa zwei Drittel der normalerweise im Laufe eines Tages verbrauchten Glukose in das Nervensystem. Wenn sich der Körper in Ruhe befindet, verbraucht das Gehirn allein etwa ein Fünftel der gesamten Körperenergie. Der Blutzuckerspiegel schwankt im Laufe des Tages und der Nacht, und wenn der Blutzuckerspiegel sinkt, werden Ketone benötigt. Ohne Ketone würden die Hirnzellen verhungern und degenerieren. Tote und sterbende Hirnzellen verursachen Entzündungen und steigern die Radikalbildung, die Ketone halten den Energiespiegel jedoch konstant und sorgen dafür, dass eine solche Situation nicht eintritt.

Die meisten neurologischen Erkrankungen (Alzheimer, Parkinson, Glaukom, Makuladegeneration, diabetische Retinopathie, etc.) sind fast immer von oxidativem Stress und chronischer Entzündung begleitet. Entzündung verursacht Insulinresistenz. Chronische Entzündung im Gehirn führt zu chronischer Insulinresistenz im Gehirn. Ein insulinresistentes Gehirn ist nicht in der Lage, Glukose effektiv aufzunehmen. Die Gehirnzellen beginnen, abzusterben und verursachen so weitere Entzündungen, setzen mehr Radikale frei und verstärken die Insulinresistenz. Im Gegensatz zur Glukose werden die

Glukose- und Ketonspiegel im Blut

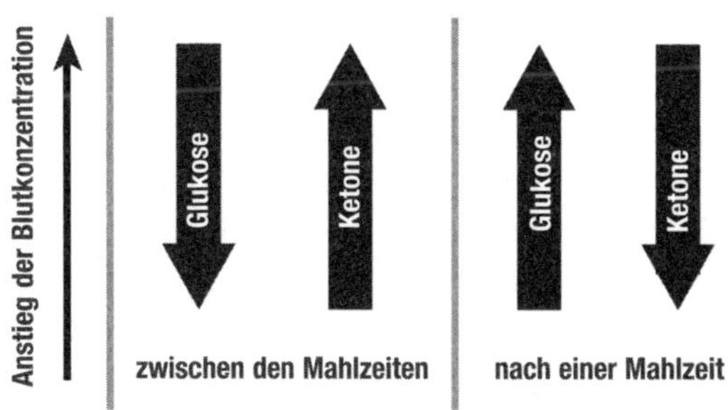

Die Glukose- und Ketonspiegel im Blut steigen und fallen je nach unseren Essenszeiten und den Nahrungsmitteln, die wir zu uns nehmen.

Ketone nicht durch eine Insulinresistenz beeinflusst. Sie umgehen den Defekt im Glukosestoffwechsel und liefern den Gehirnzellen die Energie, die diese zur Aufrechterhaltung ihrer ungestörten Funktion brauchen.

Das Gehirn ist eines der stoffwechselaktivsten Organe im menschlichen Körper und benötigt deswegen sehr viel Sauerstoff. Bei Erwachsenen macht das Gehirn lediglich zwei Prozent der gesamten Körpermasse aus, verbraucht aber etwa 20 Prozent des eingeatmeten Sauerstoffs. Diese Sauerstoffmenge muss dem Gehirn ständig zugeführt werden. Wenn wir auch nur wenige Sekunden nicht atmen können, ersticken wir. Ebenso stirbt das Gehirn innerhalb von Sekunden, wenn die Sauerstoffzufuhr unterbrochen oder eingeschränkt wird. Genau das geschieht bei einem Schlaganfall. Wenn ein Blutgefäß, das das Gehirn versorgt, verstopft oder reißt und der normale Blutfluss unterbrochen ist, können die Gehirnzellen nicht den nötigen Sauerstoff bekommen, sie ersticken allmählich und sterben ab.

Die Ketone verringern den Sauerstoffbedarf des Gehirns, indem sie den Sauerstoffverbrauch senken und die Sauerstoffverwertung verbessern. Es wurde nachgewiesen, dass Ketone das Gehirn von Versuchstieren schützten, denen man zerebrale Blutungen zugefügt oder die Sauerstoffzufuhr zum Gehirn abgeschnitten hatte.[59] Diese Tiere erleiden geringere Schäden und erholen sich schneller als diejenigen, die ohne Ketone auskommen müssen. Da zahlreiche neurologische Erkrankungen ein Nachlassen des Gehirnstoffwechsels zur Folge haben, können Ketone die Sauerstoffverwertung verbessern und die Gehirnzellen vor Sauerstoffmangel schützen. Aus diesem Grund werden ketonhaltige Lösungen zur i.V.-Infusion entwickelt, um die kognitiven Defizite zu verhindern, die bei Herz-Bypass-Operationen durch die verringerte Durchblutung des Gehirns entstehen können.[60]

Unsere Zellen nutzen Sauerstoff, um Glukose in Energie umzuwandeln. Bei der Oxidierung von Glukose zu Energie entstehen freie Radikale als Nebenprodukt. Um bei unserer Analogie mit dem Auto zu bleiben, ist die Situation ähnlich wie bei der Verbrennung von Sauerstoff und Benzin zur Energiegewinnung; dabei entstehen gleichzeitig giftige Abgase. Im Grunde genommen sind freie Radikale die von unseren Zellen gebildeten Abgase.

Der größte Teil des Sauerstoffs, der ins Gehirn transportiert wird, dient der Umwandlung von Glukose in Energie. Da das Gehirn für diesen Vorgang einen besonders hohen Anteil des im Körper vorhandenen Sauerstoffs nutzt, entstehen auch besonders viele Radikale. Das Gehirn wird eine Brutstätte für die Aktivität von freien Radikalen. In den Augen wird diese Aktivität durch die Exposition gegenüber dem Sonnenlicht weiter verschärft. Licht, vor allem UV- und blaues Licht, begünstigt die Bildung von freien Radikalen besonders. Folglich sind die Augen einem besonders hohen Grad von Radikalaktivität ausgesetzt. Das ist der Grund, warum Antioxidantien für die Augengesundheit so wichtig sind und warum bei degenerativen Augenerkrankungen radikalbedingte Schäden eine so große Rolle spielen.

Ketone sind gewissermaßen umweltfreundliche Energie für den Körper. Wenn die Zellen statt der Glukose Ketone verbrennen, wird sehr viel weniger Sauerstoff verbraucht; folglich werden wesentlich weniger freie Radikale gebildet und Antioxidantien bleiben erhalten.[61] Ketone produzieren mehr Energie als Glukose bei einem wesentlich geringeren Verschmutzungsgrad (freie Radikale). Viele der therapeutischen Effekte von Kalorieneinschränkung, Fasten und ketogener Diät sind auf die erhebliche Verringerung der Radikalbildung zurückzuführen.

Wenn sich der Körper im Zustand der Ketose befindet, ist zudem der Blutzuckerspiegel relativ niedrig. Das heißt, das Blut enthält weniger Glukose, die glykiert werden und schädliche AGEs bilden kann. Folglich wird auch die Menge von freien Radikalen gesenkt, die durch AGEs entstehen können.

Eine der wichtigsten Wirkungen der Ketone im Gehirn ist die Aktivierung der neurotrophen Faktoren, insbesondere des BDNF, die für das Überleben und die Funktionsfähigkeit der Neuronen eine so wichtige Rolle spielen.[62] Wenn der Blutzuckerspiegel sinkt, beginnt die Leber automatisch mit der Bildung von Ketonen, um das vom Gehirn benötigte Energieniveau aufrechtzuerhalten. Daher senken ketogene Diät, Wasserfasten, Intervallfasten, Kalorieneinschränkung und mäßige bis intensive Bewegung sämtlich den Blutzuckerspiegel und regen die Ketonbildung an. Die Ketone lösen ihrerseits die Produktion und Aktivierung von BDNF aus. Die Prozesse, die den Blutzuckerspiegel am stärksten senken und die Zahl der Ketone am stärksten erhöhen, führen zu den höchsten BDNF-Konzentrationen. Leichte Bewegung regt die Produktion von BDNF nicht an, da hierfür die Bewegung intensiv genug sein und lange genug andauern muss, um das gespeicherte

Glykogen zu verbrauchen und den Körper in den Zustand der Fettverbrennung zu versetzen (d. h. den Blutzuckerspiegel so weit zu senken, dass die Ketonbildung einsetzt).[63–65] Aus demselben Grund erhöhen Wasserfasten und ketogene Diät die BDNF-Konzentration stärker als bloße Kalorieneinschränkung. Typ-2-Diabetiker, bei denen eine Insulinresistenz und chronisch erhöhter Blutzucker vorliegen, haben BDNF-Konzentrationen unter der Norm.[66] Tatsächlich hat jeder, der auch nur geringfügig insulinresistent ist, selbst Prädiabetiker, niedrige BDNF-Konzentrationen. Zum Glück können diese Konzentrationen durch Erhöhung der Ketonkonzentration gesteigert werden.

Die Ketone selbst scheinen ebenfalls das Gehirn zu schützen. In Zellkulturen wurde nachgewiesen, dass Ketone die Überlebensdauer von akut geschädigten neokortikalen Neuronen von Ratten, die Glutamat oder Wasserstoffperoxid ausgesetzt waren, um zehn Minuten oder mehr verlängerten. Glutamattoxizität trägt bei vielen ZNS-Erkrankungen zur neuronalen Degeneration bei, unter anderem bei Schlaganfall, Epilepsie, Schädel-Hirn-Trauma und Alzheimer.[67]

Das Gehirn besteht zu sechzig Prozent aus Lipiden (Fett und Cholesterin). Fette sind für eine reibungslose Gehirnfunktion entscheidend. Die Ketone liefern die Lipidgrundbausteine für neue Gehirnzellen.[68–69] Ob Sie es glauben oder nicht: Ein großer Teil Ihres Gehirns ist aus Ketonen entstanden. Das letzte Schwangerschaftsdrittel und die ersten Lebensmonate werden als »Periode des schnellsten Gehirnwachstums« bezeichnet. In diesem Zeitraum wächst und entwickelt sich das Gehirn am stärksten, und der Fötus bzw. Säugling befindet sich im Zustand der Ketose mit erhöhten Ketonkonzentrationen im Blut.[70] Die Ketone liefern nicht nur die dringend benötigte Energie, sondern auch das Baumaterial für das sich entwickelnde Gehirn. Auch das fertig ausgebildete Gehirn des Erwachsenen benötigt Ketone für die Synthese von Gehirnzellen. Gehirnzellen werden ständig repariert oder ersetzt, genau wie andere Zellen im Körper. Geschädigte Neuronen reparieren sich leichter, wenn ihnen genügend Ketone zur Verfügung stehen.

Um es kurz zusammenzufassen: Ketone spielen für die Gesundheit der Augen und des Gehirns eine wichtige Rolle und bieten vielfachen gesundheitlichen Nutzen, unter anderem:

- sind sie unentbehrlich für das Überleben der Neuronen
- liefern sie eine energiereiche Brennstoffalternative zu Glukose

- verbessern sie die Sauerstoffausnutzung
- verringern sie die Radikalbildung und erhalten Antioxidantien
- umgehen sie Störungen des Glukosestoffwechsels oder Insulinresistenz
- verringern sie die Bildung von AGEs
- aktivieren sie BDNF zu Regulierung des Wachstums, der Reparatur und Funktion der Zellen
- bieten sie Schutz gegen Toxine und Stress
- liefern sie die Lipidgrundbausteine für die Reparatur von geschädigtem Hirngewebe und die Bildung neuer Gehirnzellen

Kein Wunder, dass sich bei Menschen, die eine ketogene Diät einhalten, so viele Verbesserungen der Gesamtgesundheit einstellen! Mit all diesen Wirkungen können Ketone die Gesundheit des Gehirns stark beeinflussen und zu therapeutischen Zwecken bei der Behandlung von Hirn- und Augenerkrankungen eingesetzt werden.

Früher nahm man an, dass das Gehirn sich nicht regenerieren könne. Es hieß, die Neuronen oder Gehirnzellen, die Sie bei Ihrer Geburt mitbekommen hätten, seien alles, was Sie je haben würden; mit zunehmendem Alter würden Sie immer mehr Neuronen verlieren. Diese Vorstellung ist längst widerlegt, denn inzwischen wissen wir, dass das Gehirn neue Zellen bilden kann und dies auch tut. Ebenso nahm man viele Jahre lang an, dass sich die Augen nicht regenerieren könnten, aber neuere Entdeckungen haben gezeigt, dass unter geeigneten Bedingungen die Netzhaut, der Sehnerv und sogar die Fotorezeptoren wiederhergestellt werden können.[71–75]

Der Schlüssel zu dieser Regeneration ist die Verfügbarkeit von Ketonen. Das Anheben der Ketonkonzentration im Blut auf ein therapeutisch wirksames Niveau und die Erhaltung dieses Niveaus über einen längeren Zeitraum können die Ereignisse in Gang setzen, die die Neuronen im Gehirn und in den Augen vor Schäden schützen und neues Wachstum anregen können. Dies gibt Grund zur Hoffnung, denn damit erscheint es möglich, dass ein Sehkraftverlust aufgrund von altersbedingten Augenerkrankungen rückgängig gemacht und die Sehkraft zumindest bis zu einem gewissen Grade wiederhergestellt werden kann.

9 | Ketone aus der Kokosnuss

Ein gesünderes Gehirn

Eines Morgens im Dezember 2012 stand Vrajlal Parmar auf, wusch sich, zog sich an und stieg um 10 Uhr in den Bus, um in ein nahegelegenes Freizeitzentrum zu fahren. Am Abend nahm der 67-jährige Londoner, der früher als Fließbandarbeiter in der Fertigung beschäftigt gewesen war, den Bus nach Hause.

Dieser Tag wäre nichts Besonderes gewesen, wenn man bei Parmar nicht fast ein Jahr zuvor einen schweren Fall von Alzheimer im fortgeschrittenen Stadium diagnostiziert hätte. Er hatte einen Test, den sogenannten *Mini Mental State Exam* (MMSE) absolviert, mit dem Ärzte Alzheimer diagnostizieren und das Fortschreiten der Krankheit messen. Ein Gesunder sollte alle 30 Fragen richtig beantworten können. Ein Ergebnis zwischen 20 und 25 bedeutet leichte Demenz, 11 bis 19 mäßige Demenz und alles unter 10 bedeutet schwere Demenz. Parmar war so schwer erkrankt, dass er nicht einen einzigen Punkt erreichte. Sein Zustand war so ernst, dass Medikamente nichts ausrichten konnten.

»Dad war schon so krank, dass er überhaupt nichts mehr selber tun konnte«, sagt sein Sohn Kal Parmar, der ihn in dem gemeinsamen Haus in London zusammen mit Vrajlals Frau Taramati betreut.

»Er konnte sich nicht ohne Hilfe waschen, anziehen oder auf die Toilette gehen. Man musste ständig ein Auge auf ihn haben – die Vorstellung, er könnte mit dem Bus fahren, selbst mit einem Sonderbus zu einem Demenzzentrum, war völlig jenseits aller Möglichkeiten.

Oft wurde er nachts hyperaktiv. Wir wurden regelmäßig davon wach, dass Dad Töpfe und Pfannen aus den Regalen in der Küche zog oder die Schränke ausräumte.«

Dass es ihm jetzt so viel besser geht, so berichtet Kal, liegt an dem Löffel Kokosöl, der zweimal täglich unter sein Essen gemischt wird und den Parmar Senior seit etwa sechs Monaten einnimmt.

»Bevor wir bei Dad mit dem Kokosöl anfingen, konnte er nicht mehr sprechen und sich nicht mehr an seinen Namen oder sein Geburtsdatum erinnern. Jetzt kann man eine einfache Unterhaltung mit ihm führen. Wir gehen zusammen spazieren. Er weiß sogar seine Sozialversicherungsnummer. Wir sind so glücklich.«

Das erste Mal erfuhr Kal Parmar durch ein Video auf YouTube von der Verwendung von Kokosöl zur Behandlung von Alzheimer – es berichtete von einer Ärztin in Florida, die mit dem Öl erreicht hatte, dass sich die Alzheimer-Erkrankung ihres Mannes zurückbildete.

Kal sagt, er hätte das Ganze vermutlich als einen der üblichen Internethypes abgetan, wenn er nicht auf einen positiven Kommentar von Dr. Kieran Clarke gestoßen wäre, die Professorin für physiologische Biochemie an der *Oxford University* und Leiterin der *Cardiac Metabolism Research Group* ist.

»Da dachte ich, dass an der Sache etwas dran sein müsste«, sagte er, »also hab ich sie angerufen.«

Professor Clarke, eine Spezialistin zu Fragen der Energieproduktion und Energieverwertung im Körper, erklärte Kal, wie die in Kokosöl enthaltenen MCTs im Körper in Ketone umgewandelt werden. Sie vergleicht sie mit einer Art »Gehirnnahrung«.

Kokosöl ist ketogen. Wenn man es einnimmt, wird ein Teil der im Öl enthaltenen MCTs automatisch in Ketone umgewandelt, ganz unabhängig vom Blutzuckerspiegel oder von möglichen anderen Nahrungsbestandteilen. Man kann die Blutketonwerte auf ein therapeutisches Niveau heben, indem man Kokosöl isst.[1] Im Grunde genommen kann man jede Diät ketogen machen, wenn man genug Kokosöl isst.

Kal fing an, seinem Vater Kokosöl zu geben, und das Ergebnis war unglaublich.

Die Ärztin aus Florida in dem YouTube-Video, Dr. Mary Newport, ist Kinderärztin und hat ihren Mann Steve mit Kokosöl sehr erfolgreich behandelt. Alzheimer tritt normalerweise erst bei Menschen über 60 auf. Bei Steve wurde Alzheimer diagnostiziert, als er 53 war. Er leidet an der sogenannten *early-onset* Alzheimer-Demenz.

Vor der Diagnose arbeitete Steve als Buchhalter. Innerhalb weniger Jahre konnte er keine einfachen Rechenoperationen mehr durchführen und einfache Wörter mit drei Buchstaben wie *out* oder *put* nicht mehr lesen oder buchstabieren. Er konnte nicht mehr tippen, hatte Schwierigkeiten beim Anziehen und vergaß die Namen von Familienmitgliedern. Zusätzlich zu seinen Gedächtnisstörungen stellte sich bei ihm ein unkontrollierbarer Tremor in den Händen und im Gesicht ein. Gehen konnte er nur in langsamen, mühsamen und mechanischen Schritten.

Dr. Newport gab ihm sämtliche Standardmedikamente gegen Alzheimer, aber sie halfen nicht, und die Krankheit schritt weiterhin rasch fort. Auf ihrer verzweifelten Suche nach irgendetwas, das helfen könnte, begann sie nach Medikamenten Ausschau zu halten, die erst in der Entwicklung waren. Sie hatte vor, Steve in eine der Pilotstudien aufnehmen zu lassen, in denen die aussichtsreichsten neuen Medikamente getestet werden sollten. Bei ihrer Suche stieß sie auf ein Medikament, das besonders erfolgversprechend aussah. In Vorstudien an älteren Demenzpatienten führte das Medikament zu messbaren Verbesserungen der kognitiven Fähigkeiten. Das war sensationell, denn bis dahin war es bei keinem Medikament tatsächlich zu Verbesserungen gekommen. Keines der auf dem Markt befindlichen Medikamente kann das Fortschreiten der Krankheit zum Stillstand bringen, von Verbesserungen ganz zu schweigen; allenfalls können sie erreichen, dass die Krankheit, die letztlich zur Invalidität führt, etwas langsamer fortschreitet.

Voller Hoffnung vereinbarte Dr. Newport einen Untersuchungstermin für Steve, damit er an der Studie teilnehmen konnte. Bei der Untersuchung musste Steve den *Mini Mental State Exam* (MMSE) absolvieren. Von 30 Fragen konnte Steve nur zwölf richtig beantworten, weit weniger als die für die Studienteilnahme geforderte Mindestzahl von 16. Tatsächlich war seine Punktzahl so niedrig, dass klar wurde, dass er das schwere Stadium von Alzheimer fast erreicht hatte. Steves Erkrankung galt als zu weit fortgeschritten, als hoffnungsloser Fall, und er wurde nicht in die Studie aufgenommen. Die Newports wurden einfach nach Hause geschickt.

Mary hatte gründliche Recherchen zu diesem Medikament angestellt und war dabei im Internet auf den Patentantrag gestoßen, der die theoretischen und chemischen Grundlagen des Medikaments detailliert schilderte und sogar eine Liste der Inhaltstoffe enthielt. Sie fand heraus, dass es nur einen Wirkstoff enthielt: MCTs aus Kokosöl. Dr. Newport dachte sich, wenn sie schon nicht an der Studie teilnehmen konnten, könnten sie zumindest ihre eigenen Forschungen zu Kokosöl anstellen. Mary ging in ihren Naturkostladen im Ort und kaufte eine Flasche natives Kokosöl. Sie berechnete die Menge Kokosöl, die sie Steve geben müsste, um die Menge von MCTs zu erzielen, mit der die Studie arbeitete, und kam auf knapp zweieinhalb Esslöffel.

Zwei Wochen, nachdem man sie aus der Studie ausgeschlossen hatte, mischte sie diese Menge Kokosöl unter Steves Frühstücksporridge.

Am Nachmittag desselben Tages hatten sie einen Termin beim Neurologen. Bei diesem Termin wurde Steve aufgefordert, den MMSE noch einmal zu machen. Dieses Mal erreichte er 18 Punkte! Das war eine bemerkenswerte Verbesserung. Noch nie hatte der Arzt hatte bei einem Alzheimerpatienten eine derartige Verbesserung erlebt. Alzheimer ist eine progredierende Erkrankung, die sich stets verschlimmert, nie verbessert. Den Newports war klar, dass sie eine unglaubliche Entdeckung gemacht hatten.

Dr. Newport gab Steve weiterhin ein Jahr lang täglich Kokosöl. Sie erhöhte sogar die Dosis leicht, damit er noch größere Fortschritte machte. In dieser Zeit erlangte Steve die Fähigkeit zu lesen, zu buchstabieren und zu tippen zurück. Er konnte sich ohne Hilfe in den Computer einloggen und im Internet surfen, wozu er jahrelang nicht mehr imstande gewesen war. Der Tremor in Händen und Gesicht verschwand, und er konnte zum ersten Mal seit zwei Jahren wieder joggen. Er machte den MMSE-Test noch einmal und kam auf 20 Punkte und damit in die Kategorie »leichter Alzheimer«. Die Krankheit verbesserte sich so stark, dass er begann, an dem Krankenhaus, an dem seine Frau angestellt war, ehrenamtlich in der Warenausgabe und -annahme zu arbeiten.

Steve sagt, bevor er mit der Einnahme von Kokosöl begann, habe er sich gefühlt, als sei er in einem dunklen Raum eingeschlossen. Er konnte nicht klar denken oder sagen, was er sagen wollte. Als er mit der Einnahme von Kokosöl begann, sei es gewesen, als hätte jemand das Licht eingeschaltet, und er habe wieder klar sehen und denken können. Mit Kokosöl, so sagt er, »habe ich mein Leben zurückbekommen!«

Ermutigt durch die bemerkenswerten Fortschritte, die ihr Mann gemacht hatte, führte Dr. Newport eine informelle Studie an 60 Demenzpatienten durch. Ziel der Studie war es, bestimmte Verbesserungen bei Demenzpatienten zu identifizieren, nachdem ihre tägliche Diät mit Kokosöl/MCTs ergänzt worden war. Die Betreuer der Patienten beobachteten und dokumentierten die Ergebnisse. Am häufigsten kam es zu Verbesserungen bei Gedächtnis, Sozialverhalten, Sprache und Konversation sowie in Alltagsaktivitäten wie Lesen und Hausarbeit. Weitere Verbesserungen waren ein Nachlassen des Tremors, die Fähigkeit, ohne Hilfe zu gehen, mehr Kraft und verbessertes Gleichgewicht, mehr Energie, besserer Schlaf und ein Nachlassen der Sehstörungen und klareres Sehen.[2]

Dr. Newport macht inzwischen Vortragsreisen durch die USA, auf denen sie Steves Geschichte erzählt und zu weiteren Forschungen über den Einsatz von MCTs als therapeutische Hilfe bei der Behandlung neurologischer Störungen aufruft. Zahlreiche Menschen mit verschiedenen Formen von Demenz, Parkinson, ALS und anderen neurodegenerativen Leiden beziehen Kokosöl in ihre Ernährung ein und erleben bemerkenswerte Erfolge.

So erstaunlich diese Geschichten sind, wissen wir doch nicht erst durch die Berichte der Patienten und Betreuer, dass Kokosöl die Schäden heilen kann, die verschiedene neurologische Störungen verursachen können. MCTs werden seit den Siebzigerjahren erfolgreich zur Behandlung – und in manchen Fällen völligen Heilung – von Epilepsie eingesetzt. Die medizinische Literatur ist voll von klinischen Studien, die deren Einsatz zu diesem Zweck beschreiben.[3–5] MCTs werden sehr viel leichter in Ketone umgewandelt als die häufigeren langkettigen Triglyzeride. Dies hat zu der Entwicklung einer modifizierten ketogenen Diät geführt, bei der MCTs als primäre Fettquelle eingesetzt werden. Diese modifizierte ketogene Diät senkt die Gesamtfettmenge, die zur Einleitung der Ketose erforderlich ist und dem Patienten erlaubt, größere Mengen von Kohlenhydraten und Eiweiß zu essen, womit eine größere Auswahl an Lebensmitteln zur Verfügung steht und Genießbarkeit und Nährstoffgehalt der Diät verbessert werden. Die modifizierte ketogene Diät ist nachweislich ebenso wirksam in der Behandlung von Epilepsie wie die klassische ketogene Diät, und eine Version davon ist derzeit die verbreitetste diätetische Behandlung gegen Epilepsie.

In Tierstudien wurde nachgewiesen, dass eine Nahrungsergänzung durch Öl auf MCT-Basis das Gedächtnis älterer Hunde verbessert.[6] Forscher bei *Nestle Purina Research* in St. Louis, Missouri, verglichen zwei Gruppen von älteren Beagles. Kognitive Tests zu Studienbeginn zeigten keine Unterschiede zwischen beiden Gruppen. Dem Futter der einen Gruppe wurden acht Monate lang MCTs zugegeben. Beide Gruppen wurden danach einer Reihe von kognitiven Tests unterzogen, in denen Lernfähigkeit, räumliches Sehen und Aufmerksamkeit beurteilt wurden. Die mit MCTs gefütterte Gruppe zeigte im Vergleich zur Kontrollgruppe signifikant bessere Resultate. Aufgrund dieser und anderer von Forschern bei Purina und andernorts durchgeführter Studien entwickelte Purina ein im Handel erhältliches Hundefutter, das Kokosöl enthält und speziell auf die Bedürfnisse älterer Hunde zugeschnitten ist. Das Unternehmen berichtet, dass Hundebesitzer, die dieses Futter verwenden, Verbesserungen der »Aufmerksamkeitsspanne, Trainierbarkeit, Entscheidungsfähigkeit und kognitiven Funktion ihrer Tiere insgesamt« feststellen.

In Humanstudien erzielten MCTs aus Kokosöl bessere Ergebnisse bei Alzheimerpatienten als jede andere derzeit angewandte Therapie. So nahmen in einer Studie Alzheimerpatienten zwei Getränke zu sich, von denen das eine MCTs enthielt, das andere nicht. Jeder Proband nahm die Getränke an unterschiedlichen Tagen zu sich und unterzog sich jeweils 90 Minuten später einem Gedächtnistest. Die Studie stellte fest, dass die Patienten nach dem Getränk mit MCTs signifikant besser abschnitten als nach dem Getränk ohne MCTs.[7]

Diese Studie ist hauptsächlich aus drei Gründen bemerkenswert. Erstens beweist sie, dass MCTs tatsächlich die kognitive Funktion bei Alzheimerpatienten verbessern können. Kein Medikament erzielte je einen derartigen positiven Effekt, im allerbesten Fall kann man hoffen, mit Medikamenten das Fortschreiten der Krankheit leicht zu verzögern, aber mehr nicht. Zweitens zeigte sich der Effekt praktisch sofort, innerhalb von 90 Minuten schnitten die Patienten bei ihren Gedächtnistests besser ab. Drittens wurde die Verbesserung mit einer einzigen MCT-Dosis erzielt; es war keine Einnahme über sechs Monate oder 100 Dosen erforderlich, bis der Nutzen sichtbar wurde. Kein Medikament und keine Behandlungsmethode gegen Alzheimer hat je auch nur annähernd solche Ergebnisse erzielt.

Bei regelmäßiger Anwendung scheint Kokosöl das Gehirn dauerhaft zu schützen. Eines der Kennzeichen von Alzheimer ist die Bildung von amyloider Plaque im Gehirngewebe. Mit zunehmendem Alter lagert sich bei allen Menschen amyloide Plaque im Gehirn ab, bei Alzheimerpatienten jedoch die fünf- bis zehnfache Menge wie normal. Diese Plaque bildet sich zuerst in den für Lernen und Gedächtnis wichtigen Gehirnregionen und breitet sich mit der Zeit auch auf andere Gehirnregionen aus. Sie gilt als wichtiger Faktor, der zu der geistigen Degeneration beiträgt, die an Alzheimerpatienten zu beobachten ist. Es wurde gezeigt, dass Kokosöl die Bildung von amyloider Plaque im Gehirngewebe verhindert. Bringt man in Gewebekulturen amyloide Plaque mit gesundem Gehirngewebe zusammen, so breitet sich die Plaque aus, bis sie die gesamte Kultur erfasst hat.

Forscher haben gezeigt, dass diesen Kulturen zugefügtes Kokosöl das Wachstum der Plaque sofort und endgültig zum Stillstand bringt.[8] Das lässt darauf schließen, dass Kokosöl nicht nur die Plaque verhindern hilft, die das Gehirn von Alzheimerpatienten überrollt, sondern möglicherweise auch die im Laufe der normalen Alterung entstehende Menge verringern und somit die normale Gehirnfunktion auch in höherem Alter aufrechterhalten kann

Es wurde gezeigt, dass MCTs die Symptome von ALS, einer neurodegenerativen Erkrankung der Motoneuronen, mildern. Forscher an der *Mount Sinai School of Medicine* in New York City testeten MTCs an Mäusen, die genetisch so modifiziert wurden, dass sie an ALS erkrankten. Durch Fütterung mit MCTs wurden die Mäuse gegen den Verlust von Motoneuronen geschützt, der die klinischen Symptome von ALS begleitet, und ihre Überlebensdauer wurde verlängert.[9]

Auch ALS-Patienten, die Kokosöl in ihre Behandlung einbezogen, berichten von positiven Wirkungen. Bei Butch Matchlin wurde im September 2008 die offizielle Diagnose ALS gestellt. Er begann Tagebuch zu schreiben, um seine Symptome im Auge zu behalten und den Fortschritt der Krankheit zu verfolgen. Seine Mutter war 1986 an ALS verstorben, nach achtjährigem Leiden mit Verlust sämtlicher Muskelfunktionen einschließlich der Fähigkeit zu sprechen. Mehr als ein Jahr lang war sie auf ein Atemgerät angewiesen; in ihren letzten zwei bis drei Lebensmonaten konnte sie praktisch keinen Muskel im Körper mehr bewegen. Sie konnte nur noch durch Blinzeln und Bewegen der Augen kommunizieren. Ursprünglich hatte Butch mit dem Tagebuch begonnen, um seine Symptome mit denen seiner Mutter zu vergleichen und so auf jeden Schritt im Krankheitsprozess vorbereitet zu sein.

Ende 2009 begann Butch mit der Einnahme von täglich drei Esslöffeln Kokosöl. Über die nächsten beiden Jahre steigerte er die Menge allmählich. Während dieser Zeit kam zum ungläubigen Staunen seiner Ärzte die Krankheit plötzlich zum Stillstand und viele seiner Symptome begannen sich zu verbessern. Sein detailliertes Tagebuch dokumentiert seinen Zustand vor dem Beginn der Einnahme von Kokosöl und danach. Zweieinhalb Jahre, nachdem er damit begonnen hatte, vermerkt er, dass sich seine Muskelkraft verbessert hatte. Er stellte fest, dass seine Beinmuskeln an Volumen und Kraft zugenommen hatten, die Beweglichkeit seiner Zehen und Füße sich verbessert hatte und ihm vieles leichter fiel als vorher. Zum Beispiel konnte er sich besser im Bett umdrehen oder die Schuhe anziehen. Er litt nicht mehr unter Muskelkrämpfen, Spasmen oder Schlaflosigkeit. Noch immer fällt ihm das Gehen schwer, aber sein Zustand hat sich gegenüber vorher erheblich verbessert, und solche Ergebnisse gab es noch nie bei Menschen mit ALS, einer Krankheit, die immer progressiv und letztlich tödlich verläuft. Obwohl das Kokosöl Butch nicht geheilt hat, hat es ihm das Leben doch sehr erleichtert.

MCTs haben insgesamt eine heilende Wirkung auf das Gehirn. Krankenhauspatienten, die aus irgendeinem Grunde nicht essen können, erhalten oft intravenöse (i.V.-) Nährlösungen. Wenn Patienten mit schwerem Schädel-Hirn-Trauma intravenöse MCT-Nährlösungen erhalten, erholen sie sich erheblich besser.[10–11]

Da die Augen ein Fortsatz des Gehirns sind, können sich Gehirnerkrankungen auf die Sehkraft auswirken. Menschen mit neurologischen Krankheiten haben häufig Sehprobleme. So gehören Sehprobleme oft zu den ersten Beschwerden von Alzheimerpatienten.[12] Die bei den meisten neurodegenerativen Erkrankungen beobachtete Einschränkung des Energiestoffwechsels (d.h. Insulinresistenz) hat Auswirkungen auf die Netzhaut und den Sehnerv. Bei Alzheimerpatienten zeigt sich eine deutliche Verengung der Blutgefäße in der Netzhaut und eine Verminderung der Durchblutung, die zu einer Degeneration von Netzhaut und Sehnerv führt.[13] Abnehmendes Netzhaut- und Makulavolumen korreliert mit zunehmender Schwere der Erkrankung,[14] obwohl das Nachlassen der Sehkraft von Patient zu Patient variiert.

Da Kokosöl ganz ähnlich wie die ketogene Diät die Ketonkonzentration im Blut erhöht, können durch die Einnahme des Öls ganz ähnliche günstige Effekte für die Gesundheit von Gehirn und Nerven erzielt werden. Menschen, die Kokosöl in ihre tägliche Ernährung integrieren, berichten von Verbesserungen bei einer Reihe von neurologischen Erkrankungen wie Epilepsie, Alzheimer, ALS, Parkinson, MS, Depressionen, Autismus, Glaukom und Retinopathie.

Da Kokosöl ketogen wirkt, kann man allein durch seine Aufnahme in die tägliche Ernährung erhebliche Verbesserungen der Gesundheit des Gehirns und der Allgemeingesundheit erreichen. Um allerdings denselben Nutzen zu erzielen wie eine ketogene Diät, sollte Kokosöl mit einer kohlenhydratarmen Diät kombiniert werden. Der Verzehr einer übermäßigen Menge von Kohlenhydraten erhöht den Blutzuckerspiegel, begünstigt Insulinresistenz und steigert die Bildung von AGEs und die Radikalaktivität, die sämtlich die gesunde Gehirn- und Augenfunktion beeinträchtigen.

Machen Sie Kokosöl zu einem Teil Ihres Lebens

Sie kennen jetzt den vielfältigen Nutzen von Kokosöl, und es liegt auf der Hand, dass diese bemerkenswerte Gehirnnahrung eine entscheidende Rolle im Kampf gegen neurodegenerative Erkrankungen spielen kann. Deswegen müssen Sie unbedingt wissen, wie Sie es zu einem festen Bestandteil Ihres Alltags machen können. Die einfachste Methode ist, Ihre Mahlzeiten damit zuzubereiten. Kokosöl ist sehr hitzestabil und eignet sich daher hervorragend zur Verwendung in der Küche, für alles, was Sie backen oder braten. Nehmen Sie bei allen Rezepten, die Margarine, Butter, Backfett oder Pflanzenöl verlangen, stattdessen Kokosöl. Nehmen Sie dieselbe Menge oder mehr, um sicherzugehen, dass Sie die empfohlene Menge mit Ihrer Nahrung bekommen.

Nicht alle Speisen werden mit Öl zubereitet, aber Sie können das Öl dennoch in Ihre Ernährung integrieren. Kokosöl kann allen Speisen zugefügt werden, auch solchen, die normalerweise kein Fett enthalten. Fügen Sie zum Beispiel Heißgetränken, heißen Getreidegerichten, Suppen, Saucen und Aufläufen einen Löffel Kokosöl hinzu, oder geben Sie es über gekochtes Gemüse.

Obwohl ich empfehle, Kokosöl im Essen zu sich zu nehmen, müssen Sie nicht unbedingt Ihre Mahlzeiten damit zubereiten oder es ihnen hinzufügen. Wenn es Ihnen lieber ist, können Sie es auch löffelweise einnehmen, genau wie ein Nahrungsergänzungsmittel. Viele Menschen nehmen ihre Tagesdosis Kokosöl lieber auf diese Weise ein. Wenn Sie ein hochwertiges Kokosöl verwenden, ist es auch schmackhaft. Allerdings kann es etwas gewöhnungsbedürftig sein, einen ganzen Löffel Öl in den Mund zu nehmen.

Im Handel werden Sie hauptsächlich zwei Arten von Kokosöl finden. Die eine ist sogenanntes natives Kokosöl, die andere raffiniertes, gebleichtes, desodoriertes Kokosöl, auch oder RBD-Öl (für *refined, bleached, deodorised*) genannt. Natives Kokosöl wird aus frischen Kokosnüssen hergestellt und ist kaum verarbeitet. Dieses Öl kommt gewissermaßen direkt aus der Kokosnuss. Da es nur wenige Verarbeitungsschritte durchlaufen hat, hat es seinen zarten Kokosduft und -geschmack bewahrt und ist einfach köstlich.

RBD-Kokosöl wird aus Kopra (luftgetrockneten Kokosnüssen) hergestellt und ist stärker verarbeitet. Während der Verarbeitung werden ihm Geschmack und Aroma vollständig entzogen. Für Menschen, die den Geschmack von Kokosnuss nicht mögen, ist RBD-Öl eine gute Wahl. RBD-Öl wird bei hohen Temperaturen mechanisch und im Allgemeinen ohne chemische Substanzen verarbeitet. Im Geschäft erkennen Sie den Unterschied zwischen nativem und RBD-Kokosöl am Etikett. Alle nativen Kokosöle sind als »nativ« gekennzeichnet. Auf RBD-Ölen fehlt diese Angabe, allerdings auch die Kennzeichnung »RBD«. Manchmal sind sie als »Expeller-gepresst« gekennzeichnet, was bedeutet, dass die erste Pressung aus dem Fleisch der Kokosnuss auf mechanischem Weg ohne Wärmezufuhr durchgeführt wurde. Allerdings wird Wärme in der Regel in einem späteren Stadium des Verarbeitungsprozesses eingesetzt.

Viele Menschen bevorzugen natives Kokosöl, da es weniger stark verarbeitet ist, mehr seiner natürlichen Nährstoffe enthält und seinen natürlichen Geschmack bewahrt hat. Deswegen schmeckt es noch nach Kokosnuss. Da die Herstellung von nativem Kokosöl aufwändiger ist, ist es teurer als RBD-Öl.

Die meisten RBD-Öl-Marken haben keinen Eigengeschmack und -geruch und unterscheiden sich wenig voneinander. Zwischen nativen Kokosölen verschiedener Marken können dagegen erhebliche Qualitätsunterschiede bestehen. In der Herstellung von nativem Kokosöl werden zahlreiche unterschiedliche Verarbeitungsmethoden angewendet. Manche sind besser als andere. Die aufgewendete Sorgfalt wirkt sich auch auf die Qualität aus. Einige Firmen stellen ein ausgezeichnetes Kokosöl her, das so gut schmeckt, dass man es ohne weiteres pur mit dem Löffel essen könnte. Andere Marken haben einen sehr strengen Geschmack und können fast ungenießbar sein. Solche Qualitätsunterschiede können Sie nicht durch den bloßen Blick auf das Glas erkennen. Sie müssen eine Geschmacksprobe nehmen. Wenn das Öl einen milden Kokosgeschmack und -duft hat und Ihnen gut schmeckt, sollten Sie diese Marke verwenden. Wenn der Geschmack Ihnen zu stark ist oder der Geruch rauchig, probieren Sie vielleicht lieber eine andere Marke aus.

Kokosöl gibt es in allen Naturkostläden und in vielen Lebensmittelläden, ebenso wie im Internet. Sie können zwischen vielen Marken wählen. In der Regel haben die teuersten auch die beste Qualität, aber nicht in jedem Fall. Die billigeren Marken von nativem Kokosöl sind fast immer von geringerer Qualität. Alle Marken haben jedoch dieselbe kulinarische und therapeutische Wirkung und sind nützlich.

Wenn Sie Kokosöl im Geschäft kaufen, kann es aussehen wie Backfett, es ist fest und weiß. Wenn Sie es nach Hause bringen und in Ihren Küchenschrank stellen, kann es sich nach einigen Tagen in eine farblose Flüssigkeit verwandeln. Wenn das passiert, sollten Sie nicht erschrecken, denn es ist ein völlig natürlicher Vorgang. Eines der charakteristischen Merkmale von Kokosöl ist sein hoher Schmelzpunkt. Bei Temperaturen ab 24 Grad Celcius und darüber ist es flüssig wie jedes andere Pflanzenöl. Bei niedrigeren Temperaturen wird es fest. Es verhält sich ganz ähnlich wie Butter: Bei Aufbewahrung im Kühlschrank wird es fest, aber wenn Sie es an einem heißen Tag auf der Anrichte stehen lassen, schmilzt es und zerläuft. Wie auch immer Sie es lagern: Es ist auf jeden Fall sicher und in flüssiger und fester Form verwendbar.

Kokosöl ist sehr stabil und muss daher nicht im Kühlschrank gelagert werden. Sie können es im Küchenschrank aufbewahren. Kokosöl von guter Qualität ist ein bis drei Jahre haltbar. Hoffentlich haben Sie es lange vorher aufgebraucht.

MCT-Öl

Der gesundheitliche Nutzeffekt von Kokosöl beruht größtenteils auf den darin enthaltenen mittelkettigen Triglyzeriden. Wenn MCTs so gut sind, könnte man argumentieren, dass eine Quelle, die mehr von ihnen enthält als Kokosöl, sogar noch besser wäre. Kokosöl ist die reichhaltigste »natürliche« Quelle von MCTs, aber es gibt eine andere, die noch mehr enthält: MCT-Öl. Kokosöl besteht zu 63 Prozent aus MCTs, MCT-Öl zu 100 Prozent. MCT-Öl, das manchmal auch als »fraktioniertes Kokosöl« bezeichnet wird, wird aus Kokosöl hergestellt. Die zehn Fettsäuren, aus denen Kokosöl besteht, werden abgetrennt, und zwei der mittelkettigen Fettsäuren (Capryl- und Caprinsäure) werden neu zu MCT-Öl kombiniert.

Der Vorteil von MCT-Öl liegt darin, dass es mehr MCTs liefert als die gleiche Menge Kokosöl. Es hat keinen Eigengeschmack und kann, da es bei Raumtemperatur flüssig ist, leicht in Salatdressings verwendet oder Kaltgetränken zugefügt werden. Der Nachteil von MCT-Öl ist, dass es nur bei niedrigen Temperaturen verwendet werden kann, da es leicht verbrennt. Es verursacht eher Übelkeit und Durchfall als Kokosöl und kann also nur in begrenzten Mengen verwendet werden, um diese unerwünschten Nebenwirkungen zu vermeiden.

MCT-Öl enthält keine Laurinsäure, die wichtigste der mittelkettigen Fettsäuren. Dagegen besteht Kokosöl fast zu 50 Prozent aus Laurinsäure. Laurinsäure besitzt die stärksten antimikrobiellen Eigenschaften. In Kombination mit den anderen Fettsäuren in dem Öl wird das antimikrobielle Potenzial noch verstärkt. Daher wirkt Kokosöl weit stärker gegen Keime als MCT-Öl.

Die mittelkettigen Fettsäuren in MCT-Öl werden rasch in Ketone umgewandelt. Die Ketone im Blut erreichen anderthalb Stunden nach der Einnahme einen Spitzenwert und sind nach drei Stunden wieder verschwunden. Die Umwandlung von Laurinsäure in Ketone vollzieht sich langsamer. Die Ketone im Blut erreichen drei Stunden nach dem Verzehr von Kokosöl den Spitzenwert, bleiben aber etwa acht Stunden im Blut. MCT-Öl erzielt vielleicht rascher höhere Ketosespitzenwerte, diese verschwinden aber auch viel schneller wieder. Dies muss man berücksichtigen, da die Neuronen in Gehirn und Augen für die beste therapeutische Wirkung 24 Stunden am Tag eine kontinuierliche Zufuhr von Ketonen benötigen.

Um den Ketonspiegel im Blut zu halten, müsste am Tag ebenso wie in der Nacht etwa alle zwei Stunden MCT-Öl verabreicht werden. Das Gehirn arbeitet auch im Schlaf auf vollem Aktivitätsniveau und benötigt genauso viel Energie wie im völlig wachen Zustand. Man müsste die ganze Nacht hindurch immer wieder geweckt werden, um einzelne Dosen MCT-Öl einzunehmen. Zudem ist eine solche Menge von MCT-Öl unrealistisch wegen der unerwünschten Verdauungsstörungen, die es verursachen würde.

Dagegen muss Kokosöl nur drei oder vier Mal am Tag eingenommen werden, und seine Wirkung kann die ganze Nacht hindurch anhalten. Manche Menschen, die zunächst Kokosöl zur Behandlung von Alzheimer angewandt aber dann zur ausschließlichen Verwendung von MCT-Öl gewechselt hatten, berichten, dass die Fortschritte wieder zurückgingen. Das lässt den Schluss zu, dass MCT-Öl ein Behandlungsprogramm ergänzen kann, Kokosöl aber nicht ganz ersetzen sollte. MCT-Öl erzielt zwar vielleicht einen rascheren Ketoseanstieg, aber das ist nicht unbedingt nötig. Kokosöl hat eine länger anhaltende Wirkung und geringere Nebenwirkungen und ist wirksamer bei der Behandlung von Infektionen.

Außerdem finden Sie auf dem Markt möglicherweise noch eine weitere Sorte Öl, sogenanntes »flüssiges« oder »winterisiertes« Kokosöl. Diesem Öl wurden die langkettigen Fettsäuren entzogen. Sein Fettsäureprofil ist dem von MCT-Öl sehr ähnlich, allerdings enthält es eine etwas größere Zahl unterschiedlicher Fettsäuren. Es hat ebenfalls einen niedrigeren Schmelzpunkt als gewöhnliches Kokosöl und kann für kalte Speisen verwendet werden, ohne fest zu werden. Ebenso wie MCT-Öl ist es zum Kochen nicht besonders gut geeignet.

10 | Kokostherapie

Altersbedingte Erkrankungen

Zwischen Grauem Star, Glaukom, Makuladegeneration, diabetischer Retinopathie und anderen altersbedingten Augenerkrankungen bestehen zahlreiche Gemeinsamkeiten. Dazu zählen hoher oxidativer Stress und Radikalschäden, niedrige Konzentrationen von schützenden antioxidativen Nährstoffen und Enzymen, hohe Gewebespiegel von ungesättigten Fettsäuren, ein chronisch erhöhter Blutzuckerspiegel oder Insulinresistenz, chronische Entzündungen und Gewebedegeneration.

Altersbedingte Erkrankungen der Augen werden in Wirklichkeit nicht durch das verursacht, was wir gemeinhin als Alterung verstehen, sie sind vielmehr das Ergebnis jahrelanger Exposition gegenüber destruktiven Faktoren, die das Auge vorzeitig altern lassen und schädigen. Menschen können lange und gesund leben, ohne je diese sogenannten altersbedingten Krankheiten zu bekommen. Die Augen von gesunden alten Menschen, bei denen der Alterungsprozess normal verläuft, unterscheiden sich sehr stark von den Augen von Menschen mit Grauem Star, Makuladegeneration und anderen degenerativen Augenerkrankungen, ganz gleich wie alt sie sind.

Altersbedingte Erkrankungen der Augen sind in erster Linie das Ergebnis der Ernährungs- und Lebensweise, für die wir uns entschieden haben. Folglich können Sie sie vermeiden, aufhalten und sogar bis zu einem gewissen Grade rückgängig machen, wenn Sie jetzt die nötigen Umstellungen vornehmen. Das ist in jedem Lebensalter möglich. Bei dieser Umstellung geht es um Dinge, die Sie vermeiden sollten, weil sie Alterung und Sehkraftverlust begünstigen, ebenso wie um Dinge, die Sie tun sollten, um Ihre Sehkraft zu erhalten und wiederherzustellen.

Nährstoffreiche Diät

Wenn Ihre Augen gesund bleiben und Ihnen ein Leben lang gute Dienste leisten sollen, müssen Sie ihnen die Nährstoffe zukommen lassen, die sie für einwandfreies Funktionieren benötigen. Das bedeutet, dass Sie Speisen mit hoher Nährstoffdichte essen müssen und Ihren Magen nicht mit minderwertigen Lebensmitteln wie Süßigkeiten und raffinierten Kohlenhydraten (Brot, Donuts, Chips, Kräckers, Kekse) und anderem Junk Food füllen dürfen. Lebensmittel mit hoher Nährstoffdichte sind vollwertige Lebensmittel wie frisches Gemüse, Obst, Nüsse, Fleisch, Eier und Milchprodukte. Diese gesunden Lebensmittel liefern Ihnen die essenziellen Vitamine, Mineralstoffe und Antioxidantien, die Ihre Augen brauchen, um gesund zu bleiben.

Interessanterweise haben die Lebensmittel, die am wenigsten Nährstoffe liefern, meist den höchsten Gehalt an einfachen Kohlenhydraten. Sie lassen den Blutzuckerspiegel rasch ansteigen und begünstigen Insulinresistenz. Bei diesen und anderen stark verarbeiteten Lebensmitteln ist auch die Wahrscheinlichkeit erhöht, dass sie mit schädlichen Zusatzstoffen wie Aspartam oder Mononatriumglutamat verunreinigt sind.

Einer der wichtigsten Faktoren, der bei allen Formen von degenerativen Augenerkrankungen eine wichtige Rolle spielt, ist übermäßiger oxidativer Stress. Eine antioxidantienarme Ernährung kann nicht den Schutz bieten, den die Augen brauchen. Die Augen sind einem erheblich höheren Maß von Oxidation ausgesetzt als andere Körperteile, und eine schlechte Ernährung wirkt sich auf die Augen schädlicher aus als auf andere Gewebe, die keinen so hohen Bedarf an Antioxidantien haben.

Frisches Gemüse wird häufig als hervorragende Quelle der Nährstoffe empfohlen, die für gute Augengesundheit unentbehrlich sind. Aber wie Sie in Kapitel 7 gelesen haben, können Sie die im Gemüse enthaltenen Nährstoffe nicht aufnehmen, wenn Sie nicht gleichzeitig auch gutes Fett essen. Das gilt besonders für die fettlöslichen Nährstoffe wie Beta-Karotin, Lutein, und Zeaxanthin. Zwar verbessert jede Art von Fett die Nährstoffaufnahme, aber Kokosöl ist nachweislich das wirksamste. Man kann den Nährwert des Gemüses in einer Mahlzeit ganz leicht verdoppeln, verdreifachen oder vervierfachen und so den Augen erheblich stärkeren Schutz bieten, wenn man nur Kokosöl hinzufügt.

Studien belegen übereinstimmend, dass eine an essenziellen Vitaminen und Mineralstoffen und schützenden Antioxidantien reiche Ernährung das Entstehen und Fortschreiten degenerativer Augenerkrankungen verzögert. Es wurde allerdings nicht nachgewiesen, dass sie derartige Erkrankungen wirksam aufhalten oder rückgängig machen. Um dies zu erreichen, muss man den Blutzucker unter Kontrolle halten und den Reparaturprozess durch Ketone anregen. Multivitaminergänzungen, selbst solche mit Lutein und Zeaxanthin, nützen nicht das Geringste, wenn Ihre Ernährung voll von Zucker und verarbeiteten Kohlenhydraten ist.

Den Blutzucker unter Kontrolle halten

Eine Ernährung mit viel Zucker und verarbeiteten Kohlenhydraten begünstigt eine Degeneration der Sehkraft. Ein hoher Verzehr von Kohlenhydraten führt zu einem chronisch hohen Blutzuckerspiegel, der wiederum zu Insulinresistenz führt.

Insulinresistenz entwickelt sich bei Menschen mit einer kohlenhydratreichen Ernährung, die überwiegend aus Süßigkeiten und verarbeiteten Getreideprodukten besteht. Nach dem Verzehr werden die Kohlenhydrate in Glukose umgewandelt und ins Blut abgegeben. Wenn man im Laufe des Tages viele Kohlenhydrate isst, bleibt der Blutzuckerspiegel längere Zeit auf hohem Niveau. Ein jahrelang konstant erhöhter Blutzuckerspiegel desensibilisiert die Zellen gegen die Wirkung des Insulins, und es kommt zur Insulinresistenz.

Insulinresistenz bremst die Geschwindigkeit, mit der die Glukose in die Zellen gelangen kann. Infolgedessen steigt der Blutzuckerspiegel auf ein unnormal hohes Niveau und bleibt längere Zeit erhöht. Das Problem dabei ist unter anderem, dass Glukose zur Glykierung neigt, also dazu, an Proteinen und Fetten im Blut zu haften und schädliche AGEs entstehen zu lassen, die die Bildung destruktiver freier Radikale anregen. Eines der Kennzeichen von Diabetes und ein Problem von Menschen, die an einer altersbedingten Augenerkrankung leiden, ist eine rasante durch freie Radikale verursachte Degeneration im ganzen Körper, einschließlich der Augen.

Ein weiteres, und zwar ein gravierenderes Problem ist die Tatsache, dass die Zellen nicht genug Glukose aufnehmen können, und diese ist der Brennstoff, den sie brauchen, um reibungslos zu funktionieren. Ohne Glukose sterben sie ab. Um gesund zu bleiben, müssen unsere Zellen konstant mit Glukose versorgt werden. Wenn die Glukosezufuhr durch Insulinresistenz verzögert wird, verlangsamen sich auch die Zellfunktionen. Wenn die Zellen nicht genug Glukose erhalten, beginnen sie auszuhungern und zu degenerieren und sterben schließlich ab. Besonders ausgeprägt ist dieser Prozess des Zelltods in den Blutgefäßen und Kapillaren. Wenn die zum Kreislaufsystem gehörenden Zellen zu degenerieren beginnen, werden sie allmählich undicht und die Versorgung der peripheren Gewebe mit Blut und Sauerstoff lässt nach. Ohne ausreichend Blut und Sauerstoff sterben auch diese Gewebe allmählich ab, und dies führt zu den zahlreichen mit Diabetes verbundenen Komplikationen, beispielsweise peripherer Neuropathie (Taubheit in Füßen und Beinen), Retinopathie (Erblinden) und Nephropathie (Niereninsuffizienz). Eine schlechte Durchblutung und Gerinnselbildung sind häufige Begleiterscheinungen von Diabetes, und Diabetiker sind deswegen einem sehr hohen Herzinfarkt- und Schlaganfallrisiko ausgesetzt.

Eine schwere Insulinresistenz verursacht Diabetes. Diabetes wird diagnostiziert, wenn der Nüchternblutzucker – die Konzentration von Glukose im Blut nach achtstündigem Fasten – bei 126 mg/dl (7 mmol/l) oder höher liegt. Bei einem Gesunden ist der Nüchternblutzucker in der Regel nicht höher als 90 mg/dl (5,0 mmol/l); jeder höhere Wert ist ein Anzeichen für eine mehr oder minder ausgeprägte Insulinresistenz und all die damit verbundenen Probleme. Je höher der Blutzuckerspiegel, desto höher der Schaden. Ein chronisch über 90 mg/dl erhöhter Nüchternblutzucker steigert Ihr Risiko einer degenerativen Augenerkrankung, nicht nur aufgrund der Schäden an den winzigen Blutgefäßen und Kapillaren in Ihren Augen, sondern auch, weil er Ihre Belastung durch schädliche freie Radikale, AGEs und Entzündungen stark erhöht.

Bei Diabetikern und sogar bei Prädiabetikern besteht ein sehr hohes Risiko einer Demenzerkrankung, da eine Insulinresistenz sich auf die Gesundheit und Funktion des Gehirns auswirkt. Wie bereits erwähnt, gilt Alzheimer mittlerweile als eine Form von Diabetes. Auch Parkinson steht mit Insulinresistenz in Zusammenhang. Im Grunde genommen ist bei allen degenerativen Erkrankungen des Gehirns eine mehr oder minder ausgeprägte Insulinresistenz beteiligt, und das scheint auch bei altersbedingten Augenerkrankungen der Fall zu sein.[1–4] Bei Menschen mit einem hohen Verzehr von Kohlenhydraten besteht ein signifikant höheres Risiko von Makuladegeneration, Grauem Star, Retinopathie und anderen altersbedingten Augenerkrankungen. So zeigte, um nur ein Beispiel zu nennen, eine an der *Tufts University* in Boston durchgeführte Studie, dass der Verzehr von Nahrungsmitteln mit überdurchschnittlich hohem glykämischem Index mit einem 49 Prozent höheren Risiko einer fortgeschrittenen Makuladegeneration assoziiert war.[5] Der glykämische Index gibt an, wie schnell bestimmte Nahrungsmittel den Blutzuckerspiegel ansteigen lassen. Diejenigen, die den stärksten Anstieg verursachen, wie Brot und Zucker, sind am schädlichsten. Dr. Allen Taylor, der leitende Wissenschaftler der Studie, berichtet, dass die Ergebnisse darauf schließen lassen, dass mindestens jeder fünfte Fall von fortgeschrittener AMD (die einzige in dieser Studie untersuchte Augenerkrankung) durch geringeren Kohlenhydratverzehr vermutlich vollständig zu verhindern gewesen wäre. In ähnlicher Weise zeigen Ergebnisse anderer Studien, dass ein unzureichend regulierter Blutzucker zu Grauem Star führt, mit guter Regulierung des Blutzuckers dagegen Grauer Star verhindert werden kann.[6]

Daher besteht einer Ihrer ersten Schritte, um altersbedingten Augenerkrankungen vorzubeugen und sie zum Stillstand zu bringen, darin, Ihren Nüchternblutzucker unter Kontrolle zu bringen und ihn konstant unter 91 mg/dl oder möglichst nah an diesem Wert zu halten. Das ist machbar, selbst wenn Sie Diabetiker sind. Sie können dies erreichen, indem Sie eine kohlenhydratarme oder ketogene Diät einhalten, wie sie im folgenden Kapitel detailliert beschrieben ist.

Ein weiteres zum Test auf Insulinresistenz eingesetztes Messverfahren ist der Test auf glykiertes Hämoglobin oder A1C-Test. Dieser Test misst, wie viel Hämoglobin glykiert wurde – ein Maßstab für die Menge von AGEs im Blut. Er zeigt Ihren durchschnittlichen Blutzuckerspiegel über die letzten drei Monate an. Je höher Ihr Blutzuckerspiegel, desto mehr glykiertes Hämoglobin haben Sie. Wenn in zwei separaten Tests ein A1C-Wert von 6,5 Prozent oder darüber gemessen wurde, ist das ein Zeichen dafür, dass ein Diabetes vorliegt. Ein A1C zwischen 5,7 und 6,4 Prozent ist ein Zeichen für Prädiabetes. Unter 5,7 gilt als normal oder typisch, aber das ist nicht unbedingt gleichbedeutend mit gesund. Besser ist ein Wert von 5,0 oder darunter.

Kokosöl und Insulinresistenz

Kokosöl wirkt Wunder, wenn es darum geht, die Begleitsymptome von Diabetes und Insulinresistenz zu lindern. Studien zeigen, dass MCTs die Insulinausscheidung und Insulinsensitivität verbessern.[7] Den Mahlzeiten zugesetztes Speisefett – und ganz besonders Kokosöl – verzögert die Aufnahme von Zucker ins Blut und sorgt so für einen gleichmäßigeren Blutzuckerspiegel. Durch Kokosöl zu den Mahlzeiten lässt sich der Blutzuckerspiegel sehr wirksam regulieren. Selbst wenn man es nach oder zwischen den Mahlzeiten einnimmt, kann es helfen, einen erhöhten Blutzucker zu senken.

Diese Wirkung verringert die Notwendigkeit von Insulininjektionen. Einige Diabetiker stellten sogar fest, dass sie überhaupt kein zusätzliches Insulin brauchen, wenn sie Kokosöl einnehmen. »Natives Kokosöl hat eine deutliche Wirkung auf den Blutzuckerspiegel«, berichtet Ed. »Meine Frau und meine Tochter (beide leiden an Typ-2-Diabetes) messen ihren Blutzuckerspiegel mindestens dreimal täglich. Wenn sie das Falsche essen und ihr Blutzucker auf 80 bis 100 über normal ansteigt, nehmen sie keine zusätzlichen Medikamente, sie nehmen zwei bis drei Esslöffel Kokosöl direkt aus der Flasche. Innerhalb von einer halben Stunde haben sich ihre Blutzuckerwerte dann wieder normalisiert.«

»Im Juli 2001 wurde bei mir Typ-2-Diabetes diagnostiziert und ich bekam sofort Amaryl RX verschrieben«, berichtet Sharon. »Seit der Diagnose habe ich nach einer Möglichkeit gesucht, diese Krankheit rückgängig zu machen. Überall habe ich Unmengen von Informationen über diverse Nahrungsergänzungsmittel und Diäten gefunden. Jedoch nicht bei meinem Arzt: Der meinte bloß: ›Willkommen im Club‹ und wies mich an, meine Pillen zu nehmen. Ich war todunglücklich, aber er schien zufrieden. Kurz und gut: Ich konnte das RX allmählich absetzen und reguliere meinen Blutzucker jetzt mit Diät, Nahrungsergänzungsmitteln und Kokosöl! Ist das nicht cool? Ich kontrolliere immer noch ein oder zweimal täglich meinen Blutzuckerwert und er ist genauso gut und meistens sogar besser als mit dem Amaryl RX!«

Kokosöl bringt nicht nur den Blutzucker ins Gleichgewicht, es kann sogar den durch Insulinresistenz verursachten Schaden rückgängig machen. Diabetische Neuropathie ist eine Krankheit, bei der die Nerven durch Degeneration der kleinsten Blutgefäße und Kapillaren insbesondere in peripheren Geweben geschädigt werden. Die Auswirkungen machen sich als Schmerz oder Taubheitsgefühle in Füßen und Beinen bemerkbar. Andere Symptome sind Verdauungsprobleme, Muskelschwäche und -krämpfe, fehlende Harnkontrolle, Schwindel, Sprachbehinderung und Degeneration der Sehkraft. Bei etwa 50 Prozent der Diabetiker kommt es im Laufe der Zeit zu Nervenschäden.

Schlechte Durchblutung der Extremitäten ist eine häufige Ursache von diabetischen Fußulzera, die zu Gangrän und Amputation führen können. Bedingt durch die schlechte Durchblutung, besteht bei Diabetikern die Gefahr, dass selbst relativ kleine Schnittwunden oder Verletzungen an Füßen oder Beinen monatelang nicht abheilen und gangrenös werden. Wenn der Körperteil gefühllos ist, kann die Verletzung und die begleitende Infektion und Zerstörung schmerzlos verlaufen.

Schlechte Durchblutung ist das Ergebnis der Degeneration von Blutgefäßen und Kapillaren, verursacht durch die Unfähigkeit der Zellen, genügend Glukose aufzunehmen. Insulinresistenz behindert den Glukosetransport in die Zellen, sodass diese allmählich degenerieren und absterben. Kokosöl kann dazu beitragen, erkranktes und sterbendes Gewebe wiederzubeleben, indem es den Ketonspiegel im Blut anhebt. Ketone benötigen kein Insulin, um in die Zellen zu gelangen, eine Insulinresistenz hat also auf sie keine Auswirkungen. Wenn Ketone vorhanden sind, gelangen sie leicht in die Zellen von Blutgefäßen und Kapillaren, halten sie am Leben und fördern Heilung und neues Wachstum. So verbessern sie die Durchblutung, bringen den Nerven neue Lebenskraft und machen die häufig bei Diabetes auftretenden Komplikationen rückgängig. Es ist belegt, dass die ketogene Diät, die die Menge der Ketone im Blut erhöht, eine diabetische Nephropathie (Nierenerkrankung) rückgängig macht. Studien weisen zudem nach, dass eine Senkung des Blutzuckers eine Nephropathie zwar zum Stillstand bringt, sie aber allein nicht rückgängig machen kann. Dazu ist die Erhöhung des Blutketonspiegels nötig.[8]

Viele Diabetiker haben erlebt, wie nahezu leblose Gliedmaßen wieder zum Leben erwachten, wenn sie ihre Diät mit Kokosöl ergänzten. »Ich hatte einen kleinen Kratzer an meinem rechten Unterschenkel, der monatelang nicht recht heilen wollte«, berichtet Edward K. »Meine Frau sagte, es sei ein hässliche Wunde. Vor sechs Jahren begannen meine Füße zu taub zu werden; das fing beim großen Zeh an, und im Laufe der Jahre hatte ich immer weniger Gefühl in den Füßen. Ich fing mit einer Dosis von etwa drei bis vier Esslöffeln Kokosöl täglich an. Innerhalb von zehn Tagen war die Verletzung am Bein völlig abgeheilt. Ich bin so glücklich, denn jetzt merke ich auch, wie das Gefühl zurückkehrt. Das Taubheitsgefühl verschwindet. Ich kann wieder mehr spüren.«

Bei Edward bestand ernsthafte Gefahr einer Wundinfektion und möglicherweise sogar einer Operation oder Amputation. In nur zehn Tagen heilte das Kokosöl die Blutgefäße in seinen Füßen und Beinen, sodass die Durchblutung verbessert wurde, die Schnittwunde vollständig abheilte und Leben in seine Beine und Füße zurückkehrte.

Edwards Geschichte ist nicht ungewöhnlich; viele Diabetiker erleben dieselbe Reaktion, wenn sie mit der regelmäßigen Einnahme von Kokosöl beginnen.

Auch die Augen können profitieren. »Meine Retinopathie ist jetzt seit drei Jahren vollständig verschwunden«, sagt Kim. »Ich esse jetzt mehr Fett in Form von Kokosöl und anderen gesunden Fetten, und die haben mir sehr geholfen, meinen Blutzucker (-spiegel) unter Kontrolle zu halten. Er war vorher auch nicht schlecht, aber jetzt ist er sogar noch besser.«

Kokosöl verbessert die Durchblutung und macht Gefäß- und Nervenschäden in den Extremitäten rückgängig. Im Gehirn und den Augen kann es das Gleiche bewirken. Jeder Diabetiker und jeder, der an Insulinresistenz leidet, könnte von der regelmäßigen Anwendung von Kokosöl profitieren.

Die Kraft der Ketone

Wenn Sie das Fortschreiten einer degenerativen Augenerkrankung aufhalten wollen, müssen Sie unbedingt Ihren Blutzucker unter Kontrolle halten, aber das allein wird den Schaden nicht beheben oder die Erkrankung rückgängig machen. Oxidativer Stress und Entzündung tragen zur Entstehung degenerativer Augenerkrankungen bei und verhindern eine Heilung, selbst nachdem eine gute glykämische Kontrolle wieder hergestellt ist. An diesem Punkt kommen die Ketone ins Spiel. Ketone verringern oxidativen Stress und Entzündung, aktivieren den Wachstumsfaktor BDNF, der Heilung und Reparatur ebenso wie das Wachstum neuer Neuronen in Gehirn und Augen stimuliert. Ketone haben sich für die Heilung einer ganzen Reihe von Gehirnerkrankungen von Epilepsie bis Alzheimer als hilfreich erwiesen.

Tatsächlich sind Ketone für die gesunde Funktion von Gehirn und Augen unerlässlich. Glukose ist der wichtigste Energielieferant für das Gehirn, hauptsächlich, weil der Glukosespiegel im Blut immer ansteigt, wenn wir eine Mahlzeit oder einen Snack essen. Wenn wir aber mehrere Stunden lang gar nichts essen, kann der Glukosespiegel im Blut so stark fallen, dass die Leber anfängt, gespeichertes Fett in Ketone umzuwandeln. Zu solchen Zeiten greift das Gehirn verstärkt auf Ketone zurück, um seinen Energiebedarf zu decken. Ketone mindern den Stress durch freie Radikale, kurbeln den Wachstumsfaktor BDNF an und setzen eine großen Teil der Wartungs-, Heilungs- und

Reparaturprozesse in Gang, die nötig sind, um Gehirn und Augen funktionsfähig zu halten.

Es ist ganz ähnlich wie beim Kauf eines neuen Autos. Wenn Sie das Auto vom Hof des Händlers fahren, hat es das Potenzial, Ihnen viele Jahre zuverlässige Dienste zu leisten. Um aber so viel wie möglich von diesem Auto zu haben, müssen Sie es pflegen, die Reifen wechseln, Luft- und Treibstofffilter austauschen und das Öl regelmäßig wechseln. Wenn Sie all das tun, wird Ihr Auto Ihnen 100 000 Meilen zuverlässige Dienste leisten. Wenn Sie allerdings diese Routinewartungsmaßnahmen vernachlässigen, können Sie von Glück sagen, wenn Sie auch nur 20 000 Meilen weit kommen, bevor der Motor einen Kolbenfresser bekommt und das Auto den Geist aufgibt.

Mit unserem Gehirn und unseren Augen ist es ganz ähnlich. Bei unserer Geburt haben sie das Potenzial, uns über 100 Jahre lang treu zu dienen – wenn wir gut für sie sorgen. Ketone sind wie die Mechaniker, die kommen, um das Öl und die Reifen zu wechseln. Sie halten unser Gehirn unser Leben lang in Schuss. Damit das aber geschehen kann, muss der Ketonspiegel im Blut regelmäßig erhöht werden.

Welche Nahrungsmittel und auch wie häufig wir essen, hat großen Einfluss darauf, wie oft und wie viele Ketone wir bilden und wie sie sich auf die Gesundheit unseres Gehirns und unserer Augen auswirken. Manche Menschen bilden wenig oder gar keine Ketone und können deswegen nicht von deren möglicher therapeutischer Wirkung profitieren.

Welche Art von Nahrungsmitteln essen Sie jeden Tag? Kommt Ihnen die folgende Liste bekannt vor? Zum Frühstück: Porridge oder Frühstückscerealien, Muffins, Toast, Pfannkuchen, Waffeln, Obst oder Fruchtsaft. Zum Mittagessen: ein Sandwich, Burrito, Hamburger, Pommes frites, gebratene Zwiebelringe oder Chips. Als Snack zwischendurch: ein Müsliriegel, Donut, Kaffee mit Zucker. Zum Abendessen: Pizza, Nudeln, Kartoffeln und Brot, und zum Schluss ein Nachtisch bestehend aus Kuchen, Pudding oder Eis. All diese Lebensmittel sind reich an Kohlenhydraten, die im Körper leicht in Glukose umgewandelt werden. Bei solchen Essgewohnheiten ist Ihr Blutzucker praktisch den ganzen Tag erhöht und Ihr Körper hat nie Gelegenheit, eine nennenswerte Menge von Ketonen zu bilden.

Wenn Sie bereits insulinresistent sind, bedeutet das, dass Ihr Blutzucker selbst dann erhöht bleibt, wenn Sie gar nicht essen. Also ist Ihr

Blutzucker schon erhöht, wenn Sie morgens aufwachen und zwölf Stunden nichts gegessen haben. Das heißt: Die Ketonbildungsmaschine Ihres Körpers wird nie angeworfen. Wenn Sie sich jeden Tag so ernähren, und das Tag für Tag und Jahr für Jahr, altern Ihr Gehirn und Ihre Augen schneller und es kommt zu einer mehr oder minder schweren neurodegenerativen Erkrankung. Das ist der Grund, warum Diabetiker weniger BDNF haben als Nichtdiabetiker.[9]

Das beste Mittel zur Vorbeugung und Behandlung jeder altersbedingten Augenerkrankung besteht darin, Ihrem Körper zu ermöglichen, seinen Ketonspiegel regelmäßig zu erhöhen. Je höher Sie Ihren Ketonspiegel treiben und je länger Sie diesen erhöhten Spiegel aufrechterhalten können, desto besser. Sie können dies durch Fasten erreichen, durch eine ketogene Diät oder dadurch, dass Sie täglich eine ausreichende Menge Kokosöl zu sich nehmen.

Wachstumsfaktor BDNF

Viele Jahre galt ein abnormal hoher Augeninnendruck als primäre Ursache eines Glaukoms. Derzeit überprüfen einige Wissenschaftler allerdings diese Annahme. Übermäßiger Augeninnendruck spielt zwar eine Rolle, ist möglicherweise aber nicht die wahre Ursache der Degeneration der Netzhautganglienzellen und des Sehnervs; tatsächlich ist er vielleicht lediglich ein Symptom und nicht der auslösende Faktor.

Glaukomtherapien konzentrierten sich bisher ausschließlich auf die Senkung des Augeninnendrucks. Dieser Ansatz erweist sich leider häufig als erfolglos, was darauf schließen lässt, dass an der Entstehung beziehungsweise dem Fortschreiten der Erkrankung andere Faktoren oder Mechanismen beteiligt sind.[10] Selbst wenn es gelingt, den Augeninnendruck operativ oder medikamentös zu senken, lässt bei einigen Glaukompatienten die Sehkraft weiter nach.

Viele Wissenschaftler sehen das Glaukom mittlerweile als eine neurologische Störung, die dazu führt, dass Nervenzellen im Gehirn degenerieren und absterben, ähnlich wie bei Parkinson oder Alzheimer.[11] Inzwischen hat man erkannt, dass chronische Entzündung, ein Kennzeichen aller neurodegenerativen Störungen, beim Glaukom eine wichtige Rolle spielt. Bei Parkinson ist die Hirnregion *substantia nigra,* die die Bewegungen steuert, am stärksten betroffen. Bei Alzheimer sind es der Hippocampus und die Stirnlappen, die für das Gedächtnis wichtigen Regionen. Beim Glaukom sind es die Augen.

Schädigung und Absterben der Zellen in der Netzhaut imitieren die Degeneration von Gehirnzellen. Tatsächlich bildet sich dieselbe Art von Plaque, die sich im Gehirn von Alzheimerkranken bildet, auch in der Netzhaut. Studien zeigen, dass bei Alzheimerpatienten das Glaukomrisiko erhöht ist. Eine deutsche Studie an Alzheimerpatienten in einer Pflegeeinrichtung belegte eine erhöhte Glaukomhäufigkeit von 24,5 Prozent im Vergleich zu nur 6,5 Prozent bei gleichaltrigen Patienten, die nicht an Alzheimer litten.[12] Eine japanische Studie kam zu ähnlichen Ergebnissen: Bei Alzheimerpatienten lag die Glaukomhäufigkeit bei 23,8 Prozent, bei einer Kontrollpatientengruppe dagegen bei 9,9 Prozent.[13] Nicht nur ist bei Alzheimerpatienten die Wahrscheinlichkeit, an einem Glaukom zu erkranken erhöht, bei Glaukompatienten besteht auch ein höheres Alzheimerrisiko. Eine Studie an 812 Probanden mit Glaukom im Alter von 72 oder mehr Jahren stellte fest, dass bei ihnen das Risiko, an Demenz zu erkranken, 4-mal so hoch war.[14]

Der Augeninnendruck ist immer noch ein wichtiges diagnostisches Instrument und die Senkung eines abnorm hohen Drucks die Standardbehandlung, aber Forscher untersuchen inzwischen neue Methoden. Eine besteht darin, sich die körpereigenen Heilungsmechanismen zunutze zu machen – die neurotrophen Faktoren. BDNF sind dafür bekannt, dass sie die Netzhautganglienzellen schützen und revitalisieren und darüber hinaus sogar neues Zellwachstum in Gang setzen und einen geschädigten Sehnerv reparieren. Erste Studien an Ratten mit Glaukom zeigten, dass durch die Injektion von BDNF in den Glaskörper ihrer Augen die Degeneration und der Verlust von Netzhautzellen abrupt nachließen.[15] Allerdings hielt dieser Effekt nicht an. Mehrfache Injektionen waren erforderlich, um eine nennenswerte Verbesserung zu erzielen, was den klinischen Nutzen dieser Methode minderte. Für einen dauerhaften Erfolg ist eine kontinuierliche Zufuhr von BDNF nötig. BDNF-Injektionen sind vielleicht nicht praktikabel, aber die nachhaltige Anhebung des BDNF-Spiegels im Blut auf natürliche Weise durch eine ketogene oder auf Kokosöl basierende Diät ist durchaus machbar und hat bei Menschen mit Alzheimer und anderen neurodegenerativen Erkrankungen erstaunliche Erfolge erzielt.

Die Ärztin Dr. Mary Newport befürwortet die Anwendung von Kokosöl und MCTs als Therapie bei neurodegenerativen Erkrankungen, seitdem sie damit erreichte, dass die Alzheimererkrankung ihres Mannes zurückging. Obwohl ihr Interesse hauptsächlich Alzheimer gilt, stellte sie fest, dass eine ganze Reihe neurodegenerativer Erkrankungen gut auf die Anwendung von Kokosöl ansprachen, darunter auch Augenerkrankungen wie Glaukom. Sie erklärt: »Die Augen sind ein Fortsatz des Gehirns, und an Krankheiten wie Glaukom und Makuladegeneration sind Neuronen beteiligt. Eine Frau, die an Glaukom leidet, sagte, sie habe MCT-Öl eingenommen, als sie zufällig an ihren Computer gesessen habe. Sie hätte immer gedacht, dass der Bildschirm nur verschiedene Grautöne zeigte, und geglaubt, das sei der normale Bildschirm. Der Schirm wurde rosa. Sie fing an, auf dem Bildschirm Farben zu sehen, und es war ihr völlig neu, dass er überhaupt farbig war. ›Das ist aber merkwürdig‹, habe sie gedacht. Also wiederholte sie dieses Experiment mehrere Tage hintereinander, und jedes Mal, wenn sie das MCT-Öl einnahm, wurde ihr Bildschirm eine halbe oder dreiviertel Stunde später farbig. Ich fand das ziemlich interessant. Wir sind immer noch in Kontakt, und seit etwa anderthalb Jahren ist ihr Glaukom stabil. Es hat sich nicht verschlimmert.«

Bei ihren Recherchen zu AMD stieß Marlene G. auf Kokosöl. »Als ich 51 war, wurde bei mir eine Makuladegeneration diagnostiziert«, berichtet Marlene. »Ich fragte meinen Augenarzt, ob ich irgendetwas tun könnte, um sie rückgängig zu machen, und er sagte nur rundheraus: ›Nein!‹« Marlene war entsetzt über seine Antwort und begann eine Suche, bei der sie auf Kokosöl stieß. »Ich fing mit zwei Esslöffeln Kokosöl jeden Morgen zum Frühstück an und begann es auch zum Kochen zu verwenden. Als ich im nächsten Jahr wieder zu demselben Augenarzt ging, stellte er fest, dass ich keine Makuladegeneration mehr hatte!« Der Arzt war völlig verblüfft und konnte sich das nicht erklären.

Kokosöl hilft unter Umständen sogar, wenn es lokal als Augentropfen eingesetzt wird. Robert P. berichtet: »Bei meiner Frau hat die lokale Anwendung von Kokosöl in den Augen den Tunnelblick, an dem sie wegen ihres Glaukoms litt, rückgängig gemacht. Der Tunnelblick hatte sich über einen Zeitraum von 30 Jahren entwickelt, die Heilung des Nervenschadens dauerte nur ein paar Wochen. Natürlich ist sie überglücklich, ich brauche sie jetzt beim Gehen nicht mehr zu führen.« Eine Kombination von Einnahme des Öls und Anwendung in den Augen in Verbindung mit einer kohlenhydratarmen Diät ist möglicherweise die beste natürliche Methode zur Behandlung von Glaukom und anderen altersbedingten Augenerkrankungen.

Altersbedingte Augenerkrankungen besiegen in fünf Schritten

Die wichtigsten Punkte, die Sie kennen und verstehen sollten, um altersbedingte degenerative Augenerkrankungen zu vermeiden oder zu behandeln, lassen sich auf nicht mehr als fünf Schritte reduzieren, die im Folgenden jeweils kurz zusammenfasst werden.

1. Halten Sie Ihren Blutzucker unter Kontrolle. Ein hoher Blutzuckerspiegel wirkt sich ungünstig auf alle degenerativen Augenerkrankungen aus. Er trägt zur vorzeitigen Alterung der Augen bei, entweder als Grundursache oder als wichtiger beteiligter Faktor. Bemühen Sie sich, Ihren Nüchternblutzucker auf einen Wert unter 101 mg/dl (5,6 mmol/l) und idealerweise unter 91 mg/dl (5,1 mmol/l) zu bringen. Blutzucker lässt sich am besten durch eine kohlenhydratarme oder ketogene Diät regulieren, wie sie im folgenden Kapitel erklärt wird.

2. Essen Sie gute Quellen essenzieller Vitamine und Antioxidantien. Ihre Ernährung sollte viel dunkelgrünes, rotes, gelbes und orangefarbenes Gemüse und Obst sowie frische Eier, Fleisch und Milchprodukte enthalten. Vermeiden Sie stark verarbeitete, verpackte Lebensmittel und Lebensmittelzusätze wie Aspartam, Mononatriumglutamat, gehärtete Pflanzenfette und mehrfach ungesättigte Pflanzenöle.

3. Heben Sie ihren Blutketonspiegel an. Sie können die Zahl der Ketone im Blut auf verschiedene Weise erhöhen: regelmäßiges Flüssigkeitsfasten, Intervallfasten, regelmäßige mäßige bis intensive aerobische Bewegung, eine ketogene Diät oder die Einnahme von Kokosöl. Sie können diese Methoden einzeln praktizieren oder sie kombinieren, um eine stärkere Wirkung zu erzielen, zum Beispiel eine ketogene Diät in Kombination mit Kokosöl und regelmäßiger Bewegung.

4. Essen Sie gute Fette. Dazu gehören Kokos-, Palm-, MCT-, Oliven- und Macadamiaöl sowie Butter, Sahne und tierische Fette. Von diesen können nur Kokos- und MCT-Öl den Ketonspiegel im Blut erhöhen. Kokos- und Palmöl eignen sich mit am besten zum Kochen. Vermeiden Sie Pflanzenöle mit einem hohen Gehalt an mehrfach ungesättigten Fetten wie Mais-, Soja-, Färberdistel-, Sonnenblumen-, Erdnuss-, Walnuss- und Rapsöl sowie alle gehärteten oder teilgehärteten Fette.

5. Vermeiden Sie Medikamente. Viele verschreibungspflichtige und rezeptfreie Medikamente sind schädlich für die Augengesundheit, deswegen sollten Sie, wenn es irgend geht, alle unnötigen Medikamente absetzen. Mit einer auf Kokosöl basierenden, kohlenhydratarmen oder ketogenen Diät werden Sie die meisten Medikamente nicht mehr brauchen. Eine solche Diät bringt auch den Blutzucker ins Gleichgewicht, verbessert den Cholesterin- und Triglyzeridspiegel, normalisiert Bluthochdruck, mindert Entzündungen (C-reaktives Protein), sorgt für besseren Schlaf, senkt das Risiko von Herzerkrankungen und hilft, überschüssiges Gewicht zu abzubauen – also die Störungen, für deren Behandlung die meisten Medikamente entwickelt wurden. Sie können diese Medikamente überflüssig machen, indem Sie sich einfach richtig ernähren.

Neurodegenerative Erkrankungen

Neurodegenerative Erkrankungen wie Alzheimer, Parkinson, MS und Schlaganfall können sich ungünstig auf das Sehvermögen auswirken. Obwohl eine Hirnregion stärker betroffen sein kann als andere, können die chronische Entzündung und der oxidative Stress im Zusammenhang mit diesen Krankheiten sich auf das gesamte Gehirn auswirken.

Die fünf oben beschriebenen Schritte zum Sieg über altersbedingte Augenerkrankungen sind auch bei neurodegenerativen Erkrankungen anwendbar. Kokosöl, Ketone und eine kohlenhydratarme Ernährung haben sich als sehr erfolgreich erwiesen, wenn es darum geht, die bei Neurodegeneration auftretenden Symptome rückgängig zu machen. Wenn Sie mehr über die Anwendung von Kokosöl und eine Diät gegen diese und andere Krankheiten erfahren möchten, empfehle ich Ihnen die Lektüre meines Buchs »Stopp Alzheimer! – Wie Demenz vermieden und behandelt werden kann«.

Kokoswasser und Grauer Star

Bei Gang durch die Gemüseabteilung des Lebensmittelgeschäfts stoßen Sie sicher auf einen Stapel brauner, haariger Kokosnüsse. Wenn Sie eine davon in die Hand nehmen, schütteln und gut hinhören, hören Sie es darin gluckern. In dem Hohlraum im Inneren der Kokosnuss befindet sich eine Flüssigkeit, das sogenannte Kokoswasser. Manche Leute nennen es lieber »Kokosmilch«, aber diese Bezeichnung ist eigentlich falsch, denn Kokosmilch ist ein ganz anderes Produkt, das durch das Zermahlen des Kokosfleischs und das Entziehen der Flüssigkeit hergestellt wird. Kokosmilch ist eine dicke, weiße, cremige Flüssigkeit und sieht aus wie normale Milch, Kokoswasser dagegen ist eine meist klare Flüssigkeit, die fast aussieht wie Wasser.

Kokoswasser wurde in den letzten Jahren sehr populär und wird häufig von Sportlern und Fitnessjüngern als natürliches isotonisches Getränk verwendet. Aus verschiedenen Gründen ist Kokoswasser den kommerziellen Sportgetränken überlegen. Es enthält keinerlei zusätzlichen Zucker, Konservierungsmittel, Emulgatoren oder andere chemische Substanzen, aber eine vollständige Palette von Elektrolyten (Mineralstoffionen), die der des menschlichen Blutplasmas vergleichbar sind. Zudem enthält es diverse Vitamine, Antioxidantien und Pflanzeninhaltsstoffe.

In diesen Pflanzeninhaltsstoffen sind auch pflanzliche Hormone enthalten, die sogenannten Cytokinine, die Wachstum und Differenzierung bei Pflanzen steuern. Cytokinine sind wegen ihrer Anti-Aging-Wirkung sowohl bei Pflanzen als auch bei Tieren einschließlich des Menschen, zum Gegenstand intensiven wissenschaftlichen Interesses geworden.

Unter anderem halten Cytokinine die Wirkungen der Alterung auf, indem sie einen der wichtigsten an der Alterung beteiligten Faktoren blockieren – die freien Radikale. Cytokinine sind potente Antioxidantien. Allerdings sind die antioxidativen Eigenschaften der Cytokinine zwar wichtig und hilfreich, aber nicht ihr wichtigstes Instrument zur Beeinflussung des Alterns. Eine der Hauptfunktionen der Cytokinine ist es, die Zellteilung zu regulieren und die Alterungsgeschwindigkeit bei Pflanzen zu beeinflussen. Je nach der Menge der vorhandenen Cytokinine kann der Alterungsprozess der Pflanzen beschleunigt oder verzögert werden. Die Cytokininproduktion erfolgt unter anderem in den Wurzeln. Von dort wird das Hormon über den Saft in alle Teile der Pflanze transportiert. Pflanzenteile, die nicht kontinuierlich mit Cytokininen versorgt werden, altern schneller als normal. Andererseits wird die normale Alterung verzögert, wenn einer Pflanze zusätzliche Cytokinine zugeführt werden.

Die Konservierung von lebendem Gewebe für Untersuchungen in Kulturen oder für die Transplantation ist für Forscher und Ärzte von großer Bedeutung. Um die Qualität der Gewebe für eine spätere Verwendung sicherzustellen, werden diese in speziellen Lösungen gelagert, die sie am Leben und funktionsfähig erhalten. Kokoswasser hat sich als wirksam bei der Verlängerung des Lebens von menschlichem und tierischem Gewebe erwiesen.[16] Tatsächlich ist es noch wirksamer als Braun-Collins-Lösung und andere gängige Konservierungsmedien, die speziell zu diesem Zweck entwickelt wurden.[17–18]

Mit zunehmendem Alter durchlaufen normale menschliche Zellen immer mehr progrediente, irreversible Veränderungen, bis sie das Stadium des Zelltods erreichen. Junge Zellen sind prall, rund und glatt. Mit zunehmendem Alter wird ihre Form unregelmäßig, sie werden flacher, größer und enthalten immer mehr Abfallstoffe; die Zellteilung verlangsamt sich und hört schließlich ganz auf, worauf nach einer gewissen Zeit der Zelltod folgt. Wenn dem Kulturmedium Cytokinine zugesetzt werden, verhalten sich die Zellen nicht ihrem Alter entsprechend. Die normale Alterungssequenz läuft wesentlich langsamer ab. Die Zellen durchlaufen nicht die gravierenden degenerativen Veränderungen, die normalerweise eintreten würden.[19–20] Obwohl die Lebensdauer der Zellen insgesamt wenig verändert ist, bleiben die Zellen über ihre gesamte Lebensspanne sehr viel jugendlicher und funktionstüchtiger. So gleichen behandelte Zellen, wenn sie die letzte Lebensphase erreicht haben und sich nicht mehr teilen, in Aussehen und Funktionsfähigkeit unbehandelten Zellen, die nur halb so alt sind. In behandelten Zellen kommt es nie zu den gravierenden degenerativen Veränderungen, die unbehandelte Zellen durchmachen. Sie behalten ihre Jugendlichkeit in jeder Hinsicht bis ins hohe Alter.

Einige Forscher vertreten die Theorie, dass Cytokinine aufgrund ihrer antioxidativen und Anti-Aging-Eigenschaften Möglichkeiten für die Vorbeugung und Behandlung von Krankheiten wie Krebs, Herzkrankheiten, Grauem Star, Makuladegeneration und Alzheimer bieten könnten. Daher könnte die Anwendung von Kokoswasser sich als hilfreich in der Vorbeugung einiger dieser Leiden erweisen. Studien belegen, dass Kokoswasser sowohl in Gewebekulturen als auch bei lebenden Versuchstieren die neurotoxischen Effekte der bei Alzheimer auftretenden amyloiden Plaques verhindert.[21–22]

Kinetin ist das am gründlichsten untersuchte Cytokinin mit Anti-Aging-Eigenschaften. Aufgrund seiner Anti-Aging-Effekte in pflanzlichen, tierischen und menschlichen Zellen wurde es als lokal anzuwendende Salbe für eine mögliche Behandlung von Altersflecken, Falten und schlaffer, trockener oder rauer Haut getestet. Zu den Faktoren, die

Falten und schlaffe Haut verursachen, gehören die Alterung und der Abbau des Hautbindegewebes. Das Bindegewebe macht die Haut stark und elastisch. Wenn Kinetin auf die Haut aufgetragen wird, wird die Zellteilung im Bindegewebe angeregt, sodass älteres, beschädigtes Gewebe durch funktional jüngeres Gewebe ersetzt wird.[23] Dadurch wird die faltige und schlaffe Haut glatter und fester. Trockene, alternde Haut wird durch glattere, weichere ersetzt.

Lokal angewendete kinetinhaltige Lösungen haben sich auch als wirksam bei der Reduzierung oder Normalisierung von abnormer Pigmentierung, beispielsweise Altersflecken, erwiesen.[24] Von Humanstudien mit einer Dauer bis zu 100 Tagen wurden keinerlei unerwünschte Effekte berichtet; Kinetin gilt daher als sicher für die Anwendung über längere Zeiträume. Aufgrund dieser Studien enthalten einige im Handel erhältliche Gesichtscremes und Lotionen unter anderem den Wirkstoff Kinetin.

Obwohl bei den meisten dieser Studien zu Anti-Aging-Effekten das Augenmerk auf Kinetin lag, scheinen sämtliche normalerweise in Kokoswasser enthaltenen Cytokinine gemeinsam Anti-Aging-Effekte zu bewirken.[25] Die Cytokininkonzentration in Kokoswasser gehört zu den höchsten im gesamten Pflanzenreich. Diese Cytokinine verzögern nachweislich die Prozesse, die zu vorzeitigem Altern und Zellabbau in der Haut führen, und mittlerweile gibt es auch Belege, dass sie in den Augen dieselbe Wirkung haben könnten.

Grauer Star ist medizinisch nicht heilbar, und wie bereits früher erwähnt, ist die einzige medizinische Lösung eine Operation, bei der die natürliche Linse entfernt und durch eine Kunststofflinse ersetzt wird. Ein natürlicherer Ansatz ist eine Ernährungsumstellung und verstärkte Aufnahme von antioxidativen Nährstoffen. Dies wird den Grauen Star zwar nicht heilen, verlangsamt aber nachweislich das Fortschreiten der Krankheit und kann sogar zur Vorbeugung beitragen, wenn damit früh genug begonnen wird, bevor die Krankheit Fuß gefasst hat. Ein weiterer Ansatz, der die Wirkungen einer nährstoffreichen Diät verstärken kann, besteht darin, durch eine ketogene oder kohlenhydratarme, auf Kokosöl basierende Diät den Ketonspiegel im Blut zu erhöhen. Die Anwesenheit von Ketonen verringert die Belastung der Linse durch freie Radikale erheblich und hält die Abwehr durch Antioxidantien aufrecht. Eine weitere mögliche natürliche Behandlung und vielleicht die beste aller Lösungen könnten Augenbäder mit Kokoswasser sein.

Vor einigen Jahren berichtete mir eine meiner Patientinnen über eine Behandlung gegen Grauen Star, von der sie in einem Buch des Kräuterheilkundlers John Heinerman gelesen hatte. Er riet dem Patienten, sich hinzulegen und einige Tropfen frisches Kokoswasser in die Augen zu tropfen und danach die Augen etwa zehn Minuten mit einem heißen, feuchten Waschlappen zu bedecken.

Heinerman zufolge reicht schon eine einzige Anwendung aus, um eine erhebliche Besserung zu erzielen. Da meine Patientin an Grauem Star litt, probierte sie die Methode aus und berichtete erfreut, dass sie wirkte. Kein Grauer Star mehr! Ich war zunächst überrascht und auch etwas skeptisch, da ich noch nie von der Verwendung von Kokoswasser für diesen Zweck gehört hatte. Ich begann, selbst Recherchen zu diesem Thema anzustellen, um mehr über die Wirkung von Kokoswasser bei Grauem Star und auf die Gesundheit allgemein herauszufinden. Bei diesen Recherchen stieß ich auf einen interessanten Fall, der den möglichen Nutzen von Kokoswasser in der Behandlung von Grauem Star sehr deutlich veranschaulicht. Hier ist Marjies Geschichte, so wie sie sie selbst schildert:

»Wir haben das zufällig entdeckt, als wir vor einigen Jahren mit einem Kreuzfahrtschiff unterwegs waren. Ein paar von uns machten eine Tour über eine Insel und wollten weg von den üblichen Touristenrouten. Also mieteten wir einen Bus mit Fahrer, der uns auf die andere Seite der Insel bringen sollte (wir waren nur zu zehnt in diesem Riesenbus). Wie wir später herausfanden, machte ein Ehepaar diese Kreuzfahrt gewissermaßen als letzte schöne gemeinsame Unternehmung, bevor die Frau sich einer Staroperation unterziehen musste. Jedenfalls kamen wir zu einem wunderschönen Strand, auf dem überall Kokosnüsse herumlagen, und wir bekamen Durst, aber es gab kein Trinkwasser. Wir beschlossen also, ein paar Kokosnüsse aufzuschlagen, um etwas gegen unsere trockenen Hälse zu tun. Wir fanden einen Eingeborenen mit einer großen Machete und brachten ihn durch Zeichensprache dazu, uns ein paar Kokosnüsse zu öffnen. Die Frau mit dem Grauen Star bekam ein paar Spritzer Kokossaft in ein Auge, und es brannte ein bisschen. Wir suchten alle in unseren Sachen nach irgendetwas, womit wir die ›Verletzung‹ an ihrem Auge ein bisschen lindern konnten. Wir fanden aber nichts als einen feuchten Waschlappen. Ihr Mann wischte ihr das Auge aus und legte den Waschlappen darauf. Nach ungefähr zehn Minuten sagte sie, wir sollten zurück zum Schiff fahren, und das taten wir.

Am nächsten Morgen beim Frühstück erzählte sie, dass ihr Auge viel besser sei und sie richtig gut sehen könne. Wir untersuchten ihr Auge und fanden keine Spur von dem Grauen Star, der am Tag davor noch ganz deutlich zu sehen gesehen war. Sie sagte, sie wünschte, sie hätte in beide Augen Kokossaft bekommen. Daraufhin kamen wir auf die Idee, auch in ihr anderes Auge Kokossaft zu träufeln. Das taten wir noch am selben Tag, sobald wir an Land kamen, und wiederholten es auch bei dem anderen Auge. Alles Nötige hatten wir mitgenommen. Wir gingen auf den Markt im Ort, kauften eine Kokosnuss, öffneten sie und siebten den Inhalt durch einen Waschlappen in eine Plastiktasse, träufelten ihr den Saft in beide Augen, legten einen warmen Waschlappen über beide Augen, warteten zehn Minuten, und es wirkte. Nach ihrer Rückkehr in die USA ging sie zu ihrem Arzt – kein Grauer Star mehr und keine Operation.«

Solche Geschichten sind kein Beweis dafür, dass man mit Kokoswasser Grauen Star heilen kann, aber sie deuten zumindest auf die Möglichkeit hin. Meines Wissens gibt es keine Studie, die den Nutzen von Kokoswasser bei der Behandlung von Grauem Star belegt; aber andererseits gibt es auch keine, die das Gegenteil belegt. Das heißt nur, dass bis heute keine wissenschaftlich dokumentierten Beweise vorliegen.

Wenn es auch bisher keine wissenschaftlichen Belege für die Verwendung von Kokoswasser als Therapie gegen Grauen Star gibt, so finden sich doch reichlich Studien, in denen die starke antioxidative und Anti-Aging-Wirkung von Kokoswasser nachgewiesen wird.[26–34] Kokoswasser in die Augen zu tropfen verursacht keinerlei Schäden oder Schmerzen, man geht also kein Risiko damit ein.

Nachdem ich diese mögliche Verwendung von Kokoswasser entdeckt hatte, habe ich Menschen mit Grauem Star davon erzählt. Interessanterweise haben viele von ihnen es ausprobiert und berichten von positiven Ergebnissen, was stark vermuten lässt, dass es wirklich funktioniert, zumindest bei manchen Leuten. So wurde Sandy H. mit Kokoswasser in zwei verschiedenen Behandlungen den Grauen Star auf beiden Augen los. Sie behandelte jeweils nur ein Auge. Mit einer Pipette gab sie mehrere Tropfen Kokoswasser in ihr rechtes Auge, ließ es drei bis fünf Minuten einwirken und bedeckte das Auge dann zehn Minuten mit einem warmen, feuchten Waschlappen. Sie berichtete, dass ihr Grauer Star innerhalb von wenigen Stunden verschwunden war. Dieses erstaunliche Ergebnis hatte sie mit einer einzigen

Anwendung von Kokoswasser erzielt. Sandy wartete einige Wochen, um zu sehen, ob der Graue Star zurückkäme, und er kam nicht wieder. Da ihr Auge klar war und sich gut anfühlte, wiederholte sie die Behandlung auf dem linken Auge mit demselben Ergebnis.

Drei Jahre später sagte ihr Augenarzt Sandy bei einer Untersuchung, dass er wieder einen beginnenden Grauen Star bei ihr feststellen könne. Ihr war sofort klar, was zu tun war. Sie begann mit dem rechten Auge und wiederholte die Behandlung, die sie zuvor angewandt hatte; allerdings füllte sie diesmal das Kokoswasser in eine Augenbadewanne und badete das Auge darin etwa eine Minute lang. Dann legte sie etwa zehn Minuten lang den warmen, feuchten Waschlappen darauf. Innerhalb von zwei Stunden war der Graue Star verschwunden. Sie wartete ein paar Tage und wiederholte die Behandlung dann auf dem anderen Auge mit dem gleichen Ergebnis.

Ich habe inzwischen von zu vielen Leuten gehört, die ihren Grauen Star mit dieser Methode geheilt haben, um das für reinen Zufall zu halten. Zufälle wiederholen sich nicht so häufig, besonders nicht bei einer Krankheit, die im Allgemeinen als irreversibel gilt.

Sandy konnte dem Grauen Star auf beiden Augen ausräumen, sogar zwei Mal. Dass er nach drei Jahren wieder kam, lag vermutlich daran, dass sie in dieser Zeit ihre Ernährung und Lebensweise nicht nennenswert umstellte. Die Faktoren, die beim ersten Mal den Grauen Star ausgelöst hatten, blieben unverändert bestehen und wirkten nach der ersten Behandlung weiter auf ihre Augen ein. Wenn sie ihre Ernährung verbessert hätte, sie auch mit Kokosöl ergänzt und sich bemüht hätte, die Dinge zu vermeiden, die bekanntermaßen die Augengesundheit schädigen, beispielsweise bestimmte Medikamente und Lebensmittelzusätze, wären ihre Augen vielleicht für den Rest ihres Leben ohne Trübung geblieben.

Ich habe den Verdacht, dass diese Behandlung nur dann so gut wirkt, wie berichtet wird, wenn man frisches Kokoswasser von echten Kokosnüssen verwendet. Fast alle im Handel erhältlichen Sorten Kokoswasser, die in Getränkekartons, Dosen und Flaschen verkauft werden, sind wärmebehandelt. Manche werden sogar aus Kokoswasser auf der Basis von Sirup- oder Pulverkonzentrat hergestellt. Ich weiß nicht, ob diese Art Kokoswasser dieselbe Heilwirkung hätte. Bei kommerziell hergestelltem Kokoswasser würde ich in einer solchen Situation für einen Versuch nur Kokoswasser empfehlen, das nicht wärmebehandelt ist. Infrage kommt dafür ein nichtthermisches Pasteurisierungsverfahren, bei dem das Wasser bei Raumtemperatur hohem Druck ausgesetzt wird. Dieses Verfahren garantiert ein keimfreies und im Grunde genommen rohes Produkt, das frischem Kokoswasser gleicht. Achten Sie daher auf die Angaben auf dem Etikett der kommerziell abgepackten Kokoswassermarken.

Um die Augen mit Kokoswasser zu behandeln, können Sie eine Pipette oder eine Augenbadewanne benutzen. Mir ist die Augenbadewanne lieber, weil die Augen hier mit einer größeren Menge Kokoswasser in Berührung kommen. Die Augenbadewanne fasst etwa 15 ml Flüssigkeit. Man hält sie fest vor das Auge und legt den Kopf in den Nacken, sodass das geöffnete Auge im Wasser baden kann. Die Behandlung wird auf dem anderen Auge wiederholt. Legen Sie sich dann hin und bedecken Sie das geschlossene Auge etwa zehn Minuten lang mit einem sehr warmen, feuchten Waschlappen. Augenbadewannen gibt es in den meisten Apotheken.

Frisches Kokoswasser verdirbt schnell, sobald es aus der Kokosnuss abgelassen wurde. In einem geschlossenen Behälter im Kühlschrank können Sie es nur wenige Tage aufbewahren. Da Sie für Ihr Augenbad jeweils nur eine kleine Menge brauchen, können Sie den Rest entweder trinken oder zum späteren Gebrauch einfrieren.

Da Kokoswasser möglicherweise hochwirksam bei der Beseitigung von Grauem Star ist, könnte es noch einen weiteren nützlichen, weniger sichtbaren Effekt haben, der tiefer im Innern des Auges wirkt. Klar ist, dass das Wasser oder zumindest einige seiner antioxidativen Bestandteile vom Gewebe aufgenommen werden. Wenn sie gegen die rasante Oxidation wirken, die in der Linse Grauen Star verursacht, können sie möglicherweise in anderen Teilen des Auges dieselbe Wirkung haben. Das Augenbad mit Kokoswasser könnte eine einfache, wirksame Methode sein, übermäßigen oxidativen Stress in der Netzhaut und anderen Teilen des Auges zu beseitigen.

Gewebedegeneration als Ergebnis von oxidativem Stress ist einer der Faktoren, die an der Entstehung vieler altersbedingter Augenerkrankungen beteiligt sind. Ein erhöhter Augeninnendruck, eines der Kennzeichen eines Glaukoms, kann durch die Blockade der Kanäle verursacht werden, durch die das Kammerwasser abfließt. Ein Großteil der Schäden an diesen Kanälen wird durch oxidativen Stress verursacht. Daher kann eine Methode, die die oxidativen Schäden in den Kanälen verhindern könnte, unter Umständen ein Glaukom verhindern oder behandeln.[35] Möglicherweise kann Kokoswasser diesen Schutz bieten.

Um den größtmöglichen Erfolg zu erzielen, sollte die Anwendung von Kokoswasser mit einer nährstoffreichen, kohlenhydratarmen Diät mit viel frischem Gemüse, Eiern, Kokosöl und anderen gesunden Nahrungsmitteln kombiniert werden. Die Augenlinse enthält und benötigt Antioxidantien zum Schutz gegen Oxidation und AGEs. Lutein und Zeaxanthin sind wichtige in der Linse vorkommende Antioxidantien, sie sollten also auch in Ihrer Nahrung enthalten sein. Zudem finden sich in der Linse Rezeptoren für den Neurotransmitter Glutamat, und das bedeutet, dass sie auf Mononatriumglutamat in der Nahrung hochempfindlich reagiert. Mononatriumglutamat schädigt das Nervengewebe und verursacht schweren oxidativen Stress, der schädlich für die Linse ist und zu Grauem Star führen kann.[36] Auch Medikamente sollten mit Vorsicht angewandt werden, da viele von ihnen Grauen Star verursachen können. Antihistamine (Medikamente gegen Allergien und Erkältung) steigern die Lichtempfindlichkeit und erhöhen folglich das Risiko einer Oxidation der Linse. Auch die weltweit am häufigsten angewendeten verschreibungspflichtigen Medikamente, die Statine, können Grauen Star verursachen. Die Anwendung von Kokoswasser zur Heilung von Grauem Star kann erfolglos sein, wenn er gleichzeitig durch die Anwendung von Medikamenten gefördert wird. Auch der Blutzuckerspiegel wirkt sich auf die Gesundheit der Linse aus, und sie müssen ihn in den Griff bekommen, um nicht an Grauem Star zu erkranken.

Wie bei jeder Behandlung variiert der Erfolg von Person zu Person und ist abhängig von einer Reihe von Faktoren wie Antioxidantien-Status, Blutzuckerspiegel und Schwere der Erkrankung. Ein Grauer Star im leichten bis mittleren Stadium spricht besser an als schwere oder fortgeschrittene Fälle. Wenn Sie nach dem Kokoswasserbad nicht die erwartete Besserung feststellen, kann das Problem durch einen erhöhten Blutzucker (aufgrund einer kohlenhydratreichen Ernährung), schlechten Antioxidantien-Status, Medikamenten- oder Tabakkonsum, den Verzehr der falschen Fettarten usw. verursacht sein.

Vorbeugen ist immer besser als Heilen. Eine einfache vorbeugende Maßnahme gegen Grauen Star – und möglicherweise auch gegen andere altersbedingte Augenerkrankungen – besteht darin, die Augen regelmäßig in Kokoswasser zu baden. Ich würde Augenbäder im Abstand von zwei bis vier Wochen vorschlagen. Wenn Sie mehr über die Wirkung von Kokoswasser auf die Augengesundheit, seine Anti-Aging-Wirkung und die zahlreichen anderen gesundheitsfördernden Eigenschaften erfahren möchten, empfehle ich ihnen die Lektüre meines Buches *Coconut Water for Health and Healing.*

Trockenes Auge

Das Trockene Auge ist vermutlich das am weitesten verbreitete Augenleiden. Nicht weniger als 48 Prozent aller erwachsenen Amerikaner sind davon betroffen, wenn auch unterschiedlich stark. Bei manchen tritt es nur gelegentlich auf, bei anderen dagegen ist es chronisch. Häufige Symptome sind Trockenheit, Kratzgefühl, Rötung der Augen, Brennen und Fremdkörpergefühl im Auge. 42 Prozent der Frauen mittleren Alters mit Trockenem Auge geben an, dass sie verschwommen sehen, und 43 Prozent der Erwachsenen berichten von Leseschwierigkeiten aufgrund der Symptome.

Das Trockene Auge wird durch einen Mangel an Tränenflüssigkeit verursacht und hat Auswirkungen auf die Hornhaut und die Bindehaut. Die Tränenflüssigkeit ist für eine gute Augengesundheit unentbehrlich. Sie benetzt das Auge, schwemmt Staub und Fremdkörper aus und hält es feucht und gleitfähig. Zudem enthält sie Enzyme, die verhindern, dass Mikroorganismen Augeninfektionen verursachen.

Die Tränenflüssigkeit enthält im Wesentlichen drei Bestandteile: Wasser, Fett und Schleim, von denen jeder eine wichtige Funktion erfüllt. Der wässrige Anteil hält die Augen feucht, das Fett verhindert Verdunstung und verstärkt die Gleitwirkung, und der Schleim bewirkt, dass die Tränenflüssigkeit an der Augenoberfläche haftet. Jeder Bestandteil wird von einer anderen Drüse produziert. Der wässrige Anteil wird von Drüsen oberhalb des äußeren Augenwinkels gebildet, der fetthaltige von Drüsen in den Augenlidern und der Schleim von Zellen in der Bindehaut.

Trockenes Auge kann verschiedene Ursachen haben, dazu zählen Vitamin-A-Mangel, chronischer Flüssigkeitsmangel, eine fettarme Ernährung, blockierte Tränengänge, Nebenwirkungen von Medikamenten (Antihistamine, Antidepressiva, bestimmte Blutdrucksenker, Parkinsonmedikationen, empfängnisverhütende Medikamente und schweißhemmende Mittel). Es kann auch ein Symptom einer systemischen Erkrankung wie Lupus, rheumatoide Arthritis, okulare Rosazea und Sjögren-Syndrom sein.

In vielen Fällen ist das Problem relativ leicht zu lösen: Sorgen Sie für ausreichende Versorgung mit Vitamin A, ausreichende Flüssigkeitszufuhr (trinken Sie sechs bis acht Gläser Wasser täglich) sowie für reichlich gesunde Fette in Ihrer Ernährung und vermeiden Sie problematische Medikamente. Medikamente sind eine der häufigsten Ursachen für Trockenes Auge, auch viele gängige rezeptfreie Medikamente. Wenn Sie regelmäßig Antiallergene oder schweißhemmende Mittel einnehmen, kann dies zu chronischem Trockenem Auge führen.

Viele Menschen leiden nur deswegen an Trockenem Auge, weil sie nicht genug Wasser trinken. Sie verlassen sich für ihre Flüssigkeitsversorgung auf Kaffee oder Softdrinks, aber der Körper braucht Wasser. Chronischer Flüssigkeitsmangel ist ein sehr weit verbreitetes Problem. Eine von Forschern am *Johns Hopkins Hospital* in Baltimore durchgeführte Studie stellte fest, dass bis zu 41 Prozent der von ihnen getesteten Probanden, sowohl Männer als auch Frauen im Alter von 23 bis 44 Jahren, an chronischem Flüssigkeitsmangel litt. Mit zunehmendem Alter lässt unser Durstgefühl nach, sodass Flüssigkeitsmangel bei älteren Menschen häufiger vorkommt. Ernährungsumfragen deuten darauf hin, dass nicht weniger als 75 Prozent der Bevölkerung aller Altersgruppen an chronischem leichtem Flüssigkeitsmangel leidet.

Kokoswasser ist ein ausgezeichnetes Getränk zur Auffüllung der Flüssigkeitsreserven und wird vom Blut schneller und effektiver aufgenommen als Wasser. Menschen mit Trockenem Auge stellen fest, dass es ihre Symptome lindert. Es folgen einige Berichte von Menschen, die an Trockenem Auge leiden.

»Ich habe angefangen, täglich eine Portion Kokoswasser zu trinken, und mit jedem Tag, an dem ich es trinke, geht mein Verbrauch an Augentropfen drastisch zurück! Ganz im Ernst, ich fühle mich sehr viel wohler und meine Augen fühlen sich eine Million Mal besser an. Ich mache das jetzt seit einem Monat und die Veränderung ist erstaunlich ... Ich trinke es gleich morgens und es hilft soooo sehr!!!« *Gail*

»Bin heute mit feuchten Augen aufgewacht – Wahnsinn! ...Vorher hatte ich versucht, mit Wasser zu hydrieren und hatte nie so ein Ergebnis.« *Deborah*

»Ich habe Verschiedenes versucht gegen das Trockene Auge, die Mundtrockenheit und die Schlafstörungen. Mehrere Monate lang habe ich es mit Fischöl versucht, aber es änderte sich nichts. Ich habe Vitamin A dagegen ausprobiert, aber keine Veränderung. Ich habe hektoliterweise Wasser getrunken, aber das lief einfach nur durch. Dann habe ich angefangen, abends vor dem Schlafengehen ein Riesenglas Kokoswasser zu trinken, und das hat sehr geholfen ... Es hat das Problem nicht beseitigt, aber es hilft mir seitdem, die Nacht bis zum Morgen zu überstehen.« *Jenny*

»Ich trinke seit einer Woche ein bis zwei Tassen pro Tag und habe festgestellt, dass sich die Trockenheit gebessert hat. Tatsächlich brauchte ich jetzt zwei Abende hintereinander kein Gel mehr in die Augen zu geben, und meine Augen fühlten sich beim Aufwachen fast normal an. Das war eine riesige Verbesserung für mich, denn normalerweise kann ich es kaum abwarten, morgens das erste Mal Restasis zu tropfen, um dieses normale Gefühl zu bekommen.« *Shari*

»In den letzten beiden Tagen habe ich es mit Kokoswasser direkt aus der Nuss versucht – Sie haben Recht, es hilft tatsächlich bei Trockenem Auge! Da ich gerade im Krankenhaus liege, habe ich die Ärzte danach gefragt, und die sagten, Kokoswasser sei für die Flüssigkeitsversorgung noch besser als Infusionen, es gleicht den Elektrolythaushalt aus und bringt Flüssigkeit in die Körperregionen zurück, wo sie gebraucht wird. Ich bin so glücklich über diese Entdeckung!« *Dani*

Das Trinken von Kokoswasser kann sehr hilfreich sein, wenn der Betreffende dehydriert ist. Wenn Flüssigkeitsmangel nicht die Ursache des Trockenen Auges ist, ist Kokoswasser wahrscheinlich nicht die Lösung.

Die gängigste Therapie bei Trockenem Auge sind sogenannte Gleitmittel für die Augen oder Tränenersatzmittel, die das Trockenheits- und Kratzgefühl lindern. Je nach Schwere der Erkrankung können diese Tropfen mehrmals täglich angewendet werden, um die Augen feucht zu halten. Tränenersatzmittel bringen jedoch nur vorübergehende Erleichterung, denn sie behandeln lediglich die Symptome und nicht eine eventuelle tiefere Ursache.

Inzwischen ist allgemein anerkannt, dass die Hauptursache des Trockenen Auges ein Mangel an Fett in der Tränenflüssigkeit ist. Viele Menschen mit Trockenem Auge können weinen und Tränen vergießen, aber die Tränen enthalten nicht genug Fett. Ohne einen ausreichenden Fettanteil verdunstet die Tränenflüssigkeit rasch und die Augen trocknen aus. Da Fettmangel eine häufige Ursache ist, wäre eine einfache Lösung vielleicht mehr Fett in der Nahrung, vorzugsweise Kokosöl. Vielen Menschen mit Trockenem Auge ist schon sehr geholfen, wenn sie ihre tägliche Ernährung mit zwei bis drei Esslöffeln (30 bis 45 ml) Kokosöl ergänzen.

Man hat uns so viele Jahre befohlen, weniger Fett zu essen, dass manche Leute praktisch alles Fett aus ihrer Ernährung gestrichen haben, aber Fett ist ein unentbehrlicher Bestandteil einer gesunden Ernährung. Fettmangel kann trockene Haut und trockene Augen verursachen. Schon das Hinzufügen von mehr Fett, und besonders von Kokosöl, zu unserer Nahrung kann Wunder wirken. »Ich habe einer Freundin erzählt, wie viele Nahrungsergänzungsmittel ich gegen mein Trockenes Auge nehme, und sie war ganz verblüfft«, sagt Lidia. »Sie schlug vor, all die Ergänzungsmittel abzusetzen und es mit Kokosöl zu versuchen, zwei bis drei Esslöffel täglich in mein Essen gemischt. Da ich nicht gern so viele Ergänzungsmittel nehme, beschloss ich, es auszuprobieren. Ich war völlig überrascht. Es wirkte wunderbar und meine Haut fühlt sich so weich an wie noch nie.«

Charmian machte eine ähnliche Erfahrung. Zwei Jahre lang hatte sie Probleme mit juckenden, gereizten Augen, und ihre Sehkraft war dadurch so stark beeinträchtigt, dass sie oft nicht Auto fahren konnte. Ihr Augenarzt sagte, sie habe genügend Tränenflüssigkeit, aber diese enthalte nicht genug Fett, um die Augen richtig zu benetzen. Er verschrieb ihr eine spezielle Augentropfenlösung, die auch half. »Etwa um dieselbe Zeit, als ich mit diesen Tropfen anfing«, erzählt Charmian, »begann ich auch, täglich Kokosöl zu nehmen. Ich verbrauchte zwei oder drei Flaschen von den Augentropfen und stellte dann fest, dass ich sie nicht mehr brauchte. Ich benutzte sie mehr als sechs Wochen lang nicht mehr. Ich brachte das nicht mit dem Kokosöl in Zusammenhang, bis mir das Öl ausging … Am fünften Tag ohne Kokosöl brauchte ich die Tropfen wieder. Aber seitdem ich wieder meine tägliche Dosis Kokosöl einnehme, habe ich sie überhaupt nicht mehr gebraucht, und das ist jetzt mehr als drei Monate her.«

Diese Veränderungen sind real, sie geschehen nicht nur, weil jemand glaubt, dass sich das Trockene Auge bessern wird. Manche Leute haben ihre Ernährung aus ganz anderen Gründen mit Kokosöl ergänzt, ohne überhaupt zu wissen, dass es eine solche Wirkung haben könnte. Ein solcher Fall ist Katherine. »Ich habe festgestellt, dass ich keine trockenen Augen mehr habe, seit ich jeden Tag zwei bis drei Esslöffel Kokosöl nehme!« sagt sie. »Ich habe aus ganz anderen Gründen mit dem Kokosöl angefangen, und nach etwa zehn Tagen fielen mir ein paar Sachen auf: Ich kann wesentlich klarer denken, und meine Augen sind nicht mehr so trocken und strapaziert.«

Kokosöl kann auch wie Augentropfen angewendet werden – eine natürliche Alternative zu künstlicher Tränenersatzflüssigkeit. Die Menschen in der Karibik verwenden es in dieser Weise zur Beruhigung gereizter, trockener Augen. Kokosöl kann dem Auge die fehlende Fettschicht liefern, die es braucht, damit die Tränenflüssigkeit nicht zu schnell verdunstet. Außerdem kann es Entzündungen beruhigen, die als häufige Begleiterscheinungen von Trockenem Auge identifiziert wurden.[37] Mit seinen entzündungshemmenden Eigenschaften kann Kokosöl auch bei diesem Problem Abhilfe schaffen.[38]

Es kann schon helfen, das Öl um die Augen herum aufzutragen. »Meine Mutter leidet an Trockenem Auge und konnte die Beschwerden dadurch verringern, dass sie abends Kokosöl um die Augen herum auftrug«, berichtet Elaine. »Ursprünglich hatte sie es nur wegen seiner Wirkung als feuchtigkeitsspendende Nachtcreme benutzt, aber nach ein paar Tagen stellte sie fest, dass sich ihre Augen viel besser anfühlten.«

Noch besser ist es, das Öl direkt in die Augen zu tropfen. Es ist völlig unschädlich und brennt oder schmerzt überhaupt nicht in den Augen, kann allerdings vorübergehend zu verstärkter Bildung von Tränenflüssigkeit führen. Schmelzen Sie etwas Kokosöl und füllen Sie es in eine Flasche mit Pipette. Immer, wenn Sie das Öl verwenden wollen, überprüfen Sie, ob es flüssig ist. Falls nicht, erwärmen Sie die Flasche vorsichtig in warmem Wasser oder über der Wärmeplatte Ihres Küchenherds. Wenn es geschmolzen ist, überzeugen Sie sich, dass es nicht zu heiß ist, und geben Sie in jedes Auge einige Tropfen. Es eignet sich auch gut, um Schmutz und Fremdkörper auszuschwemmen.

Augentropfen aus Kokosöl können zusammen mit den Standardmedikamenten angewendet werden. Tatsächlich hilft Kokosöl, die Reizungen zu lindern, die oft als Nebenwirkung von Tränenersatzflüssigkeiten auftreten. »Ich experimentiere seit ein paar Monaten mit rohem Kokosöl«, erzählt Taran, »und habe festgestellt, dass es bei mir gegen die Nebenwirkungen der Tropfen hilft. Wenn ich es benutze, sind meine Augen nicht mehr so stark gerötet und gereizt wie ohne das Öl. Ich habe versucht, es nur in einem Auge anzuwenden, und der Unterschied ist ganz deutlich; Reizung, Juckreiz und Rötung im einen Auge, aber nicht im anderen.«

Augentropfen aus Kokosöl sind ebenfalls hilfreich, wenn es darum geht, Staub oder Fremdkörper auszuschwemmen, oder wenn die Augen brennen oder stechen, aus welchem Grund auch immer. »Manchmal sind meine Augen stark gereizt und brennen«, sagt Jason. »Warum das passiert, weiß ich nicht, aber Kokosöl hat mir geholfen. Ich habe das entdeckt, nachdem mir meine Augen tagelang Qualen bereitet hatten. Ich dachte, dass es helfen könnte, wenn ich Kokosöl in die Augen tropfen würde. Ich hatte es auf der Haut sehr erfolgreich angewandt und hatte gehört, dass andere Leute es für die Augen verwenden, also hab ich das versucht. Ich wollte, dass meine Augen solange wie möglich mit dem Öl in Kontakt wären, deshalb hab ich in jedes Auge ein paar Tropfen gegeben, bevor ich ins Bett ging. Am nächsten Tag waren meine Augen viel besser. Am nächsten Abend machte ich dasselbe nochmal, um sicherzugehen, dass die Ursache meiner Augenreizung nicht wiederkäme. Es funktionierte. Ein paar Monate später fing dieselbe Augenreizung wieder an, also wendete ich die Kokosöl-Augentropfen wieder an und sie verschwand sofort. Ich weiß nicht, was das Öl bewirkt, aber es hilft.«

»Ich habe Kokosöl in meinen trockenen Augen angewendet«, sagt Carol, »und festgestellt, dass es gegen Trockenes Auge und auch gegen Blepharitis (Entzündung der Augenlider) am besten hilft … Jetzt wärme ich immer ein bisschen Öl an und tropfe es mir in die Augen, bevor ich zu Bett gehe. Ich wache ohne verkrustete Augen auf, und sie sind auch nicht so trocken wie mit den konventionellen Tropfen.«

Die beste Methode bei Trockenen Augen ist eine ausreichende Menge Kokosöl in der Nahrung und die Anwendung von Kokosöl-Augentropfen nach Bedarf.

Viele gängige rezeptfreie Medikamente können Trockenes Auge verursachen, besonders Antihistamine und Nasentropfen wie Benadryl, Contac, Nyquil, Sinutab, Dimetapp, Dristan und andere. Diese Medikamente werden ausdrücklich zur Austrocknung der Nasennebenhöhlen angewendet, aber sie trocknen auch die Augen aus und können Flüssigkeitsmangel verursachen. Der künstliche Süßstoff Aspartam (NutriSweet), der in Hunderten von Produkten verwendet wird, ist ebenfalls dafür bekannt, dass er Augentrockenheit verursacht. Wenn Sie einen zuckerfreien Softdrink trinken, ist er wahrscheinlich mit Aspartam gesüßt.

Eine weitere häufige Ursache von Trockenem Auge sind Deodorants. Sie trocknen nicht nur die Schweißdrüsen aus sondern auch Augen und Mund. »Normalerweise verwende ich keine Deos«, sagt Jim, »aber ich musste einen wichtigen Vortrag halten und war nervös, also hab ich es aufgesprüht, eine ordentliche Doppeldosis, weil ich stark schwitze, wenn ich nervös bin. Tatsächlich hat es etwas zu gut gewirkt. Ich hab den ganzen Abend überhaupt nicht geschwitzt und auch am nächsten Tag nicht. Es hat mich fürchterlich ausgetrocknet. Meine Augen und mein Mund waren extrem trocken. Die Wirkung hielt etwa zwei Tage an.«

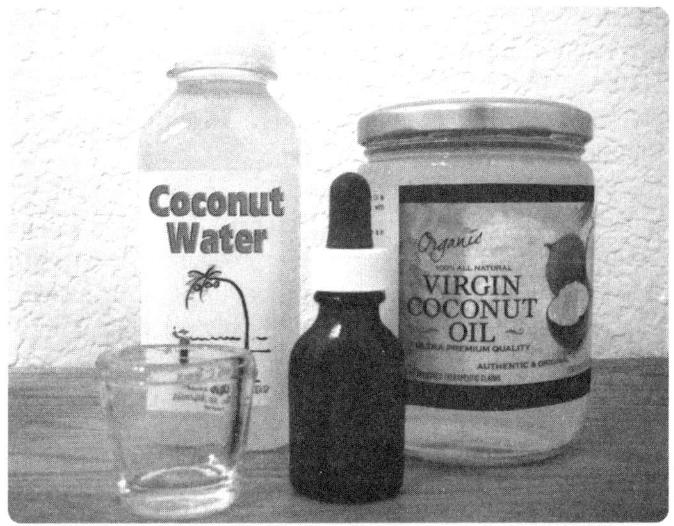

Kokoswasser kann mit einer Augenbadewanne oder einer Pipette in die Augen eingebracht werden. Kokosöl wird am besten mit einer Pipette eingetropft.

Augeninfektionen
(Bindehautentzündung, Blepharitis und Gerstenkorn)

Kokosöl besitzt bakterizide Eigenschaften, die bei der Vorbeugung und Behandlung leichter Infektionen hilfreich sein und Entzündungen lindern können. Die in Kokosöl enthaltenen mittelkettigen Fettsäuren töten nachweislich viele häufige Arten von Bakterien, Viren und Pilzen ab, darunter auch Candida, die sich häufig auf der Haut und den Schleimhäuten ansiedelt und eine potenzielle Infektionsquelle ist. Direkt auf die Haut aufgetragen, wirkt Kokosöl Wunder, es lindert Reizungen und beruhigt Entzündungen. Es hat sich als wirksames Mittel gegen viele häufige Hautinfektionen erwiesen, unter anderem gegen Ringelflechte, Fußpilz, Nagelpilz und Windelausschlag. Interessanterweise sind die im Kokosöl enthaltenen mittelkettigen Fettsäuren für potenziell schädliche Mikroorganismen tödlich, für unsere eigenen Zellen jedoch harmlos. Unsere Zellen nehmen diese mittelkettigen Fettsäuren sogar auf und ernähren sich davon. Für Keime sind sie tödlich, aber für uns Nahrung.

Für die Augen kann Kokosöl dasselbe bewirken. Kokosöl oder MCTs werden in einer Reihe von im Handel erhältlichen medizinischen Augentropfen zur Behandlung von Infektionen und Entzündungen eingesetzt.[39–40] In diesen kommerziellen Produkten werden MCTs mit medizinischen Wirkstoffen kombiniert, um die Wirkung des Präparats zu verstärken; zur Behandlung leichter Augeninfektionen kann Kokosöl auch allein verwendet werden.

Verschiedene Formen von Bakterien können die Bindehaut infizieren und Bindehautentzündung verursachen. Bei Bindehautentzündung ist die Lederhaut leicht oder stärker gerötet und gereizt und tränt. Blepharitis kann durch eine bakterielle oder Pilzinfektion der winzigen Drüsen und Haarfollikel an der Oberfläche der Augenlider hervorgerufen werden. Sie bewirkt eine Rötung und Schwellung der Augenlider. Ein Gerstenkorn ist eine bakterielle Infektion in einer der kleinen Drüsen an der Lidkante oder gerade unterhalb des Lids. Gerstenkörner sind klein und sehen aus wie ein Pickel auf dem Augenlid, und das sind sie im Grunde genommen auch. Gerstenkörner können durchaus schmerzhaft sein und entstehen sowohl bei Kindern als auch bei Erwachsenen durch Reiben der Augenlider mit schmutzigen Händen.

Anwendung von Augentropfen

Zur richtigen Anwendung von Augentropfen sollten Sie wie folgt vorgehen:

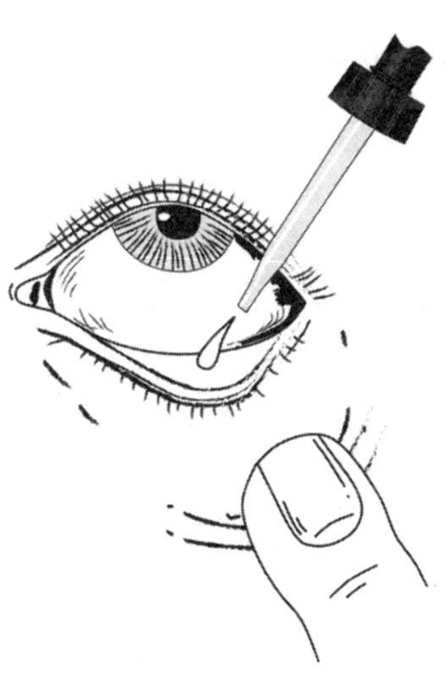

- Waschen Sie sich die Hände.
- Legen Sie den Kopf in den Nacken.
- Halten Sie die Pipette in einer Hand und führen Sie sie so nah wie möglich ans Auge.
- Ziehen Sie mit der freien Hand das Unterlid nach vorne, sodass es eine Tasche bildet.
- Um ein Blinzeln zu vermeiden, schauen Sie unmittelbar, bevor Sie den Tropfen herausdrücken, nach oben und weg von der Pipettenspitze.
- Geben Sie 1 bis 2 Tropfen in die vom Unterlid gebildete Tasche. Mit zwei Tropfen ist die Augenoberfläche mehr als bedeckt, eine größere Menge ist also nicht nötig.
- Lassen Sie das Lid los, schließen Sie das Auge und halten Sie es ein bis zwei Minuten geschlossen. Dadurch bleibt der Tropfen im Auge und wird daran gehindert, in den Tränenkanal abzufließen. Kneifen Sie das Auge nicht zu oder reiben Sie es nicht. Sie können mit dem Fingen auch auf den Tränenkanal im inneren Augenwinkel drücken, damit das Öl nicht dadurch abfließt.

Die Anwendung von Kokosöl-Augentropfen zweimal täglich kann bei den meisten Infektionen eine schnelle und einfache Lösung sein. Sollte eine Infektion bei Anwendung von Kokosöl jedoch mehr als ein paar Tage anhalten, kann ein stärkeres keimtötendes Mittel erforderlich sein. Ziehen Sie Ihren Arzt zu Rate, da eine schwere Infektion dauerhafte Schäden verursachen kann.

Sjögren-Syndrom

Nach ihrem Matchgewinn in der ersten Runde der US Open 2011 zog sich der 31-jährige Tennisstar Venus Williams überraschend aus dem Wettkampf zurück. Williams, eine frühere Wimbledon-Siegerin und siebenfache olympische Goldmedaillengewinnerin, war körperlich angeschlagen, nachdem bei ihr kurz zuvor ein Sjögren-Syndrom diagnostiziert worden war. Die Diagnose rückte die relativ unbekannte Krankheit ins Blickfeld der Öffentlichkeit.

Das Sjögren-Syndrom ist eine Autoimmunerkrankung, von der in den Vereinigten Staaten nicht weniger als vier Millionen Menschen betroffen sind. Die meisten Betroffenen sind bei der Diagnose älter als 40 Jahre. Bei Frauen ist die Wahrscheinlichkeit, am Sjögren-Syndrom zu erkranken, 9-mal so hoch wie bei Männern. In erster Linie sind die Symptome übermäßige Trockenheit von Augen und Mund. Andere häufige Symptome sind unter anderem Müdigkeit, Zahnkaries (verursacht durch ungenügenden Speichelfluss), Schluck- oder Kaubeschwerden, Heiserkeit, Veränderungen des Geschmackssinns, verschwommenes Sehen, Lichtempfindlichkeit, Hornhautgeschwüre, Hautausschlag, trockene Haut, trockener Husten, Scheidentrockenheit, Hefepilzinfektionen im Mund (Mundfäule) und Gelenk- oder Muskelschmerzen. Arthritis tritt bei Sjögren-Patienten häufig auf. Wie bei anderen Autoimmunerkrankungen sind chronische Entzündungen auch Begleitsymptome des Sjögren-Syndroms.

Die Ärzte kennen die Ursache des Sjögren-Syndroms nicht, auch eine Heilmethode ist nicht bekannt. Die Behandlung besteht darin, die Trockenheitssymptome durch Tränen- und Speichelersatzpräparate zu lindern, gleichzeitig werden nicht-steroide Entzündungshemmer und andere Medikamente verabreicht.

Menschen mit dem Sjögren-Syndrom stellen fest, dass Kokosöl ihre Symptome erheblich lindert. »Vor drei Jahren wurde bei mir ein Sjögren-Syndrom diagnostiziert«, erzählt CJ. »Ich nahm Medikamente gegen eine ganze Reihe von durch Sjögren verursachten Sekundärerkrankungen ein. Nach umfangreicher Recherche und vielen Versuchen habe ich meine Ernährung umgestellt. Jetzt ernähre ich mich überwiegend kohlenhydratarm und ganz ohne Getreideprodukte und trinke sehr viel Wasser für meinen Flüssigkeitshaushalt. Ich esse Kokosnüsse und gare alles in Kokosöl. Die neue Diät in Kombination mit dem

Kokosöl war mein Lebensretter. Ich konnte sämtliche Medikamente absetzen. Es geht mir jetzt so viel besser.«

Dr. Conrado Dayrit berichtet von einem Kollegen, der in fortgeschrittenem Alter am Sjögren-Syndrom erkrankte. »Er war im selben Jahr im Medizinstudium wie ich und war zu unseren Ehemaligentreffen gekommen. Wir feierten unser silbernes, dann das goldene und das Diamantjubiläum, aber dann kam er nicht mehr. Er war krank. Er hatte kaum Speichel; er konnte nicht schlucken, ohne Wasser zu trinken. Seine Augen brannten, und er musste alle ein oder zwei Stunden eine Tränenersatzflüssigkeit auf seine trockene Bindehaut tropfen. Seine Haut war trocken und rissig. Am schlimmsten war die Trockenheit in Rektum und Anus, die den Stuhlgang zur Qual machten. Er verlor erheblich an Gewicht. Er konsultierte diverse Spezialisten. Als Arzt konnte er die Diagnose Sjögren-Syndrom nicht bestreiten. Er studierte medizinische Fachbücher, durchforstete die Literatur und das Internet nach neueren Therapien. Die Prognose war düster, die empfohlene Behandlung unzulänglich. Zum Glück litt er nicht an Komplikationen wie Arthritis, Lupus, Nephritis oder Endangiitis, aber er war todunglücklich. Wir erfuhren von seiner Krankheit, als er sich zwang, an einem Ehemaligentreffen teilzunehmen. Ich schlug ihm vor, täglich vier Esslöffel natives Kokosöl einzunehmen. Er folgte meinem Rat. Zwei Monate später erzählte er mir am Telefon, dass sich sein Zustand um 70 bis 80 Prozent gebessert hatte! Er konnte normal essen und hatte normalen Stuhlgang. Seine Haut war wieder elastisch. Er brauchte nur noch zwei oder dreimal täglich Augentropfen. Er hatte seine Kraft, Energie und Wohlbefinden wiedererlangt. Und all das nur mit nativem Kokosöl und ganz ohne Medikamente ... Natives Kokosöl ist bisher die einzige Therapie, die eine so dramatische Wirkung zeigt.«[41]

Worauf die hilfreiche Wirkung von Kokosöl für Sjögren-Patienten beruht, muss noch erforscht werden, aber vermutlich ist es eine Kombination bestimmter entzündungshemmender, antibakterieller, immunregulierender und ernährungsmedizinischer Eigenschaften des Öls.

Dass der Verzehr von Kokosöl sich positiv auf ein Sjögren-Syndrom auswirkt, ist ganz offenkundig. Einige Patienten berichteten, es habe ihnen schon geholfen, wenn sie es längere Zeit im Mund bewegt hätten – eine Methode, die als Ölziehen bekannt ist. »Ich praktiziere das Ölziehen mit Kokosöl seit einem Monat«, sagt Velta M. »Schon jetzt hat sich meine Gesundheit auf so vielen Gebieten gebessert. Ich habe ein Sjögren-Syndrom mit Augen- und Mundtrockenheit und Ermüdung. Die wunden Stellen im Mund sind verschwunden, der Augenarzt sagt, meine Augen seien besser als in den gesamten letzten drei Jahren, meine Nebenhöhlen sind nicht mehr so verstopft, ich schlafe besser, habe viel mehr Energie – und ich kann herzhaft gähnen, was ich schon seit Jahren wegen meiner CMD nicht mehr gekonnt hatte. Es ist ein echtes Wunder!«

Die Belege für die Wirksamkeit von Kokosöl, sowohl bei interner Anwendung als auch durch Ölziehen, bei der Behandlung des Sjögren-Syndroms stammen nicht nur aus Berichten von Ärzten und Patienten. Eine von Dr. Leslie Laing, PhD, DDS, *Assistant Professor* der Zahnheilkunde an der *University of Toronto,* durchgeführte Pilotstudie erbrachte ähnliche Ergebnisse bei Sjögren-Patienten, die Kokosöl zum Ölziehen benutzten.

»Da sich meine Forschungen in erster Linie mit der Autoimmunerkrankung Sjögren-Syndrom (SS) befassen«, so Laing, »bin ich auf der Suche nach Methoden, mit denen man bei SS-Patienten entweder den Speichelfluss verstärken oder die Feuchtigkeitsversorgung im Mund verbessern kann. In Kanada sind von dem Leiden bis zu 430 000 Frauen nach den Wechseljahren betroffen.« Das Problem kann so ausgeprägt sein, dass manche Patienten morgens mit dem Gefühl aufwachen, »die Innenseiten ihrer Wangen von den Zähnen pellen zu müssen«, berichtet Laing. »Ich dachte, Ölziehen könnte zumindest ein Schmiermittel für den Mund liefern. Die immer zahlreicheren Belege in der Literatur, dass dieses sichere Mittel auch Kariesbakterien hemmen kann, brachte mich auf den Gedanken, dass Forschungen zu diesem Aspekt lohnend sein könnten.«

Bevor sie mit ihrer Pilotstudie begann, testete Dr. Laing das Verfahren mehrere Wochen lang an sich selbst und ihren beiden Söhnen. »Ich stellte fest, dass das Öl nicht nur angenehm schmeckte, sondern auch den Mund schmierte. Sogar meine Hunde mögen das native Kokosöl!« sagt sie. Die meisten Hunde lieben den Geschmack von Kokosöl, das ihre Zähne reinigt und weißer macht und auch gegen schlechten Geruch aus der Schnauze hilft.

»Die Technik an sich führte zu einer Stimulation der Speichelproduktion, zumindest bei mir, und ich hatte nach 15 Minuten Ölziehen wesentlich mehr Flüssigkeit im Mund als vorher! Ich nahm an, dass die Technik schon durch den mechanischen Effekt eine stimulierende Wirkung auf die Speichelproduktion von SS-Patienten haben könnte.«

Ermutigt von den Ergebnissen ließ Laing ein Dutzend ihrer SS-Patienten sowie einige andere, die aus anderen Gründen an Xerostomie (Mundtrockenheit) litten, einen Versuch mit Ölziehen machen. Die Probanden praktizierten drei Wochen lang täglich 20 Minuten Ölziehen mit nativem Kokosöl. Laing maß vor und nach der Studie ihre Belastung durch Bakterien und Pilze. Als die Ergebnisse hereinkamen, war sie höchst erstaunt.

Die Probanden fanden den Effekt angenehm und berichteten, dass sich ihr Mundgefühl nach dem Ölziehen verbessert hatte und sie nachts nicht mehr aufwachten, weil sie Wasser trinken mussten.

»Nicht nur fühlte sich ihr Mund sehr viel feuchter an, sie beobachteten auch, dass ihre Zähne – soweit noch vorhanden, da sie unter Umständen einige durch Karies verloren hatten – heller aussahen«, sagte Laing. »Sie hatten einen leichten Glanz, der bei trockenem Mund nicht dagewesen wäre.«

Erstaunlicherweise fiel bei einigen Probanden die Zahl der Bakterien auf ein Zehntel. Laing stellte eine Verringerung der beiden häufigsten kariesverursachenden Bakterienspezies sowie geringeren Befall mit Hefepilzen (Candida) fest, den Verursachern von Mundfäule. Eine Senkung des Hefepilzbefalls kann auch gegen Blähbauch, Blähungen, Durchfall, Verstopfung, Müdigkeit, Kopfschmerz und sogar Depression helfen. »Diese Ergebnisse waren sehr ermutigend«, sagt Laing.[42]

Dr. Laing plant eine Wiederholung der Pilotstudie an einer größeren Zahl von Patienten, um die Ergebnisse zu bestätigen, aber vorerst bietet Ölziehen einen eindeutigen antibakteriellen Nutzen und scheint auch für SS-Patienten vielversprechend zu sein. »Ich behaupte nicht, dass es ein Wundermittel gegen alles und jedes ist. Noch haben wir nur vorläufige Ergebnisse, aber was ich sehe, gefällt mir«, erklärt sie.

Ebenso gibt es Belege, dass eine verbesserte Regulierung des Blutzuckers und bessere Ketonwerte die Symptome des Sjögren-Syndroms verhindern und mildern können. Kalorische Restriktion, die nachweislich den Blutzucker senken und den Ketonspiegel im Blut erhöhen kann, hat sich als effektiv bei der Milderung der Krankheitssymptome erwiesen.[43]

Kokosöl ist sogar in relativ hohen Dosen unschädlich. Wenn Sie an Sjögren leiden, kann ein Versuch damit nicht schaden und könnte vielleicht sehr viel Gutes bewirken. Die Einnahme des Öls zusätzlich zu einer kohlenhydratarmen Ernährung ist die wirksamste Methode, gegen die Krankheit anzugehen, aber die Anwendung des Öls in den Augen oder als Mundspülung im Rahmen ihrer täglichen Mundpflege kann die Wirkung verstärken.

Sind Sie gefährdet?

Degenerative Augenerkrankungen treten häufig ohne jegliche Vorwarnung auf. Sie entwickeln sich so langsam, dass schon erheblicher Schaden entstanden sein kann, bevor Ihnen auffällt, dass etwas nicht stimmt. Die vollständige Heilung einmal entstandener Schäden ist im besten Fall schwierig, wenn nicht sogar unmöglich. Durch regelmäßige Untersuchungen der Augen können potenzielle Probleme leichter entdeckt werden. Allerdings erkennt vielleicht auch Ihr Augenarzt das Problem im Frühstadium noch nicht. Derzeit existieren keine medizinischen Untersuchungen oder Verfahren, um zu ermitteln, ob bei einer Person ein hohes Risiko von Sehproblemen besteht. Erst nachdem ein Schaden eingetreten und die Sehkraft bereits beeinträchtigt ist, können die Ärzte feststellen, ob ein Problem vorliegt, und es diagnostizieren.

Glücklicherweise gibt es Methoden, wie Sie Ihr Risiko sofort ermitteln können, lange bevor sich deutliche Anzeichen oder Symptome zeigen. Sie können dies überwiegend selbst tun, ohne invasive medizinische Verfahren. Prüfen Sie als Erstes Ihre Ernährung. Wenn Ihre Diät viel Zucker, raffinierte Kohlenhydrate, verarbeitete Pflanzenöle und Lebensmittelzusätze (Aspartam, Mononatriumglutamat, etc.) enthält, ist Ihr Risiko hoch. Lassen Sie als Zweites Ihren Nüchternblutzucker messen. Wenn Ihr Nüchternblutzuckerspiegel bei 101 mg/dl (5,6 mmol/l) oder darüber liegt, ist Ihr Risiko hoch, und bei 126 mg/dl (7 mmol/l) oder darüber ist es sehr hoch. Ein weiteres Blutzuckermessverfahren ist der A1C-Test. Wenn Ihr A1C bei 5,7 oder darüber liegt, ist Ihr Risiko hoch. Prüfen Sie drittens, welche Medikamente Sie nehmen, und ob sie sich auf Ihre Sehkraft auswirken können. Je länger Sie verdächtige Medikamente nehmen, desto höher Ihr Risiko. Auch Rauchen steigert das Risiko sämtlicher häufiger Augenerkrankungen erheblich.

Die Lösung liegt auf der Hand: Stellen Sie Ihre Ernährung um, senken Sie Ihren Blutzucker und setzen Sie alle unnötigen Medikamente ab. Wie Sie das machen können, ist in Kapitel 11 beschrieben. Schon eine Ernährungsumstellung, wie sie in Kapitel 11 geschildert wird, wird Ihren Blutzucker senken und Ihre Allgemeingesundheit verbessern, sodass die meisten Medikamente überflüssig werden. Nicht nur Ihr Risiko einer Augenerkrankung wird sinken, Ihre Gesundheit wird sich in jeder Hinsicht verbessern.

11 | Die kohlenhydratarme Diät

Kohlenhydratarmes Ernährungsprogramm für gesündere Augen

Anscheinend ist Insulinresistenz ein Problem, das allen Formen der Neurodegeneration gemeinsam ist. Hier kann eine Verbesserung erzielt werden, wenn man den Blutzucker in den Griff bekommt. Aus diesem Grund ist für die Behandlung degenerativer Augenerkrankungen die Regulierung des Blutzuckers entscheidend.

Die Regulierung des Glukosespiegels im Blut ist die einzige Möglichkeit, eine Insulinresistenz zu kompensieren. Dies lässt sich durch eine Einschränkung der Kohlenhydratverzehrs erreichen. Vor der Entdeckung des Insulins in den Zwanzigerjahren wurde Diabetes erfolgreich mit einer kohlenhydratarmen Diät behandelt, die zu 75 Prozent aus Fett, zu 17 Prozent aus Protein und zu 8 Prozent aus Kohlenhydraten bestand. Das Problem bei dieser ebenso wie bei der klassischen ketogenen Diät (90 Prozent Fett, 8 Prozent Protein und 2 Prozent Kohlenhydrate) besteht darin, dass es den meisten Leute zu schwer fällt, sie über längere Zeit einzuhalten. Zum Glück ist eine so strenge Diät nicht erforderlich, um den Verzehr von Kohlenhydraten einzuschränken und den Ketonspiegel anzuheben. Eine weniger strenge fettreiche, kohlenhydratarme Diät bietet nachweislich ebenso starken Schutz und erlaubt gleichzeitig eine sehr viel größere Vielfalt an Nahrungsmitteln und sogar eine höhere, wenn auch immer noch begrenzte Menge von Kohlenhydraten.

Das in diesem Buch vorgeschlagene Ernährungskonzept verbindet eine kohlenhydratarme Diät mit der ketonbildenden, hirnschützenden Kraft der MCTs aus Kokosöl. Dieses Ernährungsprogramm liefert genug Ketone, um Gehirn und Augen mit dem Brennstoff zu versorgen, den sie für reibungsloses Funktionieren benötigen. Darüber hinaus erhöht es die Insulinsensitivität, normalisiert die Stoffwechselparameter, beruhigt Entzündungen und stoppt übermäßigen oxidativen Stress und destruktive Glykierung. Mit anderen Worten, es eliminiert viele der Faktoren, die einer Neurodegeneration zugrunde liegen, und liefert die Energie und die Baustoffe, die zur Revitalisierung der Augen erforderlich sind.

Dieses Buch wendet sich nicht nur an Menschen, bei denen es bereits zu Augenproblemen gekommen ist, sondern ebenso sehr an diejenigen, denen die zukünftige Gesundheit ihrer Augen am Herzen liegt. Wenn Sie jetzt anfangen, für Ihre Augen zu sorgen, bevor Symptome auftreten, ist das die beste Versicherung für die Erhaltung Ihrer Sehkraft bis ins hohe Alter.

Ich biete Ihnen zwei Versionen der Diät an. Die erste wurde zur Vorbeugung entwickelt und ist für Personen mit normalem oder annähernd normalem Nüchternblutzucker (unter 91 mg/dL) geeignet, bei denen keine Symptome altersbedingter Augenerkrankungen feststellbar sind. Diese Diät ist so konzipiert, dass sie ganz leicht zu befolgen ist und bei der Auswahl der Nahrungsmittel einen so großzügigen Spielraum lässt, dass man sie problemlos ein Leben lang praktizieren kann.

Die zweite Version wurde für diejenigen entwickelt, bei denen sich bereits altersbedingte Augenprobleme zeigen und die eine radikalere Diät brauchen, um das Fortschreiten der Krankheit aufzuhalten und dem Körper Gelegenheit zur Selbstheilung zu geben. Bei dieser therapeutischen Diät gibt es zwei Stufen von unterschiedlicher Intensität: eine für Personen mit schwerer Insulinresistenz, die als Diabetiker zu klassifizieren sind, und die andere für Personen mit weniger schwerer Insulinresistenz, die dem prädiabetischen Stadium zuzuordnen sind.

Die kohlenhydratarme Präventionsdiät

Die Präventionsdiät wurde bewusst so konzipiert, dass sie möglichst einfach einzuhalten ist und bei einer großen Auswahl erlaubter Nahrungsmittel dennoch den Verzehr von Kohlenhydraten reduziert und die Insulinsensitivität verbessert. Sie brauchen sich nicht um Kalorienzählen, Kohlenhydratgramme oder das Abmessen und Abwiegen der Nahrungsmittel zu kümmern. In erster Linie gilt es bei diesem Diätkonzept darum, die Nahrungsmittel mit der höchsten Menge an Kohlenhydraten einzuschränken, da sie die meisten Probleme verursachen.

Die Nahrungsmittel mit dem höchsten Kohlenhydratgehalt sind Getreideprodukte, Hülsenfrüchte und Kartoffeln. Am problematischsten in dieser Gruppe ist Getreide, und zwar hauptsächlich deshalb, weil es in unserer Ernährung eine so große Rolle spielt. Schon der bloße Verzicht auf Getreide kann sich deutlich regulierend auf den Blutzuckerspiegel auswirken. Offen gesagt sollte alles Getreide aus unserer Ernährung verschwinden. Ebenso ausgeschlossen sind die aus diesem Getreide hergestellten Mehle und Produkte daraus, wie Brot, Tortillas, Chips und Nudeln. Hülsenfrüchte und Kartoffeln sollten auf kleine Portionen begrenzt werden. Wenn überhaupt, sollten Sie davon nicht mehr als ab und zu eine halbe Tasse essen.

Eine weitere wichtige und häufig in Kombination mit Getreideprodukten verzehrte Kohlenhydratquelle ist Zucker. Praktisch enthalten alle Zuckerarten dieselbe Menge an Kohlenhydraten, unabhängig davon, aus welcher Quelle sie stammen oder wie sie verarbeitet wurden. Die sogenannten natürlichen Süßstoffe wie dehydrierter Zuckerrohrsaft, Dattelzucker, Melasse, Ahornsirup und Honig enthalten ebenso viele Kohlenhydrate wie weißer Kristallzucker, sie sind also ebenso zu meiden wie sämtliche Süßigkeiten, Desserts, Limonade und Fruchtsaft.

Auch Obst kann große Mengen von Kohlenhydraten liefern. Sie müssen zwar nicht ganz auf Obst verzichten, aber Sie sollten es nur in mäßigen Mengen essen. Vermeiden Sie Trockenobst, denn durch den Entzug des Wassers ist die Zuckerkonzentration höher, die Süße intensiver und der Kohlenhydratgehalt erhöht.

Heißt das, dass Sie nicht gelegentlich ein bisschen Kuchen oder eine Scheibe Brot essen dürfen? Das wäre am besten, aber die Diät ist flexibel genug, dass Sie zu besonderen Anlässen kleine Portionen wie eine Scheibe Brot essen können, definitiv aber nicht jeden oder auch nur jeden zweiten Tag, und im Idealfall überhaupt nicht.

Statt Brot und Backwaren sollten Sie mehr frisch zubereitetes Gemüse essen. Es ist eine ausgezeichnete Quelle der lebenswichtigen Vitamine, Mineralstoffe und Antioxidantien, die für die Gesundheit der Augen so wichtig sind. Gemüse mit hohem Stärkegehalt wie Kartoffeln und Bohnen sollten überwiegend durch weniger kohlenhydratreiche Gemüse wie Blumenkohl, Brokkoli, Spargel, Spinat und Ähnliches ersetzt werden.

Fleisch, Fisch und Eier enthalten so geringe Mengen von Kohlenhydraten, dass Sie sich keine Gedanken machen müssen, wie viel sie davon essen. Allerdings sollten Sie wissen, dass viele Fleischerzeugnisse wie Wurst und Schinken normalerweise Zucker und oft Mononatriumglutamat enthalten, weswegen man sich besser an frisches Fleisch halten sollte. Der Kohlenhydratgehalt von Milchprodukten ist unterschiedlich hoch. Butter, Sahne und Hartkäse enthalten wenig, Milch mäßige Mengen und gesüßte Milchprodukte wie Jogurt und Speiseeis viel. Wählen Sie kohlenhydratarme Milchprodukte statt der kohlenhydratreichen Varianten.

Zusätzlich zur kohlenhydratarmen Diät sollten Sie zur Vorbeugung täglich mindestens ein bis drei Esslöffel (15 bis 45 ml) Kokosöl zu sich nehmen. Sie können das Öl beim Kochen oder bei der Zubereitung der Mahlzeiten verwenden oder nachher den Speisen hinzufügen. So können Sie zum Beispiel einen Löffel Kokosöl unter einen Teller Suppe oder einen Auflauf mischen oder über ein gekochtes Gemüse geben.

Therapeutische kohlenhydratarme Diäten

Ausgehend vom Nüchternblutzuckerwert gibt es zwei Behandlungsoptionen. Zweck dieser Diäten ist die Senkung dieses Werts und die Anhebung des Ketonspiegels im Blut. Zu jeder Diät gehört eine in Gramm ausgedrückte Obergrenze für die tägliche Kohlenhydratmenge, die streng eingehalten werden muss, wie unten beschrieben:

Kohlenhydratarme 25-Gramm-Diät

Bei einem Nüchternblutzucker von 126 mg/dl (7 mmol/l) oder darüber ist die tägliche Kohlenhydratmenge auf maximal 25 Gramm begrenzt. Bei keiner Mahlzeit sollte die Hälfte der erlaubten Gesamtkohlenhydratmenge pro Tag (12,5 Gramm) überschritten werden. Zusätzlich sollten Sie täglich vier bis fünf Esslöffel (60 bis 74 ml) Kokosöl zu sich nehmen.

Kohlenhydratarme 50-Gramm-Diät

Bei einem Nüchternblutzucker von 101 bis 125 mg/dl (5,6 bis 6,9 mmol/l), ist die tägliche Kohlenhydratmenge auf maximal 50 Gramm begrenzt. Bei keiner Mahlzeit sollte die Hälfte der erlaubten Gesamtkohlenhydratmenge pro Tag (25 Gramm) überschritten werden. Zusätzlich sollten Sie täglich vier bis fünf Esslöffel (60 bis 74 ml) Kokosöl zu sich nehmen.

Beide dieser Diäten sind ketogen; das bedeutet, dass sie die Umwandlung von im Körper gespeichertem Fett in Ketone auslösen und den Ketonspiegel im Blut erhöhen. Die kohlenhydratarme 25-Gramm-

Diät erhöht den Ketonspiegel stärker als die kohlenhydratarme 50-Gramm-Diät. Die 50-Gramm-Diät ist eine leicht ketogene Diät, und bei manchen Menschen kommt es dabei nur zu einem minimalen oder überhaupt keinem sichtbaren Anstieg des Ketonspiegels. Durch den Verzehr von vier bis fünf Esslöffeln Kokosöl täglich, der für beide Diäten empfohlenen Menge, wird der Ketonspiegel stark angehoben. Die Kombination einer sehr kohlenhydratarmen Diät mit dieser Menge Kokosöl kann den Ketonspiegel im Blut auf einen therapeutisch wirksamen Wert erhöhen.

Der Esslöffel, von dem hier die Rede ist, ist nicht derselbe wie der Esslöffel, den wir normalerweise beim Essen benutzen. Ein Esslöffel ist hier eine Maßeinheit und entspricht 14,8 ml Flüssigkeit, oder um die Berechnung zu erleichtern, 15 ml. Vier Esslöffel entsprechen 60 ml; fünf Esslöffel ergeben 74 ml. Sie können der Diät weitere Fette oder Öle hinzufügen, beispielsweise Butter oder rotes Palmöl. So brauchen Sie keine Angst haben, dass Sie zunehmen könnten, denn das wird nicht passieren. In Kombination mit einer kohlenhydratarmen Diät stillt Fett den Hunger, sodass Sie eher weniger essen und vielleicht im Endeffekt sogar abnehmen. Wenn Sie mehr darüber erfahren möchten, wie eine kohlenhydratarme Diät mit Kokosöl Ihnen beim Abnehmen helfen kann, empfehle ich Ihnen die Lektüre meines Buches *Dr. Fife's Ketogenic Cookbook: Delicious and Nutritious Low-Carb, High-Fat Meals for Healthy Living.*

Versuchen Sie nicht, die gesamte Menge Kokosöl auf einmal oder das Öl löffelweise zu essen. Das Kokosöl sollte unter die Speisen gemischt und über den Tag verteilt genommen werden, eine kleine Menge zu jeder Mahlzeit. Bereiten Sie Ihre Speisen mit dem Öl zu und geben Sie unmittelbar vor dem Essen noch ein bisschen zu den Speisen.

Uns wird seit so vielen Jahren gepredigt, dass wir Fett meiden sollten, dass viele Menschen nicht an gesunde Portionen Fett in ihren Mahlzeiten gewöhnt sind. Manche haben Fett so lange gemieden, dass sie alles zusätzliche Fett nicht richtig verdauen können, und wenn diese Leute ihrer Ernährung dann vier bis fünf Esslöffel irgendeines Öls hinzufügen, kann es bei ihnen zu leichten Darmkrämpfen oder Durchfall kommen. Aus diesem Grund empfehle ich, das Kokosöl langsam über einen Zeitraum von mehreren Wochen oder Monaten in Ihre Diät zu integrieren. So hat Ihr Verdauungssystem Zeit, sich an die höhere Fettzufuhr zu gewöhnen. Beginnen Sie mit nur einem zusätzlichen Esslöffel (15 ml) Kokosöl in Ihrer Ernährung. Wir sprechen hier von zusätzlichem Fett, nicht der Gesamtfettmenge. Wenn Ihnen ein Esslöffel täglich keine Probleme bereitet, erhöhen Sie auf zwei Esslöffel täglich und steigern Sie die Menge allmählich bis auf vier bis fünf Esslöffel. Wenn unangenehme Verdauungssymptome auftreten, reduzieren Sie die Ölmenge wieder, um einen oder einen halben Esslöffel. Wenn diese Menge unproblematisch ist, bleiben Sie einige Wochen lang auf diesem Niveau und versuchen Sie dann wieder, sie um einen ganzen oder halben Esslöffel zu erhöhen.

Manche Menschen können ihrer täglichen Nahrung sofort vier bis fünf Esslöffel Kokosöl hinzufügen, ohne dass es ihnen Schwierigkeiten macht. Andere vertragen vielleicht anfangs nicht mehr als einen Esslöffel pro Tag. Mit der Zeit sollten Sie jedoch in der Lage sein, größere Mengen von Fett zu vertragen. Die meisten Menschen können im Laufe von ein oder zwei Monaten die Dosis allmählich auf vier bis fünf Esslöffel zusätzliches Kokosöl täglich erhöhen.

Ich empfehle, die je nach Nüchternblutzuckerwert angemessene Diät ohne zeitliche Begrenzung weiter einzuhalten. Wenn Ihr Nüchternblutzucker bei 126 mg/dl (7 mmol/l) oder höher liegt, bleiben Sie bei der kohlenhydratarmen 25-Gramm-Diät. Wenn Sie es schaffen, Ihren Nüchternblutzucker auf einen Wert zwischen 101 und 125 mg/dl (5,6 bis 6,9 mmol/l) zu senken, können Sie zur kohlenhydratarmen 50-Gramm-Diät übergehen. Wenn Sie Ihren Nüchternblutzucker auf 100 mg/dl (5,5 mmol/l) oder darunter senken konnten, können Sie zur kohlenhydratarmen Präventionsdiät wechseln, die auch als Erhaltungsdiät geeignet ist.

Grundlegende Richtlinien für die kohlenhydratarme Diät

Die kohlenhydratarme Diät erzielt viele positive Wirkungen. Sie bringt Ihnen nicht nur die in den vorigen Kapiteln genannten Verbesserungen, sondern programmiert auch Ihren Körper darauf, statt Zucker Fett zu verbrennen, destruktives Essverhalten zu ändern, unkontrollierbare Heißhungerattacken zu stoppen, die Sucht nach Zucker, Limonade, Koffein, Weißbrot und anderem Junkfood zu überwinden; sie ermöglicht Ihnen, ohne Schuldgefühle Speisen mit vollem Fettgehalt und vollem Geschmack zu genießen, lässt Sie den köstlichen Geschmack von vollwertigen, natürlichen Nahrungsmitteln erfahren, verändert Ihre Einstellung zum Essen, stabilisiert Ihren Blutzucker, gibt Ihrem Körper die Chance zu heilen, lässt Sie Ihre Abhängigkeit von diversen Medikamenten überwinden und das Leben viel mehr genießen.

Je nach Ihrem Nüchternblutzuckerwert wählen Sie die Präventionsdiät, die 25-Gramm- oder die 50-Gramm-Diät. Sie brauchen keine Kalorien zu zählen, keine Fett- oder Eiweißmengen zu messen oder bei dem, was Sie essen, bestimmte Grenzen einzuhalten, außer bei den Kohlenhydraten. Essen Sie, bis Sie satt, aber nicht übersättigt sind, denn übermäßige Mengen mindern die Wirksamkeit der Diät. Bis zu 58 Prozent des Eiweißes, das Sie zu sich nehmen, kann in Glukose umgewandelt werden, deswegen sollten Sie also auch nicht zu viele eiweißreiche Lebensmittel essen, dafür aber viel Gemüse. Da Fett nur sehr geringe Mengen Glukose produziert, können Sie davon so viel essen, wie Sie wollen.

Man kann jede dieser Diäten, auch die 25-Gramm-Diät, unbegrenzt lange praktizieren. Bei keiner kommt es zu einem Nährstoffmangel, alle liefern genügend Nährstoffe, um Sie bei optimaler Gesundheit zu erhalten. Da Sie Brot und Getreide durch nährstoffreiches Gemüse ersetzen, ist dies vermutlich eine weit gesündere Ernährungsweise, als Sie je in Ihrem Leben praktiziert haben.

Bei den therapeutischen Diäten müssen Sie die Kohlenhydrate, die Sie zu sich nehmen, aufs Gramm genau berechnen. Das ist wichtig. Mit wachsender Erfahrung werden Sie dann Mahlzeiten auch zubereiten können, ohne jedes Gramm Kohlenhydrate zu berechnen. Aber in den ersten paar Monaten müssen Sie besonders darauf achten, das Kohlenhydratlimit einzuhalten.

Die meisten Arten von frischem Fleisch, Fisch, Geflügel und alle Fette enthalten wenig bis gar keine Kohlenhydrate. Eier, Käse und Salat enthalten sehr geringe Mengen. Berechnen Sie mit dem Netto-Kohlenhydrat-Zähler im Anhang die Netto-Kohlenhydrate in Ihren Mahlzeiten. Der Begriff »Netto-Kohlenhydrate« bezeichnet verdauliche Kohlenhydrate, die Kalorien liefern und den Blutzucker ansteigen lassen. Ballaststoffe sind zwar ebenfalls Kohlenhydrate; da sie den Blutzucker jedoch nicht ansteigen lassen und auch keine Kalorien liefern, sind sie nicht eingerechnet.

Die meisten pflanzlichen Nahrungsmittel enthalten sowohl verdauliche Kohlenhydrate als auch Ballaststoffe. Um den Netto-Kohlenhydrat-Gehalt zu ermitteln, ziehen Sie die Ballaststoffe von der Gesamtkohlenhydratmenge ab. Der Kohlenhydrat-Zähler im Anhang führt den Netto-Kohlenhydrat-Gehalt diverser vollwertiger Nahrungsmittel auf. Den Netto-Kohlenhydrat-Gehalt von verpackten Lebensmitteln können Sie selbst berechnen, denn die Nährwertangaben auf der Packung führen die Mengen von Kalorien, Fetten, Kohlenhydraten, Eiweiß und weiteren Nährstoffen pro Portion auf. Unter der Position »Kohlenhydrate insgesamt« finden Sie auch »Ballaststoffe«. Zur Berechnung des Netto-Kohlenhydrat-Gehalts ziehen Sie die angegebene Grammzahl der Ballaststoffe von der der Gesamt-Kohlenhydrate ab.

Der Kohlenhydrat-Zähler führt die gängigsten Gemüse- und Obstsorten, Milchprodukte, Getreide, Nüsse und Samen auf. Für Lebensmittel, die nicht in der Liste enthalten sind, wozu auch viele beliebte Fertiggerichte und in Restaurants servierte Gerichte gehören, gehen Sie online auf www.calorieking.com (eine deutschsprachige Seite wäre www.ernaehrung.de, Sie finden im Internet auch weitere Angebote); diese Webseite bietet Ihnen in Listenform alle Nährwertangaben auf den Etiketten verschiedener Lebensmittel. Auch hier errechnen Sie den Kohlenhydratgehalt nach dem gleichen Muster, indem Sie die Menge der Ballaststoffe von der Gesamtkohlenhydratmenge abziehen. Angaben über den Kohlenhydratgehalt verschiedener Lebensmittel finden Sie auf diversen Webseiten, unter anderem auf www.fettrechner.de, www.index-essen.de und www.food-rechner.de/nutritions/home.

Um unter Ihrer Tageshöchstmenge an Kohlenhydraten zu bleiben, müssen Sie sämtliche Nahrungsmittel mit hohem Kohlenhydratgehalt entweder ganz streichen oder drastisch reduzieren. Eine Scheibe Weißbrot hat zum Beispiel 12 Gramm Kohlenhydrate. Bei der kohlenhydratarmen 25-Gramm-Diät haben Sie mit nur zwei Scheiben schon Ihre Tageshöchstmenge erreicht. Da alle Gemüse und Obstsorten Kohlenhydrate enthalten, dürften Sie für den Rest des Tages nur noch Fleisch und Fett essen, um unter Ihrer 25-Gramm-Obergrenze zu bleiben – und das wäre nicht gut. Eine einzige mittelgroße gebackene Kartoffel hat 33 Gramm Kohlenhydrate – mehr als eine Tagesration. Ein Apfel hat 18 Gramm, eine Orange 12 Gramm und eine mittelgroße Banane 24 Gramm. Brot und Getreide haben den höchsten Kohlenhydratgehalt. Ein einziger Pfannkuchen von 10 cm Durchmesser, ohne Sirup oder Süßungsmittel, hat 13 Gramm, eine Tortilla von 25 cm Durchmesser hat 34 Gramm, und ein normaler Bagel von 11 cm Durchmesser 57 Gramm. Süßigkeiten und Desserts enthalten noch mehr Kohlenhydrate und sind praktisch ohne Nährwert, sollten also völlig aus der Ernährung gestrichen werden. Bei der 25-Gramm-Diät sollten alle Brot- und Getreidesorten gestrichen werden.

Gemüse dagegen hat einen sehr viel niedrigeren Kohlenhydratgehalt. Eine Portion (etwa eine Tasse) Spargel oder roher Kohl enthält 2 Gramm und eine Portion Blumenkohl 3. Alle Salatarten enthalten sehr wenige Kohlenhydrate; eine Portion klein geschnittener Kopfsalat hat nur 0,6 Gramm. Sie können sich ohne Weiteres an grünem Salat und anderem kohlenhydratarmen Gemüse satt essen, ohne sich Sorgen machen zu müssen, dass Sie Ihr Kohlenhydratlimit überschreiten.

Selbst bei der kohlenhydratarmen 25-Gramm-Diät darf man etwas Obst essen. Die Obstsorten mit dem geringsten Kohlenhydratgehalt sind Beeren wie Brombeeren (1/2 Tasse 3,5 Gramm), Boysenbeeren (1/2 Tasse 4,5 Gramm), Himbeeren (1/2 Tasse 3 Gramm) und Erdbeeren (1/2 Tasse, in Scheiben geschnitten, 4,8 Gramm). Alle Obst- und Gemüsesorten und sogar Getreideprodukte sind erlaubt, solange die Portion nicht so groß ist, dass Sie damit über Ihr Kohlenhydratlimit kommen. Da die meisten Obstorten, stärkehaltigen Gemüse und Brot viele Kohlenhydrate enthalten, vermeidet man sie am besten völlig.

Schauen wir uns einen typischen Tagesspeiseplan für die kohlenhydratarme 25-Gramm-Diät an. Die Netto-Kohlenhydratmenge für jede Position ist jeweils in Klammern angegeben.

Frühstück: Rührei aus zwei Eiern (1 g), 28 Gramm Cheddar-Käse (0,5 g), 1/2 Tasse in Scheiben geschnittenen Pilzen (1 g), 56 Gramm gewürfeltem, zuckerfreiem Schinken (0 g) und einem Teelöffel gehacktem Schnittlauch (0 g), gebraten in 1 Esslöffel Kokosöl (0 g). Netto-Kohlenhydrate 2,5 Gramm.

Mittagessen: Gemischter grüner Salat aus zwei Tassen klein geschnittenem Salat (1 g), 1/2 Tasse geraspelten Möhren (4 g), 1/4 Tasse gewürfeltem Gemüsepaprika (1 g), 1/2 mittelgroßen Tomate (2 g), 1/4 Avocado (0 g), 1/2 Tasse klein geschnittenem Kohl (1 g), 84 Gramm gebratenem Hühnerfleisch, gewürfelt (0 g), 1 Esslöffel geröstete Sonnenblumenkerne (1 g) mit 2 Esslöffeln italienischem Dressing auf Olivenölbasis, ohne Zucker (1 g). Netto-Kohlenhydrate 12 Gramm.

Abendessen: Ein Schweinekotelett (0 g) in 1 Esslöffel Kokosöl gebraten (0 g), 4 Stangen gekochter Spargel (2 g), mit 1 Teelöffel Butter (0 g), 2 Tassen gekochter Blumenkohl (3 g) mit 28 Gramm Colby-Käse (0,5 g) sowie Kräutern und Gewürzen (0 g), um den Geschmack abzurunden. Netto-Kohlenhydrate 5,5 Gramm.

Zusammen enthalten diese drei Mahlzeiten insgesamt 20 Gramm Netto-Kohlenhydrate, also fünf Gramm weniger als die Tageshöchstmenge. Wie Sie aus diesem Beispiel erkennen können, bietet die Diät viele verschiedene nahrhafte Gerichte. Bei einer kohlenhydratarmen 50-Gramm-Diät könnte man die beschriebenen Gerichte um 30 Gramm Netto-Kohlenhydrate ergänzen.

Im Vergleich zu den beiden anderen Diäten ist eine kohlenhydratarme Präventionsdiät sehr großzügig. Im Grunde genommen enthält sie alle Lebensmittel. Allein durch die Verkleinerung der Portionen oder selteneren Verzehr von stärkehaltigem Gemüse, Obst, Getreideprodukten und sogar gelegentlichen Leckereien kann man den Gesamtverzehr an Kohlenhydraten in Grenzen halten.

Sehen wir uns zum Vergleich den Kohlenhydratgehalt einiger typischer nicht kohlenhydratreduzierter Gerichte an. Ein typisches Frühstück könnte zum Beispiel aus einer Portion (1 Tasse) Frosties (35 g) mit einer 1/2 Tasse Milch mit 2% Fett (12,5 g) bestehen. Das sind insgesamt über 47 Gramm Kohlenhydrate. Eine einzige Portion dieser Frühstückscerealien, deren Kohlenhydratgehalt ganz typisch ist, überschreitet die 25-Gramm-Grenze und verbraucht praktisch die gesamte Kohlenhydratration der 50-Gramm-Grenze. Offensichtlich sind kalte Frühstückscerealien also keine gute Wahl, wenn man sich kohlenhydratarm ernähren will.

Den meisten Menschen ist klar, dass kalte Frühstückscerealien keine besonders gesunden Nahrungsmittel sind. Sie essen sie, weil es bequem ist, schnell geht und meist auch schmeckt. Wegen ihres Nährwerts sollte man sie auf keinen Fall essen, auch wenn sie angeblich noch so gesund sind. Gekochte Vollkornprodukte sind die bessere Wahl. Eine Schüssel warmer Haferbrei hat einen höheren Nährwert als die gleiche Menge kalte Frühstückscerealien, aber der Kohlenhydratgehalt ist etwa gleich. Eine Portion (1 Tasse) Haferbrei (21,3 g) mit 1 Esslöffel Zucker (12 g) und 1/2 Tasse Milch mit 2% Fett (12,5 g) liefert insgesamt 45,8 Gramm Kohlenhydrate.

Ein typisches Mittagessen könnte aus einem Big Mac von McDonald's (42 g), einer mittleren Portion Pommes frites (43,3 g) und 0,3 l Softdrink (39,9 g) bestehen, und damit kommt es auf satte 125,2 Gramm Kohlenhydrate, weit mehr als die gesamte bei den Diäten erlaubte Tagesration.

Zum Abendessen könnte es drei mittelgroße Ecken Salami-Pizza (97,2 g) und 0,3 l Softdrink (39,9 g) geben, das wären 137,1 Gramm Kohlenhydrate.

Die meisten typischen Mahlzeiten enthalten viele Kohlenhydrate. Folglich nimmt der durchschnittliche Amerikaner, Europäer oder Australier jeden Tag etwa 300 Gramm Kohlenhydrate zu sich. Am besten lassen sich überschüssige Kohlenhydrate vermeiden, indem Sie Ihre Mahlzeiten zu Hause aus frischen, kohlenhydratarmen Zutaten selbst zubereiten.

Heißt das, dass Sie keine Pizza mehr essen dürfen? Sie werden ein paar schwierige Entscheidungen treffen müssen. Möchten Sie Pizza oder möchten Sie lieber altersbedingte Sehprobleme vermeiden? Sie haben die Wahl. Sie müssen entscheiden, ob Pizzas Ihnen wichtiger sind als die Fähigkeit, auch im Alter noch gut sehen zu können. Wenn Sie der Meinung sind, dass Pizza, Eis oder Softdrinks Ihnen nicht schaden, sind Sie wahrscheinlich von diesen Lebensmitteln abhängig, ohne es wahrhaben zu wollen. Ein sicheres Zeichen einer Abhängigkeit ist es, vernünftige Gründe in den Wind zu schlagen, um bestimmte Gewohnheiten nicht zu ändern. Dann wäre eine solche Diät geeignet, um von dieser Abhängigkeit loszukommen.

In Wirklichkeit verbietet dieser kohlenhydratarme Speiseplan keine Art von Lebensmitteln, sie setzt nur Grenzen bei den Mengen. Sie können also gelegentlich sogar Pizza essen, aber Sie müssen die Portionen klein halten und die Menge der anderen Lebensmittel entsprechend anpassen, damit Ihr Verzehr von Kohlenhydraten pro Tag innerhalb der Grenzen bleibt, die Ihre Diät vorschreibt.

Es ist nicht sinnvoll, wenn man allzu sehr schlemmt und sich sehr viele Kohlenhydrate zu einer einzigen Mahlzeit gönnt im Vertrauen darauf, dass man bei den beiden anderen zum Ausgleich alle Kohlenhydrate weglassen kann. Nehmen wir an, Sie machen die kohlenhydratarme 50-Gramm-Diät, und Sie gönnen sich üppigerweise ein Stück Kuchen mit 46 Gramm Kohlenhydraten. Damit bleiben Ihnen für den Rest des Tages gerade einmal 4 Gramm Kohlenhydrate. Um das einzuhalten, dürften Sie zwei Mahlzeiten lang praktisch nichts als Fleisch essen. Selbst wenn Sie das schaffen, ist es keine gute Idee. Mit diesen 46 Gramm Kohlenhydraten auf einen Schlag lösen Sie in Ihrem Körper einen Stoffwechseltsunami aus. Der Grund für die Einschränkung der Kohlenhydrate war ja gerade, eine hohe Zufuhr von Zucker ins Blut zu vermeiden, weil das dem Körper aus dem Gleichgewicht bringt. Am besten verteilt man den Verzehr von Kohlenhydraten auf alle drei Mahlzeiten, sodass keine einzelne Mahlzeit mehr als die Hälfte der gesamten Tagesration enthält.

Es liegt auf der Hand, dass Sie sich nicht mit Pizza oder Eis vollstopfen sollten, wie Sie das vielleicht als Teenager getan haben. Der Körper reagiert sehr sensibel auf Kohlenhydrate. Ein einziger Schokoriegel kann höchst destruktiv sein, denn der darin enthaltene Zucker reicht aus, um die Bildung von Ketonkörpern zu blockieren und den Ketonspiegel erheblich zu senken, von seinen Auswirkungen auf den Blutzuckerspiegel ganz zu schweigen.

Essensvorlieben können sich ändern und ändern sich. Wenn Sie anfangen, mehr Gemüse zu essen, besonders zusammen mit Butter, Käse und gehaltvollen Saucen, werden die Sie besser sättigen als die ungesunden Gerichte, die Sie früher gegessen haben.

Versuchen Sie, jeden Tag mindestens einen frischen Rohkostsalat zu essen. Die Zubereitung von abwechslungsreichen bunten Salaten ist ganz leicht, Sie müssen dafür einfach nur jeweils andere Salat- und Gemüsesorten, Garnierungen und Dressings verwenden.

Salatsaucen, die Sie selbst zubereiten, sind im Allgemeinen am besten. Wenn Sie Fertigdressings verwenden, meiden Sie solche mit Zuckerzusatz und prüfen Sie bei den Nährwertangaben auf dem Etikett, wie viele Kohlenhydrate sie enthalten.

Ein ganz einfaches Abendessen könnte aus einem Hauptgang mit Ihrer Lieblingsfleischsorte – Gebratenes vom Rind, Brathähnchen, Lammkoteletts, gebackener Lachs, Hummer oder was auch immer – bestehen, kombiniert mit ein oder zwei Beilagen aus rohen oder gekochten Gemüsen wie gedämpftem Brokkoli mit Butter und geschmolzenem Cheddar-Käse.

Die zunehmende Popularisierung von kohlenhydratarmen Diäten in den letzten Jahren hat eine Flut von Low-Carb-Rezepten und Kochbüchern hervorgebracht. Im Internet findet man viele Hunderte von Low-Carb-Rezepten, die jedem frei zugänglich sind. Achten Sie aber auf den Gesamt-Kohlenhydratgehalt, denn nicht bei allen Rezepten, die angeblich Low-Carb sind, ist er wirklich besonders niedrig. Viele kohlenhydratreduzierte Versionen beliebter Klassiker liefern immer noch erhebliche Mengen von Kohlenhydraten. Bedenken Sie, dass ein Rezept, nur weil es Low-Carb ist, noch nicht ketogen sein muss. Die allermeisten Low-Carb-Rezepte sind es nicht. Da es schwierig sein kann, echte ketogene Rezepte zu finden, die auch schmecken, habe ich ein Kochbuch mit all meinen ketogenen Lieblingsrezepten zusammengestellt, *Dr. Fife's Keto Cookery.* Jedes Rezept gibt an, wie viel Gramm Fett, Kohlenhydrate und Eiweiß eine Portion enthält, sodass Sie genau wissen, was Sie essen. Da viele Leute das Kochen nach der Keto-Methode besonders am Anfang schwierig finden, kann dieses Buch wertvolle Hilfestellung leisten.

Auf Ihrer Reise in die Welt der ketogenen Ernährung möchte ich Sie ermutigen, Lebensmittel mit vollem Fettgehalt, Butter, Sahne, Kokosöl, das Fett am Fleisch und die Haut am Hähnchen zu essen. Fett ist gut für Sie! Es stillt den Hunger und verhindert Heißhungerattacken, und auch Ihr Verlangen nach Süßem wird drastisch sinken. Da Fett sättigend wirkt, lässt sich der Hunger mit kleinen Mengen von Nahrung stillen, sodass die Gesamtkalorienaufnahme leicht sinken kann. Bei Übergewichtigen kann es sogar zu Gewichtsverlust kommen. Bei untergewichtigen und unterernährten Menschen ist Abnehmen normalerweise kein Problem. Vielmehr hilft ihnen das zusätzliche Fett in der Nahrung, ein gesünderes Körpergewicht zu erreichen.

Auswärts essen kann eine gewisse Herausforderung sein, ist aber im Laufe der Jahre sehr viel einfacher geworden. Aufgrund der Beliebtheit der Low-Carb-Ernährung bieten viele Restaurants inzwischen kohlenhydratreduzierte Gerichte an. Fast in jedem Restaurant, das Hamburger serviert, einschließlich aller beliebten Fast-Food-Restaurants, bekommt man auch Hamburger ohne Brötchen. Bei diesen Hamburgern ist alles dabei, was Sie von einem normalen Hamburger erwarten, sie werden allerdings nicht im Brötchen, sondern in einer Hülle aus Salatblättern serviert. Selbst wenn diese Variante nicht auf der Speisekarte steht, bereiten die meisten Restaurants sie Ihnen gerne zu, wenn Sie danach fragen.

Die Grundnahrungsmittel

Fleisch

Sie dürfen alle frischen Fleischsorten essen – Rind, Schwein, Lamm, Büffel und Wild. Erlaubt sind alle Fleischpartien, also Steaks, Rippe, Braten, Koteletts und Hackfleisch vom Rind, Schwein oder Lamm. Essen Sie vorzugsweise rotes Fleisch von Tieren aus biologischer Weidehaltung ohne Hormone und Antibiotika. Lassen Sie das Fett am Fleisch und essen Sie es mit. Fett ist für einen reibungslosen Eiweißstoffwechsel notwendig und unterstreicht den Geschmack des Fleischs.

Verarbeitetes Fleisch, das Nitrat, Nitrit, Mononatriumglutamat oder Zucker enthält, sollten Sie meiden. Dazu gehören fast alle Fleisch- und Wurstwaren, unter anderem Hot Dogs, Bratwurst, Würstchen, Speck und Schinken. Wurstwaren, die nur Kräuter und Gewürze enthalten, sind jedoch erlaubt. Lesen Sie die Zutatenliste auf dem Etikett. Wenn darin keine chemischen Zusatzstoffe oder Zucker aufgeführt sind, können Sie die Wurst vermutlich verwenden. Wenn sie nur eine geringe Menge Zucker und keine weiteren chemischen Substanzen enthält, können Sie sie ebenfalls verwenden, vorausgesetzt, Sie kalkulieren den Zucker mit in Ihre tägliche Ration Kohlenhydrate ein. Bei paniertem Fleisch oder Hackbraten müssen Sie den Kohlenhydratgehalt berücksichtigen.

Alle Arten von Geflügel sind erlaubt – Huhn, Pute, Ente, Gans, Stubenküken, Wachtel, Fasan, Emu, Strauß und alle anderen. Schneiden Sie die Haut nicht ab, sondern essen Sie sie zusammen mit dem Fleisch; häufig ist sie der schmackhafteste Teil. Alle Eier sind erlaubt.

Alle Arten von Fisch und Meeresfrüchten sind erlaubt – Lachs, Tunfisch, Scholle, Forelle, Wels, Flunder, Sardinen, Hering, Krabben, Hummer, Austern, Miesmuscheln, Venusmuscheln und alle anderen. Empfohlen wird Fisch aus Wildfang statt Zuchtfisch. Fischrogen oder Kaviar ist ebenfalls erlaubt.

Die meisten frischen Fleischsorten enthalten keinerlei Kohlenhydrate, Sie können sie also essen, ohne irgendwelche Berechnungen zum Kohlenhydratgehalt anstellen zu müssen. Die einzigen Ausnahmen sind manche Meeresfrüchte und Eier, die geringe Mengen von Kohlenhydraten enthalten. Ein großes Hühnerei enthält beispielsweise etwa ein halbes Gramm Kohlenhydrate.

Wurstwaren sind nicht unbegrenzt erlaubt. Oft werden ihnen Kohlenhydrate zugesetzt, Sie müssen den Kohlenhydratgehalt also anhand der Nährwertangaben auf dem Packungsetikett berechnen.

Den Menschen, die auf eine kohlenhydratarme Ernährung umstellen, fehlen oft knusprige Snacks, wie Salzbrezeln, Chips und Crackers. Diese enthalten zu viele Kohlenhydrate und häufig auch unerwünschte Zusätze wie Fruktose. Eine kohlenhydratfreie Alternative sind gebratene Speckkrusten, manchmal auch als Pork Skins bezeichnet. Sie werden aus der Unterhautfettschicht der Tiere hergestellt. Das Fett wird ausgelassen, sodass nur das Eiweißgerüst übrig bleibt. Diese knusprigen Leckerbissen können als Snacks gegessen oder anstelle von Croutons in Salaten verwendet werden. Man kann sie auch zerbröckeln und als Panade für Backfisch oder Huhn verwenden oder über Aufläufe oder andere Gerichte streuen.

Milchprodukte

Einige Milchprodukte enthalten relativ viele Kohlenhydrate, andere dagegen wenig. Eine Tasse Vollmilch hat 11 Gramm Kohlenhydrate; Milch mit 2% Fett 11,4 Gramm und die mit 1% Fett 12,2 Gramm. Wie Sie sehen, steigt mit sinkendem Fettgehalt der Kohlenhydratgehalt.

Eine Tasse vollfetter Naturjogurt enthält 12 Gramm Kohlenhydrate und eine Tasse Jogurt ohne Fett 19 Gramm. Gesüßter fettarmer Vanillejogurt hat 31 Gramm und fettarmer Fruchtjogurt etwa 43 Gramm.

Die meisten Hartkäse haben einen sehr geringen Gehalt an Kohlenhydraten. Bei Weichkäsen ist er etwas höher, sie sind aber immer noch nicht schlecht. Gute Käsearten sind unter anderem Cheddar, Colby, Monterey Jack, Mozzarella, Gruyère, Edamer, Emmentaler, Feta, Frischkäse (natur), Hüttenkäse und Ziegenkäse. 28 Gramm Cheddar haben nur 0,4 Gramm Kohlenhydrate, eine volle Tasse Cheddar nur 1,5 Gramm. Eine Tasse Hüttenkäse enthält 8 Gramm und ein Esslöffel Frischkäse (natur) 0,4 Gramm. Molkenkäse und Analogkäse haben einen weit höheren Kohlenhydratgehalt und sind zu meiden.

Schlagsahne enthält etwas mehr als 6 Gramm pro Tasse. Kaffeesahne hat 10 Gramm pro Tasse, bleiben Sie also bei Schlagsahne. Ein Esslöffel saure Sahne enthält 0,5 Gramm.

Die meisten Käse- und Sahnesorten können Sie essen, ohne Ihr Kohlenhydratkonto zu überlasten, aber halten Sie sich bei Milch und

Jogurt zurück. Gesüßte Milchprodukte wie Eierflip, Speiseeis und Schokomilch sollten generell gemieden werden.

Fette und Öle

Fette und Öle enthalten keinerlei Kohlenhydrate, Sie können also so viel davon essen, wie Sie möchten. Einige Fette sind gesünder als andere, wie Sie gesehen haben. Wählen Sie Fette aus der Kategorie der »empfohlenen Fette« weiter unten. All diese Öle sind für die Zubereitung von Speisen unbedenklich. Halten Sie sich zurück bei den »nicht empfohlenen Fetten« und verwenden Sie sie nie zum Kochen. Vollkommen meiden sollten Sie die «schlechten Fette«, alle Speisen, in denen sie enthalten sind oder die darin gegart wurden, etwa Pommes frites und panierten Fisch.

Empfohlene Fette

Kokosöl
Palmöl/Palmfruchtöl
Palmfett
Rotes Palmöl
Palmkernöl
Olivenöl extra leicht
Olivenöl extra vergine
Macadamianussöl
Avocadoöl
Tierische Fette (Schmalz, Talg, ausgelassenes Fett)
Butter
Ghee
MCT-Öl

Nicht empfohlene Fette

Maisöl
Distelöl
Sonnenblumenöl
Sojaöl
Baumwollsamenöl
Rapsöl
Erdnussöl
Walnussöl

Kürbiskernöl
Traubenkernöl

Schlechte Fette
Margarine
Backfette
Gehärtete Pflanzenfette

Gemüse

Sie sollten viel Gemüse essen. Die meisten Gemüse haben einen relativ geringen Kohlenhydratgehalt. Sie können ohne Weiteres die empfohlenen fünf Portionen pro Tag essen, ohne über 25 Gramm Kohlenhydrate zu kommen. Eine Portion ist in der Regel etwa 1/2 Tasse. Je eine halbe Tasse gekochter Kohl, Spargel, Brokkoli, Pilze und grüne Bohnen liefern zusammen nicht einmal 9 Gramm Kohlenhydrate. Sie sollten täglich mindestens doppelt so viel essen, zusammen mit anderen geeigneten kohlenhydratarmen Lebensmitteln.

Grüner Salat liefert am meisten Masse und gleichzeitig die wenigsten Kohlenhydrate. Kopfsalat hat weniger als ein Gramm Kohlenhydrate pro Tasse. Ein gemischter Salat aus zwei Tassen Salat, einer Tasse gemischter kohlenhydratarmer Gemüse und einer halben Tasse Gemüse mit mittlerem Kohlenhydratgehalt und ein oder zwei Esslöffeln italienischem Dressing kann leicht unter 9 Gramm Kohlenhydrate bleiben. Sie können noch Käse und Fleisch dazugeben, ohne dass es nennenswerte Auswirkungen auf die Gesamtkohlenhydratmenge hat. Empfohlen wird mindestens ein Rohkostsalat pro Tag.

Obwohl Sie Gemüse sowohl als Rohkost als auch gekocht essen sollten, ist rohes Gemüse besser. Beim Kochen wird die im Gemüse enthaltene Stärke und Zellulose (Ballaststoffe) etwas aufgespalten und leichter in Zucker umgewandelt. Aus diesem Grund lässt gekochtes Gemüse den Blutzucker stärker ansteigen als rohes.

In der folgenden Liste sind die Gemüsesorten nach ihrem relativen Kohlenhydratgehalt aufgeführt. Gemüse mit bis zu 6 Gramm Kohlenhydraten pro Tasse sind in der kohlenhydratarmen Gruppe aufgelistet. Einige dieser Gemüsesorten, besonders die grünen Blattgemüse, enthalten weit weniger als 6 Gramm. Der durchschnittliche Kohlenhydratgehalt der Gemüse in der kohlenhydratarmen Gruppe liegt bei etwa

3 Gramm pro Tasse. Die meisten Gemüse, die Sie essen, sollten zu dieser Gruppe gehören.

Die Gemüse der Gruppe mit mittlerem Kohlenhydratgehalt haben zwischen 7 und 14 Gramm Kohlenhydrate pro Tasse. Diese Gemüsesorten sollten nur in Maßen gegessen werden. Zu viel davon kann Sie leicht über die Obergrenze der 25-Gramm-Diät oder vielleicht sogar der 50-Gramm-Diät bringen. Eine Tasse gehackte Zwiebeln enthält 14 Gramm Kohlenhydrate. Allerdings essen Sie wahrscheinlich nicht oft so viele Zwiebeln, eher ein paar Esslöffel oder weniger. Ein Esslöffel gehackte Zwiebeln enthält nicht einmal ein Gramm Kohlenhydrate.

Stärkehaltige Gemüse mit hohem Kohlenhydratgehalt, beispielsweise Kartoffeln, sind voll von Kohlenhydraten. Zwar ist kein Gemüse streng verboten, aber es ist sinnvoll, Gemüse mit hohem Kohlenhydratgehalt generell zu meiden, besonders bei der 25-Gramm-Diät. Eine Portion kann eine volle Tagesration Kohlenhydrate verbrauchen. Selbst bei der 50-Gramm-Diät würde eine einzige Portion Ihre Auswahl für den Rest des Tages erheblich einschränken. Die kohlenhydratarme Präventionsdiät kann einige stärkehaltige Gemüse enthalten, aber sie sollten immer noch auf höchstens eine Mahlzeit und bei dieser auf eine Portion beschränkt bleiben.

Die meisten Winterkürbissorten enthalten viele Kohlenhydrate. Zwei Ausnahmen sind Gartenkürbis und Spaghettikürbis, die etwa halb so viele Kohlenhydrate enthalten wie andere Sorten. Der Spaghettikürbis hat seinen Namen von der Tatsache, dass er beim Kochen in spaghettiähnliche Strähnen zerfällt. Diese »Spaghetti« können Sie als Nudelersatz verwenden. Zum Beispiel kann man den Spaghettikürbis mit Fleisch und Sauce anrichten und erhält so ein kohlenhydratarmes Spaghettigericht.

Frischer Mais ist in der Gruppe der kohlenhydratreichen Gemüse aufgeführt. Mais ist eigentlich kein Gemüse, sondern ein Getreide, wird aber normalerweise wie ein Gemüse gegessen. Mais enthält mehr als 25 Gramm Kohlenhydrate pro Tasse.

Gemüse mit niedrigen Kohlenhydratgehalt (unter 7 g / Tasse)

Algen (Nori, Kombu und Wakame)
Artischocke
Aubergine

Avocado
Bambussprossen
Blumenkohl
Brokkoli
Brunnenkresse
Chinakohl
Daikon-Rettich
Endivie
Fenchel
Frühlingszwiebeln
Grüne Bohnen
Grünkohl
Gurke
Jicama (Yambohne)
Knollensellerie
Kohl
Kräuter und Gewürze
Mangold
Okra
Pak Choi
Paprika (scharf und süß)
Pilze
Radieschen
Rhabarber
Rosenkohl
Rote-Bete-Blätter
Rüben
Salat (alle Sorten)
Sauerampfer
Sauerkraut
Schnittlauch
Senfblätter (Brauner Senf)
Sommerkürbis
Spargel
Spinat
Stangensellerie
Taroblätter
Tomatillos

Wasserkastanie
Zucchini
Zuckerschoten

Gemüse mit mittlerem Kohlenhydratgehalt (7–14 g/Tasse)
Erbsen
Kohlrübe
Lauch
Möhre
Pastinake
Rote Bete
Sojabohnen (Edamame)
Spaghettikürbis
Zwiebel

Gemüse mit hohem Kohlenhydratgehalt (über 15 g/Tasse)
Bohnen, getrocknet (Wachtel-, Kidney- etc.)
Kartoffeln
Kichererbsen
Limabohnen
Linsen
Mais (frisch)
Süßkartoffeln
Tarowurzel
Topinambur
Winterkürbis
Yams

Obst

Auch etwas Obst ist bei der Diät erlaubt, wenn es sehr in Maßen genossen wird. Von allen Obstsorten haben Beeren den niedrigsten Kohlenhydratgehalt. Brombeeren und Himbeeren enthalten etwa 7 Gramm pro Tasse. Erdbeeren, Boysenbeeren und Stachelbeeren haben etwas mehr, etwa 9 Gramm pro Tasse. Blaubeeren allerdings haben mit 18 Gramm pro Tasse einen viel höheren Kohlenhydratgehalt. Zitronen und Limetten sind ebenfalls kohlenhydratarm, sie enthalten pro Frucht nicht einmal 4 Gramm. Die meisten anderen Obstsorten liefern in der Regel zwischen 15 und 30 Gramm Kohlenhydrate pro Tasse.

Mit sorgfältiger Planung können Sie sogar bei der 25-Gramm-Diät etwas kohlenhydratarmes Obst essen. In der 50-Gramm- und der Präventionsdiät ist mehr Obst erlaubt. Wegen seines höheren Zuckergehalts sollte Obst immer nur in Maßen gegessen werden. Nehmen Sie frisches Obst, keine Obstkonserven oder Tiefkühlobst, damit Sie genau wissen, was Sie essen; Dosen- und Tiefkühlobst enthält oft zusätzlichen Zucker oder Sirup.

Trockenfrüchte sind sehr süß, denn hier ist der Zucker konzentriert. So hat eine Tasse frische Trauben etwa 26 Gramm Kohlenhydrate, eine Tasse getrocknete (Rosinen) jedoch 109 Gramm. Datteln, Feigen, Korinthen, Rosinen und getrocknetes Fruchtmark sind so süß, dass sie eigentlich zu den Süßigkeiten gehören.

Kohlenhydratarmes Obst

Boysenbeeren
Brombeeren
Cranberries (ungesüßt)
Erdbeeren
Himbeeren
Limetten
Stachelbeeren
Zitronen

Kohlenhydratreiches Obst

Ananas
Äpfel
Aprikosen
Bananen
Birnen
Blaubeeren
Datteln
Feigen
Grapefruit
Guaven
Holunderbeeren
Johannisbeeren
Kakifrüchte
Kirschen

Kiwis
Kumquat
Mangos
Maulbeeren
Melonen
Nektarinen
Orangen
Papaya
Passionsfrucht
Pfirsiche
Pflaumen
Rosinen
Tangerinen
Trauben
Trockenpflaumen

Nüsse und Samen

Vielleicht haben Sie bei Nüssen und Samen zunächst die Vorstellung von einem hohen Kohlenhydratgehalt, aber überraschenderweise enthalten sie nur geringe Mengen. So hat beispielsweise eine Tasse gehobelte Mandeln etwa 9 Gramm Kohlenhydrate. Eine einzige ganze Mandel liefert etwa 0,10 Gramm.

Die meisten Baumnüsse liefern zwischen 6 und 10 Gramm Kohlenhydrate pro Tasse. Cashewnüsse und Pistazien schlagen mit etwas mehr Kohlenhydraten zu Buche, nämlich 40 bzw. 21 Gramm pro Tasse.

Samen sind meist kohlenhydratreicher als Nüsse. So enthalten Sesamkörner und Sonnenblumenkerne etwa 16 Gramm pro Tasse.

Schwarze Walnüsse, Pecannüsse, Mandeln und Kokosnüsse haben von allen gängigen Nüssen und Samen den niedrigsten Kohlenhydratgehalt. Eine Tasse geschnitzelte rohe Kokosnuss hat weniger als drei Gramm Kohlenhydrate. Eine Tasse getrocknete, ungesüßte Kokosraspeln hat 7 Gramm. Kokosmilch in Dosen hat etwa 7 Gramm pro Tasse, Vollmilch im Vergleich dazu 11 Gramm pro Tasse. Kokosmilch eignet sich für die meisten Rezepte als kohlenhydratärmerer Milchersatz.

Alle Nüsse und Samen können zum Garnieren von Gemüsegerichten und Salaten verwendet werden, wenn man pro Portion nicht mehr als ein oder zwei Esslöffel nimmt. Für einen Snack sollte man sich an die kohlenhydratarmen Nüsse halten. Die Nüsse, die unten in der kohlenhydratarmen Kategorie aufgeführt werden, enthalten weniger als 10 Gramm Kohlenhydrate pro Tasse, die in der Liste der kohlenhydratreichen 11 Gramm oder mehr.

Kohlenhydratarme Nüsse und Samen (unter 10 g/Tasse)

Haselnüsse
Kokosnüsse
Macadamianüsse
Mandeln
Paranüsse
Pecannüsse
Walnüsse, echte
Walnüsse, schwarze

Kohlenhydratreiche Nüsse und Samen (über 11 g/Tasse)

Cashewnüsse
Erdnüsse
Kürbiskerne
Pinienkerne
Pistazien
Sesam
Sojanüsse
Sonnenblumenkerne

Brot und Getreide

Brot und Getreide gehören zu den Lebensmitteln, die die meisten Kohlenhydrate liefern. Bei der 25- und der 50-Gramm-Diät müssen Sie generell alles Brot, Getreideprodukte und Frühstückscerealien streichen. Das betrifft unter anderem Weizen, Gerste, Maismehl, Hafer, Reis, Amaranth, Pfeilwurzel, Hirse, Quinoa, Nudeln, Couscous, Maisstärke und Kleie. Eine einzige Portion kann die gesamte oder fast die gesamte Tagesration Kohlenhydrate verbrauchen. Eine große weiche Brezel enthält zum Beispiel 97 Gramm Kohlenhydrate; eine Tasse *Froot Loops* (Getreideringe mit Fruchtaroma) liefert 25 Gramm und eine Tasse *Raisin Bran* (Rosinenflocken) enthält 39 Gramm. Eine Tasse Fertig-Grießbrei mit einer halben Tasse Milch und einem Löffel Honig kommt auf 48 Gramm Kohlenhydrate.

Vollkornbrot und Vollkorncerealien sind im Allgemeinen nähr- und ballaststoffreicher als Weißbrot; der Kohlenhydratgehalt ist aber fast der gleiche. Eine Scheibe Vollkornbrot liefert etwa 11 Gramm Kohlenhydrate und eine Scheibe Weißbrot 12 Gramm; der Unterschied ist also nicht groß.

Eine kleine Menge Mehl oder Maisstärke kann man zum Andicken von Fleisch- und anderen Saucen verwenden. Ein Esslöffel Vollkornmehl hat 4,5 Gramm Kohlenhydrate und ein Esslöffel Maisstärke 7 Gramm. Das müssen Sie zu Ihrer Tagesration Kohlenhydrate hinzurechnen, nehmen Sie also nicht zu viel. Maisstärke wirkt stärker verdickend als Weizenmehl oder andere Mehlsorten, man kann also mit einer kleineren Menge dieselbe Wirkung erzielen.

Eine kohlenhydratfreie Alternative zum Andicken von Saucen ist Frischkäse, mit dem die Sauce ein leichtes Käsearoma bekommt. Eine andere kohlenhydratfreie Möglichkeit, allerdings ohne Eigengeschmack, ist Xanthan, ein löslicher pflanzlicher Ballaststoff, der meist in verarbeiteten Lebensmitteln als Verdickungsmittel eingesetzt wird. Ein ähnliches Produkt ist Guarkernmehl. Es dient genau wie Maisstärke oder Mehl zum Andicken von Saucen, hat aber keine Netto-Kohlenhydrate, da es aus Ballaststoffen hergestellt wird. Sowohl Xanthan Gum als auch Xanthanpulver sind in Naturkostläden und online erhältlich.

Getränke

Unter den Verursachern von Diabetes und Fettleibigkeit gehören Getränke zu den Hauptschuldigen. Die meisten Getränke enthalten sehr viel Zucker und keine oder kaum Nährstoffe. Softdrinks und Getränkepulver sind nichts anderes als flüssige Süßigkeiten. Sogar Fruchtsäfte und Sportgetränke enthalten hauptsächlich Zucker und Wasser. Eine Tasse (220 ml) Orangensaft enthält 25 Gramm Kohlenhydrate. Gemüsesäfte sind nicht viel besser. Viele Getränke enthalten Koffein, das süchtig macht und einen übermäßigen Konsum von gezuckerten Getränken fördert. Viele Menschen trinken jeden Tag fünf, sechs oder noch mehr Tassen Kaffee oder Dosen Cola. Manche Leute trinken überhaupt kein Wasser, sondern decken ihren Tagesbedarf an Flüssigkeit ausschließlich mit verschiedenen Getränken.

Das absolut beste Getränk für den Körper ist Wasser. Wenn der Körper dehydriert ist und Flüssigkeit braucht, braucht er Wasser, nicht

Cola oder Cappuccino. Wasser löscht den Durst besser als jedes andere Getränk und ohne den zusätzlichen Ballast an Zucker, Koffein oder chemischen Substanzen.

Wasser ist bei Weitem die beste Alternative und ich möchte Sie einladen, es zum Getränk Ihrer Wahl zu machen. Sie können Ihr Wasser oder Ihr kohlensäurehaltiges Mineralwasser mit etwas frischem Zitronen- oder Limettensaft aufpeppen, um ihm etwas Geschmack zu geben. Eine andere Alternative ist Sprudel mit zuckerfreiem Sirup. Ungesüßte Kräutertees und koffeinfreier Kaffee haben praktisch keine Kohlenhydrate. Machen Sie einen Bogen um alle künstlich gesüßten, kalorienarmen Erfrischungsgetränke, denn künstliche Süßstoffe sind gesundheitlich bedenklich und halten den Heißhunger nach Zucker wach.

Eine Dehydrierung erhöht die Blutzuckerkonzentration und verschlimmert die Insulinresistenz. Die meisten Menschen sind einen Großteil der Zeit leicht dehydriert. Häufig ignorieren sie die Durstsignale ihres Körpers, bis die Dehydrierung bereits eingetreten ist. Den meisten Menschen würde es nützen, wenn sie versuchen würden, öfter gesunde Getränke zu sich zu nehmen. Die Faustregel besagt, dass Sie pro Tag mindestens acht 220-ml-Portionen Wasser trinken sollten. Im Sommer oder bei hohen Temperaturen kann es nötig sein, diese Menge auf zehn bis zwölf Portionen oder noch mehr zu steigern.

Würzmittel

Zu den Würzmitteln gehören Kräuter, Gewürze, Salz, Salzersatzprodukte, Essig, Senf, Meerrettich, Relish, scharfe Saucen, Fischsauce und ähnliches. Die meisten Würzmittel sind erlaubt, da sie in so kleinen Mengen verwendet werden, dass die Kohlenhydratmenge nicht ins Gewicht fällt; ein paar Ausnahmen gibt es allerdings. Ketchup, süßsaurer Gurkenrelish, Grillsauce und einige Salatdressings strotzen von Zucker. Von vielen gibt es kohlenhydratarme Varianten. Bei allen Fertiglebensmitteln müssen Sie die Liste der Inhaltsstoffe und Nährwertangaben lesen.

Die meisten Salatsaucen werden mit mehrfach ungesättigten Pflanzenölen hergestellt. Eine bessere Alternative sind Dressings auf Olivenölbasis oder hausgemachte. Aus Essig und Olivenöl oder Essig und Wasser lassen sich hervorragende Dressings zubereiten. Essig ist besonders gut, da er nachweislich die Insulinsensitivität verbessert und den Blutzucker nach einer kohlenhydratreichen Mahlzeit um bis zu 30 Prozent senkt.[1] Die Wirkung von Essig ist durchaus mit der von Metformin zu vergleichen, einem beliebten Medikament zur Blutzuckersenkung.[2] Es würde Ihnen guttun, ein bisschen Essig in Ihre Ernährung zu integrieren.

Zucker und Süßigkeiten

Am besten meiden Sie alle Süßungsmittel und Lebensmittel, in denen sie enthalten sind, besonders bei der 25- und der 50-Gramm-Diät. Eines der Zeichen für eine Kohlenhydratabhängigkeit und ein potenzielles oder bereits bestehendes Blutzuckerproblem ist die Gier nach Süßem. Die sogenannten natürlichen Süßungsmittel wie Honig, Melasse, Sucanat (getrockneter Zuckerrohrsaft), Agavensirup und ähnliche sind nicht besser als weißer Zucker. Auch sämtliche Lebensmittel, die künstlichen Süßstoff und Zuckeraustauschstoffe enthalten, sollten Sie meiden.

Alle Süßungsmittel, auch die natürlichen, nähren die Zuckersucht. Wenn die Zunge etwas Süßes schmeckt, unterscheidet sie nicht zwischen granuliertem Zucker, Aspartam oder Xylitol, und die Sucht nach Süßem bleibt. Wenn Sie in Versuchung geraten, wird Ihre Willenskraft auf die Probe gestellt. Haben Sie erst einmal nachgegeben und eine verbotene Süßigkeit gegessen, passiert Ihnen das beim nächsten Mal, wenn Sie in Versuchung geraten, umso leichter wieder, und bevor Sie sich's versehen, sind Sie hoffnungslos in den Krallen der Kohlenhydratsucht gefangen.

Wenn Sie erst einmal von Ihrer Zuckersucht losgekommen sind, verlieren Süßigkeiten ihre Macht über Sie und führen Sie nicht mehr so leicht in Versuchung. Sie können davon essen oder es sein lassen. Die Süßigkeiten haben nicht mehr die Kontrolle über Sie, sondern Sie über die Süßigkeiten. Sie haben das Heft in der Hand, und wenn Sie sich etwas Süßes gönnen wollen, entscheiden Sie, wann, wo und wie viel.

Snacks

Ab und zu würden Sie gerne zwischen den Mahlzeiten eine Kleinigkeit essen, aber es ist wichtig, sich klarzumachen, dass ein Hungergefühl mitten am Tag vielleicht nur Durst ist. Unter Umständen reicht es schon, ein Glas Wasser zu trinken, um dieses Gefühl loszuwerden.

Wenn Wasser nicht genügt, gibt es einige kohlenhydratarme Alternativen. Gemüse wie Gurke, Daikon-Rettich und Sellerie eignen sich gut als Snacks. Selleriestangen kann man mit Erdnussbutter oder Frischkäse füllen. Ein Esslöffel Erdnussbutter hat 2 Gramm Kohlenhydrate, und ein Esslöffel Frischkäse natur nur 0,5 Gramm.

Wenn Ihnen unbedingt nach einem knusprigen Snack zumute ist, sind kohlenhydratfreie Speckkrusten vielleicht die Lösung. Ein weiterer knuspriger Snack ist Nori, eine Algenart, die in der japanischen Küche sehr beliebt ist und zum Einwickeln von Sushi verwendet wird. Es wird meist trocken und geröstet in papierdünnen Blättern verkauft. Nori schmeckt leicht salzig und nach Meeresfrüchten. Es kann in mundgerechte Quadrate geschnitten und wie Chips gegessen werden und enthält praktisch null Kohlenhydrate.

Kohlenhydratarme Nüsse wie Mandeln, Pecannüsse und Kokosnuss eignen sich gut als Snacks. Eine viertel Tasse dieser Nüsse liefert etwa 2,5 Gramm Kohlenhydrate.

Auch Fleisch, Käse und Eier ergeben gute Snacks. Eine Scheibe Käse von 28 Gramm hat etwa 0,5 Gramm Kohlenhydrate. Eier enthalten etwa dieselbe Menge. Fleisch enthält gar keine, es sei denn, es wäre verarbeitet. Einige einfache Snacks sind scharf gewürzte gefüllte Eier, Käsestückchen, Gurkenschiffchen mit einer Füllung von Tunfischsalat und eine Schinken- und eine Käsescheibe, die mit ein bisschen Senf oder saurer Sahne zusammengerollt oder um frische Sprossen gewickelt werden.

Die im Handel erhältlichen Eiweißriegel sind beliebt bei Leuten, die sich kohlenhydratarm ernähren möchten, aber ich würde sie nicht empfehlen. Sie sind nichts als überbewertete Schokoriegel und oft mit künstlichem Süßstoff oder Zuckeraustauschstoffen gesüßt. Sie sind wirklich nur besseres Junkfood.

Ketoseteststreifen

Nach dem Beginn einer ketogenen Diät dauert es einige Tage, bis der Blutketonspiegel ansteigt. Zwar haben wir immer einige Ketone im Blut, aber der Spiegel ist meist zu niedrig, um von therapeutischem Wert zu sein. In Hunger- oder Fastenperioden oder bei Kohlenhydratbeschränkung steigt die Ketonproduktion an. Sobald die Glukosespeicher in der Leber geleert sind, wird die Ketonproduktion hochgefahren. Nach zwei oder drei Tagen können Sie dann den Ketonspiegel im Blut mit einem Urinketoseteststreifen messen, auch Lipolyse-Teststreifen genannt.

Ein Ende des Teststreifens wird in eine frische Urinprobe gehalten. Die Farbe des Streifens verändert sich je nach der Ketonkonzentration im Urin. Der Teststreifen zeigt an, ob der Blutketonspiegel bei »keine«, »Spuren«, »gering«, »mäßig«, oder »hoch« liegt. Der Test ist insofern hilfreich, als er zeigt, ob und wie stark die Ernährungsumstellung zur Ketonbildung führt. Je mehr Kohlenhydrate in Ihrer Ernährung, desto stärker fällt der Ketonspiegel. Um die Ketose zu verstärken, können Sie Ihren Verzehr von Kohlenhydraten reduzieren.

Im Allgemeinen erzielt die 25-Gramm-Diät Ketonspiegel, die mit den Teststreifen messbar sind. Bei der 50-Gramm-Diät kann es, muss aber nicht zu messbaren Ergebnissen kommen. Dies hängt von der Kohlenhydratsensibilität des Betreffenden ab. Bei der Präventionsdiät zeigen die Teststreifen meist keine Veränderungen an. Dass die Teststreifen »keine« anzeigen, heißt nicht, dass das Blut überhaupt keine Ketone enthält; es bedeutet vielmehr, dass der Ketonspiegel zu niedrig ist, um mit den Streifen feststellbar zu sein. Dennoch wird die Ketonkonzentration im Blut etwas über dem Normalwert liegen.

Wenn Sie zusätzlich zu diesen Diäten Kokosöl einnehmen, steigt der Ketonspiegel an. Schon Kokosöl allein führt – unabhängig von Diäten und je nach der verzehrten Menge – zu unterschiedlich starker Ketose. Kokosöl verstärkt zudem bei jeder der kohlenhydratarmen Diäten die Ketose. Sogar die Präventionsdiät kann bei Ergänzung durch Kokosöl unter Umständen eine messbare Konzentration erzielen.

Wenn Sie sehr viel Wasser trinken, kann das die Messung beeinflussen. Trotz verstärkter Ketose im Blut verdünnt sich der Urin, wenn Sie viel Wasser trinken. Es kann also eine mäßige oder hohe Ketose vorliegen, obwohl die Testreifen nur »Spuren« oder »keine« anzeigen.

Die Testreifen sind zwar kein Muss, sie können aber hilfreich sein, da sie zur Einhaltung des Programms und zur Aufrechterhaltung der Kohlenhydratbeschränkung motivieren. Ketoseteststreifen sind in Apotheken erhältlich; eine beliebte Marke ist Ketostix.

Zusammenfassung

Jetzt haben Sie das gesamte Handwerkszeug, das Sie brauchen, um Ihre Sehkraft zu erhalten und die Gesundheit Ihrer Augen zu verbessern. Fassen wir noch einmal zusammen, wie Sie vorgehen müssen. Zuerst müssen Sie entscheiden, ob Sie die kohlenhydratarme Präventionsdiät oder eine der therapeutischen kohlenhydratarmen Diäten machen wollen. Dies richtet sich nach Ihrem Nüchternblutzucker. Je höher Ihr Nüchternblutzucker, desto einschneidender muss Ihre Diät sein, um das Problem zu korrigieren.

Sie sollten in erster Linie frisches Obst und Gemüse, Fleisch, Eier und Milchprodukte essen. Verarbeitete Lebensmittel sollten Sie so weit wie möglich meiden, insbesondere solche, die Lebensmittelzusätze wie gehärtete Pflanzenöle, Aspartam und Mononatriumglutamat enthalten.

Essen Sie gesunde Fette wie Kokosöl und rotes Palmöl, besonders Kokosöl, denn es ist ketogen und regt die Produktion des Wachstumsfaktors BDNF an, der eine so positive Wirkung auf Gehirn und Augen hat. Denken Sie daran, dass Fette die Nährstoffaufnahme aus der Nahrung verbessern. Ihre Diät sollte viel Fett enthalten. Sie sollten sich nicht fettarm ernähren. Bei der kohlenhydratarmen Präventionsdiät werden täglich ein bis drei Esslöffel (15 bis 45 ml) Kokosöl zusätzlich empfohlen und bei den therapeutischen Diäten vier bis fünf Esslöffel (60 bis 74 ml). Darin sind die in den Speisen bereits enthaltenen Fette nicht eingerechnet. Sie sollten aber alle raffinierten mehrfach ungesättigten Pflanzenöle meiden, ebenso wie Lebensmittel, in denen sie enthalten sind. Gewöhnen Sie sich an, die Angaben zu den Inhaltsstoffen auf dem Etikett zu lesen.

Ihre Diät sollte viel frisches Gemüse, sowohl roh als auch gegart, enthalten, denn es liefert Ihnen reichlich Vitamine, Mineralstoffe und Antioxidantien, die gesund für Ihre Augen sind. Mit dieser Diät bekommen Sie reichlich Vitamin A, einen für die Gesundheit der Augen unentbehrlichen Nährstoff aus Fleisch, Fisch, Eiern und Milchprodukten, sowie Provitamin-A-Karotinoide aus starkfarbigem Gemüse. Wenn Sie möchten, können Sie aber auch zusätzlich Nahrungsergänzungsmittel einnehmen. Die für die Gesundheit der Augen wichtigsten sind Lutein, Zeaxanthin und Astaxanthin.

Meiden Sie Tabak in jeder Form und setzen Sie alle unnötigen Medikamente ab. Tabak und Medikamente schädigen die Augen am meisten. Sie aus Ihrem Leben zu verbannen, kann für die Gesundheit Ihrer Augen einen großen Unterschied machen. Ein großer Vorteil dieses Ernährungsprogramms besteht darin, dass Ihr Bedarf an verschreibungspflichtigen und rezeptfreien Medikamenten sinken wird. Wenn Sie das Programm so durchführen wie beschrieben, werden Sie ohne die meisten gängigen Medikamente auskommen können, auch die gegen erhöhten Cholesterinspiegel, Bluthochdruck, hohen Blutzucker und Diabetes und vieles andere. Arbeiten Sie mit Ihrem Arzt zusammen daran, Ihre Verschreibungen zu reduzieren und gewöhnen Sie sich selbst die rezeptfreien Medikamente ab.

Zu viel Sonnenlicht kann sich negativ auf die Gesundheit der Augen auswirken, besonders, wenn Sie sich ungesund ernähren. Eine Diät mit vielen gesunden Fetten und antioxidativen Nährstoffen schützt Sie vor vielen Schäden, die die Sonne andernfalls verursachen kann. Sobald Sie mit einer kohlenhydratarmen Diät mit viel Gemüse beginnen, nimmt ihre Widerstandsfähigkeit gegen UV-Strahlung stark zu und Sie werden die Sonne nicht mehr so penibel meiden müssen. Sonnenstrahlen können sogar gesund sein, denn sie sind der beste Lieferant von Vitamin D – ein lebensnotwendiges hormonähnliches Vitamin, das von der Haut bei UV-Strahlung gebildet wird. Daher ist eine gewisse Menge von Sonnenlicht sogar für die Gesundheit unerlässlich.

Sie sollten Ihren Nüchternblutzucker oder AIC-Spiegel regelmäßig untersuchen lassen. Mit der Zeit sollte sich Ihr Blutzucker verbessern, auch ohne Medikamente. Das ist ein eindeutiges Zeichen, dass sich Ihre Gesundheit insgesamt bessert und das Risiko einer Beeinträchtigung Ihrer Sehkraft sinkt.

Wie bei jedem Programm zu Behandlung oder Prävention sind auch in diesem Fall die Ergebnisse umso besser, je genauer Sie die beschriebenen Maßnahmen befolgen können. Verlieren Sie nicht die Geduld. Es geht Ihnen ja um Veränderungen auf Zellebene. Die Nährstoffe in Ihrer Diät schützen und kräftigen Ihre Augen in winzigen Schritten, Zelle für Zelle. Ihre Sehkraft kann stabil bleiben statt nachzulassen, oder sie kann sich allmählich verbessern. Es kann zwar immer noch zu Alterssichtigkeit kommen, dem normalen Sehkraftverlust, der sich mit zunehmendem Alter einstellt, aber Ihre Widerstandsfähigkeit gegen Augenerkrankungen nimmt zu, und unnormale Zustände wie Grauer Star, Makuladegeneration, Glaukom, diabetische Retinopathie, Trockenes Auge und andere werden erheblich verringert. Bei Einhaltung der strengeren therapeutischen kohlenhydratarmen Diät kommt es in vielen Fällen zu einer Rückbildung der mit diesen Erkrankungen verbundenen Symptome.

Nettokohlenhydratzähler

Nahrungsmittel	Menge	Netto-Kohlenhydrate (g)
Gemüse		
Algen, roh	28 g	2,00
Alfalfasprossen	1 Tasse / 33 g	0,50
Artischocken, gekocht	1 mittelgroß / 120 g*	6,50
Aubergine, roh	1 Tasse / 82 g	2,00
Avocado (Hass)	1 Stück / 173 g*	3,50
Bambussprossen, Dose	1 Tasse / 131 g	2,50
Blattkohl		
gekocht, abgetropft	1 Tasse / 190 g	4,00
roh	1 Tasse / 37 g	0,50
Blattsellerie / Staudensellerie		
roh, ganz	20 cm lang / 40 g	1,00
roh, gewürfelt	1 Tasse / 120 g	2,00
Blattsenf (Indischer Senf)		
roh	1 Tasse / 60 g	1,00
gekocht	1 Tasse / 140 g	0,50
Blumenkohl		
gekocht	1 Tasse / 124 g	1,50
roh, kleingeschnitten	1 Tasse / 100 g	2,50
Bohnen, gekocht, abgetropft		
schwarze	1 Tasse / 172 g	26,00
Schwarzaugenbohnen	1 Tasse / 172 g	15,00
Kichererbsen	1 Tasse / 164 g	34,00
grüne Bohnen, frisch	1 Tasse / 100 g	7,00
Kidneybohnen	1 Tasse / 170 g	27,00
Linsen	1 Tasse / 198 g	30,00
Limabohnen	1 Tasse / 172 g	24,00
weiße	1 Tasse / 182 g	32,00
Wachtelbohnen	1 Tasse / 898 g	24,00
Sojabohnen	1 Tasse / 172 g	12,00

**Angegebene Mengen beziehen sich auf den essbaren Teil, ohne Schale, Kerngehäuse, Kerne, Samen etc.*

Nahrungsmittel	Menge	Netto-Kohlenhydrate (g)
Bohnensprossen (Mung)		
gekocht	1 Tasse/124 g	2,00
roh	1 Tasse/104 g	3,00
Brokkoli, roh, gehackt	1 Tasse/88 g	2,00
Brunnenkresse, roh gehackt	1/2 Tasse/17 g	0,00
Chinakohl (Bok Choi)		
gekocht	1 Tasse/170 g	1,00
roh	1 Tasse/170 g	1,00
Daikon-Rettich, roh	10 cm lang	6,00
Endivie, roh	1 Tasse/50 g	0,50
Erbsen		
Kaiserschoten, gekocht	1 Tasse/160 g	7,00
grün, gekocht	1 Tasse/160 g	7,00
Schälerbsen, gekocht	1 Tasse/196 g	31,00
Frühlingszwiebeln		
roh, gehackt	1/2 Tasse/50 g	3,00
roh, ganz	10 cm lang	1,00
Grünkohl, gehackt, gekocht	1 Tasse/130 g	3,00
Gurke, in Scheiben		
roh mit Schale	1 Tasse/119 g	3,00
Jicama (Yambohne), roh	1 Tasse/130 g	5,00
Kartoffeln		
gebacken, mit Schale	1 mittelgroß/202 g	46,00
gebacken, ohne Schale	1 mittelgroß/156 g	32,00
gestampft, mit Milch	1 Tasse/210 g	34,00
Kartoffelwürfel in Öl gebraten	1 Tasse/156 g	41,00
Kohlrübe, in Stücken,		
gekocht	1 Tasse/170 g	12,00
Knoblauch, roh	1 Zehe	1,00
Kohl, weiß, gehobelt,		
gekocht	1 Tasse/150 g	3,00
roh	1 Tasse/70 g	2,00

Nahrungsmittel	Menge	Netto-Kohlenhydrate (g)
Kohl, rot, gehobelt		
gekocht	1 Tasse/150 g	3,00
roh	1 Tasse/70 g	2,00
Kohlrabi		
gekocht, in Scheiben	1 Tasse/140 g	7,00
roh, in Scheiben	1 Tasse/165 g	9,00
Kürbis, Konserve	1 Tasse/245 g	15,00
Kürbis, Wintersorten		
Crookneck, roh in Scheiben	1 Tasse/180 g	5,00
Patisson, roh in Scheiben	1 Tasse/113 g	3,00
Zucchini, roh in Scheiben	1 Tasse/180 g	3,00
Kürbis, Sommersorten		
Acorn, gebacken, gestampft	1 Tasse/245 g	29,00
Butternuss, gebacken, gestampft	1 Tasse/245 g	19,00
Hubbard, gebacken, gestampft	1 Tasse/240 g	20,00
Spaghetti, gebacken	1 Tasse/155 g	6,00
Lauch, roh	1 Tasse/104 g	13,00
Mangold		
gekocht	1 Tasse/175 g	3,50
roh	1 Tasse/36 g	1,50
Möhren		
gekocht, kleingeschnitten	1 Tasse/156 g	10,00
roh, ganz	1 mittelgroß/72 g	5,00
roh, geraspelt	1 Tasse/110 g	8,00
Saft	1 Tasse/246 g	18,00
Okra, roh, in Scheiben	1 Tasse/184 g	12,00
Paprika		
Rote Chilis, roh	1/2 Tasse/68 g	3,00
Jalapeno, Konserve	1/2 Tasse/68 g	1,00
Gemüsepaprika, roh,	1 Tasse/50 g	2,00
Gemüsepaprika, roh	1 mittelgroß	4,00

Nahrungsmittel	Menge	Netto-Kohlenhydrate (g)
Pastinaken		
roh, gehackt	1 Tasse/110 g	17,50
Pilze		
gekocht	1 Tasse/156 g	4,00
roh, in Scheiben	1 Tasse/70 g	2,50
roh	3 Pilze	1,00
Petersilie		
roh, gehackt	1 EL/4 g	0,00
Radieschen, roh	10 Stück/45 g	1,00
Rhabarber, roh, in Stücken	1 Tasse/122 g	3,50
Rote Bete (in Scheiben), roh	1 Tasse/170 g	8,00
Rote-Bete-Blätter, gekocht	1 Tasse/144 g	5,00
Rosenkohl, gekocht	1 Tasse/156 g	8,00
Rübenblätter, roh	1 Tasse/55 g	1,50
Rucola	1 Tasse/20 g	0,50
Salat		
Kopfsalat	2 Blätter/15 g	0,00
Eisberg	1 Spalte/135 g	1,00
Eisberg, in Streifen	1 Tasse/56 g	0,50
Blattsalat, klein geschnitten	1 Tasse/56 g	0,50
Romana, klein geschnitten	1 Tasse/56 g	0,50
Sauerkraut,		
in Dosen mit Saft	1 Tasse/236 g	6,00
Schalotten, roh, gehackt	1 EL/10 g	1,00
Schnittlauch, gehackt	1 EL/6 g	0,00
Spargel, roh	1 Tasse/60 g	2,00
	4 Stangen	2,00
Spinat		
gekocht, abgetropft	1 Tasse/180 g	3,00
roh, gehackt	1 Tasse/56 g	1,00
Sprossen, siehe Alfalfa		
Steckrüben, roh	1 mittelgroß	6,00
Süßkartoffeln, gebacken	1 mittelgroß/114 g	25,00

Nahrungsmittel	Menge	Netto-Kohlenhydrate (g)
Tomaten		
gekocht/gedämpft	1 Tasse/240 g	10,00
roh, gehackt	1 Tasse/180 g	5,00
roh, in Scheiben	0,6 cm dick	1,00
roh, ganz	1 mittelgroß/123 g	4,00
roh	1 groß/181 g	5,00
Kirschtomaten	2 mittelgroß/34 g	1,00
Fleischtomaten	1 mittelgroß/62 g	2,00
Saft	1 Tasse/244 g	8,00
Tomatenmark	1/2 Tasse/131 g	19,00
Tomatensauce	1/2 Tasse/122 g	7,00
Taro		
Wurzel, gekocht, Scheiben	1 Tasse/104 g	24,00
Blätter, roh, gehackt	1 Tasse/28 g	1,00
Tofu	1/2 Tasse/126 g	1,00
Topinambur, roh	1 Tasse/150 g	24,00
Wasserkastanien, in Scheiben	1/2 Tasse/70 g	7,00
Yams, gebacken	1 Tasse/150 g	36,00
Zwiebeln		
roh, in Scheiben	1 Tasse/115 g	8,00
roh, gehackt	1 Tasse/160 g	11,00
roh, ganz, mittelgroß	2,4 cm Ø	10,00
Obst		
Ananas		
frisch, Stücke	1 Tasse/155 g	17,00
Stücke, Konserve, gezuckert	1 Tasse/255 g	50,00
Stücke, Konserve, in Saft	1 Tasse/250 g	37,00
Äpfel		
roh	1 Stück/138 g*	18,00
Saft	1 Tasse/248 g	29,00
Apfelmus, ungesüßt	1 Tasse/244 g	24,00

**Angegebene Mengen beziehen sich auf den essbaren Teil, ohne Schale, Kerngehäuse, Kerne, Samen etc.*

Nahrungsmittel	Menge	Netto-Kohlenhydrate (g)
Aprikosen		
roh	1 Stück	3,00
Konserve, gezuckert	1 Tasse/258 g	51,00
Backpflaumen		
getrocknet	10 Stück/84 g	45,00
Saft	1 Tasse/236 ml	42,00
Bananen	1 Stück/114 g*	25,00
Birnen		
roh	1 Stück/166 g*	20,00
Konserve, gezuckert	1 Tasse/255 g	45,00
Konserve, in Saft	1 Tasse/248 g	28,00
Blaubeeren, frisch	1 Tasse/145 g	17,00
Boysenbeeren, tiefgekühlt	1 Tasse/132 g	9,00
Brombeeren, frisch	1 Tasse/144 g	8,00
Cantaloupe-Melone	1/2 Stück/267 g	19,00
Cranberries		
roh	1 Tasse/95 g	7,00
Sauce, aus ganzen Beeren Konserve	1 Tasse/277 g	102,00
Datteln, roh		
ganz, ohne Stein	10 Stück/83 g	54,00
gehackt	1 Tasse/178 g	116,00
Erdbeeren		
roh, ganz	1 Stück	1,00
roh, Hälften	1 Tasse/153 g	8,00
roh, in Scheiben	1 Tasse/167 g	9,00
Feigen	10 Stück/187 g	101,00
Grapefruit, roh	1 Hälfte/91 g	7,00
Himbeeren, roh	1 Tasse/123 g	6,00
Holunderbeeren, roh	1 Tasse/145 g	16,50
Honigmelone	1 Tasse/170 g*	14,00
Kakifrucht, roh	1 Stück	8,50

**Angegebene Mengen beziehen sich auf den essbaren Teil, ohne Schale, Kerngehäuse, Kerne, Samen etc.*

Nahrungsmittel	Menge	Netto-Kohlenhydrate (g)
Kirschen, süß, roh	10 Stück/68 g	9,50
Kiwi, roh	1 Stück/76 g*	8,00
Kochbananen, gekocht, Scheiben	1 Tasse/154 g*	41,00
Limette, roh	1 Stück	3,00
Limettensaft	1 EL/15 ml	1,00
Loganbeeren, TK	1 Tasse/147 g	11,00
Mandarin-Orangen		
Konserve in Saft	1 Tasse/250 g	22,00
Konserve leicht gezuckert	1 Tasse/250 g	39,00
Mango, roh	1 Stück/207 g*	28,00
Maulbeeren, roh	1 Tasse/138 g	11,00
Nektarinen, roh	1 Stück/136 g*	13,00
Oliven		
schwarz	10 Stück	2,00
grün	10 Stück	1,00
Orangen, roh	1 Stück/248 g*	12,00
Saft, frisch	1 Tasse/236 ml	25,00
Saft, aus TK-Konzentrat	1 Tasse/236 ml	27,00
Papaya, roh, in Scheiben	1 Tasse/140 g*	12,00
Pfirsiche		
roh, im Ganzen	1 Stück/87 g*	8,00
roh in Scheiben	1 Tasse/153 g	14,00
Konserve, gezuckert	1 Tasse/256 g	48,00
Konserve, in Saft	1 Tasse/248 g	26,00
Pflaumen, roh	1 Stück/66 g*	7,50
Rosinen	1 Tasse/145 g	106,00
Stachelbeeren, roh	1 Tasse/150 g	9,00
Tangerinen, frisch	1 Stück/84 g*	7,50
Trauben		
Thompson seedless	10 Stück/50 g	8,00
Amerikanische (Slip Skin)	10 Stück/50 g	4,00
Saft, Konserve	1 Tasse/236 ml	37,00
Saft, aus TK-Konzentrat	1 Tasse/236 ml	31,00

**Angegebene Mengen beziehen sich auf den essbaren Teil, ohne Schale, Kerngehäuse, Kerne, Samen etc.*

Nahrungsmittel	Menge	Netto-Kohlenhydrate (g)
Wassermelone		
in Scheiben	2,5 cm	33,00
Kugeln	1 Tasse/160 g	11,00
Zitrone, roh	1 Stück	4,00
Zitronensaft	1 EL/15 ml	1,00
Nüsse und Samen		
Cashewnüsse		
Hälften und ganze Nüsse	1 Tasse/137 g	37,00
ganz	28 g	6,00
Cashewbutter	1 EL/16 g	3,00
Erdnüsse		
in Öl geröstet	1 Tasse/144 g	14,00
in Öl geröstet	28 g	3,00
Erdnussbutter	1 EL/16 g	2,00
Haselnüsse		
ganz	28 g	2,00
ganz	1 Tasse/118 g	11,00
Kokosnuss		
frisch	2 x 2 in/5 x 5 cm	2,00
frisch, geraspelt	1 Tasse/80 g	3,00
getrocknet, ungesüßt	1 Tasse/78 g	7,00
getrocknet, gesüßt	1 Tasse/93 g	35,00
Kürbiskerne		
ganz	28 g	3,00
ganz	1 Tasse/227 g	11,00
Macadamia		
ganz	28 g	1,50
ganze Nüsse oder Hälften	1 Tasse/134 g	7,00
Mandeln		
gehobelt oder gestiftelt	1 Tasse/95 g	9,00
ganz	28 g	3,00

Nahrungsmittel	Menge	Netto-Kohlenhydrate (g)
Mandelbutter	1 EL/16 g	2,00
Paranüsse	28 g	1,50
Pecannüsse		
Hälften, roh	1 Tasse/108 g	5,00
Hälften, roh	28 g	3,00
Pinienkerne		
ganz	28 g	3,00
Pistazien		
ganz, geröstet	28 g	6,00
ganz, geröstet	1 Tasse/128 g	21,00
Sesam		
ganz	1 EL/9.5 g	1,00
Sesampaste (Tahini)	1 EL/15 g	2,00
Sojabohnenkerne, geröstet	28 g	5,00
Sonnenblumenkerne		
ganz, ohne Schale	1 EL/8.5 g	1,00
Walnüsse		
Schwarze	28 g	1,00
Schwarze, gehackt	1 Tasse/125 g	4,00
Echte	28 g	3,00
Echte, gehackt	1 Tasse/120 g	8,00
Getreide und Mehl		
Amaranth, ganze Körner	1 Tasse/192 g	100,00
Buchweizen		
ganze Körner	1 Tasse/175 g	112,00
Mehl	1 Tasse/98 g	73,00
Bulgur		
ganze Körner, gekocht	1 Tasse/182 g	23,00
Mehl	1 Tasse/140 g	75,00
Gerste		
Graupen, ungekocht	1 Tasse/200 g	127,00

Nahrungsmittel	Menge	Netto-Kohlenhydrate (g)
Graupen, gekocht	1 Tasse/157 g	40,00
Mehl	1 Tasse/124 g	95,00
Hafer		
Haferflocken, gekocht	1 Tasse/234 g	21,00
Haferflocken, ungekocht	1 Tasse/100 g	46,00
Haferkleie, ungekocht	1/4 Tasse/25 g	13,00
Hirse		
ungekocht	1 Tasse/200 g	129,00
gekocht	1 Tasse/240 g	54,00
Kokosmehl	1 Tasse/114 g	24,00
Mais		
ganze Körner	1 Tasse/210 g	38,00
Kolben, klein	15 cm lang	12,00
Kolben, mittelgroß	18 cm lang	15,00
Kolben, groß	22 cm lang	23,00
Grütze, ungekocht	1 Tasse/156 g	122,00
Grütze, gekocht in Wasser	1 Tasse/240 g	30,00
Maismehl, trocken	1 Tasse/122 g	81,00
Maisstärke	1 EL/8,5 g	7,00
Popcorn, ohne Öl	1 Tasse/8,5 g	5,00
Hominy, Konserve	1 Tasse/260 g	20,00
Pfeilwurzmehl	1 EL/8,5 g	7,00
Quinoa		
ungekocht	1 Tasse/170 g	98,00
gekocht	1 Tasse/184 g	34,00
Reis		
braun, gekocht	1 Tasse/195 g	42,00
weiß, gekocht	1 Tasse/205 g	56,00
Instant, gekocht	1 Tasse/165 g	34,00
Wildreis, gekocht	1 Tasse/164 g	32,00
braunes Reismehl	1 Tasse/159 g	114,00
weißes Reismehl	1 Tasse/159 g	123,00
Roggenmehl	1 Tasse/102 g	64,00

Nahrungsmittel	Menge	Netto-Kohlenhydrate (g)
Semolinamehl, angereichert	1 Tasse/167 g	115,00
Sojamehl	1 Tasse/88 g	24,00
Tapioka		
Graupen trocken	1 Tasse/152 g	133,00
Mehl	1 EL/8 g	7,00
Weizen		
weiß, Mehl	1 Tasse/128 g	92,00
weiß, Mehl	1 EL/8 g	6,00
Vollkornweizenmehl	1 Tasse/120 g	72,00
Vollkornweizenmehl	1 EL/7,5 g	5,00
Weizenkleie	1/2 Tasse/30 g	11,00
Brot und Backwaren		
Bagel		
weiß angereichert	1 Stk./105 g	57,00
Vollkorn	1 Stk./128 g	64,00
Brot		
Roggen	1 Scheibe	13,00
Vollkornweizen	1 Scheibe	11,00
Weißbrot	1 Scheibe	12,00
Rosinenbrot	1 Scheibe	13,00
Hamburgerbrötchen	1 Stück	20,00
Hot-Dog-Brötchen	1 Stück	20,00
Brötchen/Kaiserbrötchen	1 Stück	29,00
Crackers		
Saltine	1 Stück	2,00
Weizen	1 Stück	1,00
Käse	1 Stück	1,00
Pfannkuchen	1 Stück/10 cm	13,00
Pita		
weiß	1 Stück	32,00
Vollkorn	1 Stück	31,00

Nahrungsmittel	Menge	Netto-Kohlenhydrate (g)
Toasties/Toastbrötchen	1 Stück	24,00
Tortilla		
Mais	1 Stk./15 cm	11,00
Weizen	1 Stk./20 cm	22,00
Weizen	1 Stk./27 cm	34,00
Wontonteigtaschen	1 Stk./9 cm	5,00
Teigwaren		
Makkaroni, gekocht		
weiß, angereichert	1 Tasse/140 g	38,00
Vollkorn	1 Tasse/140 g	35,00
Mais	1 Tasse/140 g	32,00
Chinesische Nudeln, gekocht		
Glasnudeln (Mungbohnen)	1 Tasse/190 g	39,00
Eiernudeln	1 Tasse/160 g	36,00
Sobanudeln (Buchweizen)	1 Tasse/113 g	19,00
Reisnudeln	1 Tasse/175 g	42,00
Spaghetti, gekocht		
weiß, angereichert	1 Tasse/140 g	38,00
Vollkorn	1 Tasse/140 g	32,00
Mais	1 Tasse/140 g	32,00
Milchprodukte		
Butter	1 EL/14 g	0,00
Buttermilch	1 Tasse/236 ml	12,00
Käse (hart)		
Scheibletten	28 g	0,50
Cheddar, in Scheiben	28 g	0,50
Cheddar, grob gerieben	1 Tasse/113 g	1,50
Colby, in Scheiben	28 g	0,50
Colby, grob gerieben	1 Tasse/113 g	3,00

Nahrungsmittel	Menge	Netto-Kohlenhydrate (g)
Edamer, in Scheiben	28 g	0,50
Edamer, grob gerieben	1 Tasse/113 g	1,50
Gruyere, in Scheiben	28 g	0,00
Gruyere, grob gerieben	1 Tasse/113 g	0,50
Monterey, in Scheiben	28 g	0,00
Monterey, grob gerieben	1 Tasse/113 g	1,00
Mozzarella, in Scheiben	28 g	0,50
Mozzarella, grob gerieben	1 Tasse/113 g	2,50
Munster, in Scheiben	28 g	0,00
Munster, grob gerieben	1 Tasse/113 g	1,00
Parmesan, in Scheiben	28 g	1,00
Parmesan, gerieben	1 EL/5 g	0,00
Schweizer, in Scheiben	28 g	1,50
Schweizer, grob gerieben	1 Tasse/113 g	6,00
Käse (weich)		
Brie	28 g	1,00
Camembert	28 g	0,00
Hüttenkäse, fettfrei	1 Tasse/226 g	9,50
Hüttenkäse, 2% Fett	1 Tasse/226 g	8,00
Frischkäse, natur	1 EL/14 g	0.5
Frischkäse, fettarm	1 EL/14 g	1,00
Feta, krümelig	28 g	1,00
Ricotta, Vollmilch	28 g	1,00
Ricotta, Vollmilch	1 Tasse/246 g	7,50
Ricotta, teilentrahmt	28 g	1,50
Ricotta, teilentrahmt	1 Tasse/246 g	12,50
Kefir	1 Tasse/236 ml	9,00
Kokosmilch, Konserve	1 Tasse/236 ml	7,00
Kokosmilchgetränk, Karton	1 Tasse/236 ml	7,00
Mandelmilch	1 Tasse/236 ml	7,00
Milch		
fettfrei	1 Tasse/236 ml	12,00
1%	1 Tasse/236 ml	12,00

Nahrungsmittel	Menge	Netto-Kohlenhydrate (g)
2%	1 Tasse/236 ml	11,50
Vollmilch, 3.3% Fett	1 Tasse/236 ml	11,00
Reismilch		
natur	1 Tasse/236 ml	23,00
Vanille	1 Tasse/236 ml	26,00
Sahne		
Schlagsahne extra	1 Tasse/236 ml	6,50
Kaffeesahne	1 Tasse/236 ml	10,50
saure	1 EL/28 g	0,50
Sojamilch	1 Tasse/236 ml	7,00
Jogurt		
natur, fettfrei	1 Tasse/227 g	19,00
natur, fettarm	1 Tasse/227 g	16,00
natur, Vollmilch	1 Tasse/227 g	12,00
Vanille, fettarm	1 Tasse/227 g	31,00
mit Fruchtzusatz, fettarm	1 Tasse/227 g	43,00
Ziegenmilch	1 Tasse/236 ml	11,00
Fleisch und Eier		
Rindfleisch	85 g	0,00
Eier	1/groß	0,50
Eigelb	1/groß	0,50
Eiweiß	1/groß	0,00
Fisch		
Barsch	85 g	0,00
Kabeljau	85 g	0,00
Flunder	85 g	0,00
Schellfisch	85 g	0,00
Seelachs	85 g	0,00
Lachs	85 g	0,00
Sardinen, Konserve, abgetropft	85 g	0,00
Forelle	85 g	0,00

Nahrungsmittel	Menge	Netto-Kohlenhydrate (g)
Tunfisch, Konserve, im eigenen Saft	85 g	0,00
Lammkotelett	85 g	0,00
Geflügel		
Huhn, dunkles Fleisch	1 Tasse/140 g	0,00
Huhn, dunkles Fleisch	85 g	0,00
Huhn, helles Fleisch	1 Tasse/140 g	0,00
Huhn, helles Fleisch	85 g	0,00
Ente	1/2 Ente/221 g	0,00
Pute, dunkles Fleisch	85 g	0,00
Pute, helles Fleisch	85 g	0,00
Pute, gehackt	85 g	0,00
Schweinefleisch		
Bauchspeck, gepökelt	3 Scheiben	0,50
Rückenspeck	2 Scheiben	1,00
Kotelett	85 g	0,00
Bauchspeck, ungepökelt	85 g	0,00
Schinken	85 g	1,00
Wurst		
Frankfurter, Rind/Schwein	1 Stk./57 g	1,00
Frankfurter, Huhn	1 Stk./45 g	3,00
Frankfurter, Pute	1 Stk./45 g	1,00
Amerikanische Bratwurst	1 Stk./70 g	2,00
Krakauer	1 Stk./26 g	1,00
Schweinswürstchen (groß)	1 Stk./68 g	1,00
Schweinswürstchen (klein)	1 Stk./13 g	0,00
Salami, Rind/Schwein	2 Scheiben/57 g	1,00
Meeresfrüchte		
Venusmuscheln, Konserve 85 g	4	
Krebs, gekocht	1 Tasse/135 g	0,00
Hummer, gekocht	1 Tasse/145 g	2,00
Miesmuscheln, gekocht	28 g	2,00
Austern, roh	1 Tasse/248 g	10,00
Jakobsmuscheln	85 g	1,00

Nahrungsmittel	Menge	Netto-Kohlenhydrate (g)
Shrimps, gekocht	85 g	0,00
Wild	85 g	0,00
Sonstige		
Ahornsirup	1 EL/15 ml	13,50
Backnatron	1 TL/9 g	0,00
Essig		
Apfelessig	1 EL/15 ml	0,00
Balsamico	1 EL/15 ml	2,00
Rotweinessig	1 EL/15 ml	0,00
Reisessig	1 EL/15 ml	0,00
Fette und Öle	1 EL/14 g	0,00
Fischsauce	1 EL/15 ml	0,50
Gelatine, trocken	1 Päckchen/7 g	0,00
Honig	1 EL/21 g	17,00
Ketchup		
normal	1 EL/15 g	4,00
kohlenhydratreduziert	1 EL/15 g	1,00
Kräuter und Gewürze	1 EL/5 g	2,00
Mayonnaise	1 EL/14 g	0,00
Meerrettichpaste	1 EL/15 g	1,50
Melasse	1 EL/20 g	15,00
Pfannkuchensirup	1 EL/15 g	15,00
Saure Gurken		
mit Dill, mittelgroß	1 Gurke/65 g	3,00
mit Dill, Scheibe	1 Scheibe/6 g	1,00
süßsauer, mittelgroß	1 Gurke/35 g	11,00
süßsaures Relish	1 EL/15 g	5,00
Sauce tartare	1 EL/15 g	2,00
Salsa	1 EL/15 g	1,00
Schwarze Melasse	1 EL/20 g	12,00

Nahrungsmittel	Menge	Netto-Kohlenhydrate (g)
Senf		
gelb	1 EL/15 g	0,00
Dijon	1 EL/15 g	0,00
Sojasauce	1 EL/15 ml	1,00
Zucker		
Kristallzucker, weiß	1 EL/11 g	12,00
braun, nicht komprimiert	1 EL/8 g	9,00
Puderzucker	1 EL/8 g	8,00
Worcestersauce	1 EL/15 ml	3,00

Quellenangaben

Kapitel 2 | Das menschliche Auge

1 www.who.int/mediacentre/factsheets/fs282/en/

Kapitel 3 | Verbreitete Augenerkrankungen

1 Babizhayev, MA, et al. Lipid peroxidation and cataracts: N-acetylcarnosine as a therapeutic tool to manage age-related cataracts in human and in canine eyes. *Drugs R D* 2004;5:125–139.
2 Spencer RW and Andelman SY. Steroid cataracts. Posterior subcapsular cataract formation in rheumatoid arthritis patients on long term steroid therapy. *Arch Ophthalmol* 1965;74:38–41.
3 Bonnefont-Rousselot D. Antioxidant and anti-AGE therapeutics. *J Soc Biol* 2001;195:391–398.
4 Babizhayev, MA, et al. N-acetylcarnosine lubricant eyedrops possess allin-one universal antioxidant protective effects of L-carnosine in aqueous and lipid membrane environments, aldehyde scavenging, and transglycation activities inherent to cataracts: a clinical study of the new vision-saving drug N-acetylcarnosine eyedrop therapy in a database population of over 50,500 patients. *Am J Ther* 2009;16:517–533.

Kapitel 4 | Was unsere Sehkraft zerstört

1 Kowluru, RA and Chan, PS. Oxidative stress and diabetic retinopathy. *Exp Diabetes Res* 2007;2007:43603.
2 Chiu, CJ and Taylor, A. Nutritional antioxidants and age-related cataract and maculopathy. *Exp Eye Res* 2007;84:229–245.
3 Babizhayev, MA and Costa, EB. Lipid peroxide and reactive oxygen species generating systems of the crystalline lens. *Biochim Biophys Acta* 1994;1225:326–337.
4 Babizhayev, MA. Biomarkers and special features of oxidative stress in the anterior segment of the eye linked to lens cataract and the trabecular meshwork injury in primary open-angle glaucoma. *Fundam Clin Pharmacol* 2012;26:86–117.
5 Milne, R and Brownstein, S. Advanced glycation end products and diabetic retinopathy. *Amino Acids* 2013;44:1397–1407.
6 Ishibashi, T, et al. Advanced glycation end products in age-related macular degeneration. *Arch Ophthalmol* 1998;116:1629–1632.
7 Catellani, R, et al. Glycooxidation and oxidative stress in Parkinson's disease and diffuse Lewy body disease. *Brain Res* 1996;737:195–200.
8 Kato, S, et al. Astrocytic hyaline inclusions contain advanced glycation endproducts in familial amyotrophic lateral sclerosis with superoxide

dismutase 1 gene mutation: immunohistochemical and immunoelectron microscopical analysis. *Aca Neuropathol* 1999;97:260–266.
9 Gul, A, et al. Advanced glycation end products in senile diabetic and nondiabetic patients with cataract. *J Diabetes Complications* 2009;23:343–348.
10 Sasaki, N, et al. Advanced glycation end products in Alzheimer's disease and other neurodegenerative diseases. *American Journal of Pathology* 1998;153:1149–1155.
11 Krajcovicová-Kudlacková, M, et al. Advanced glycation end products and nutrition. *Physiol Res* 2002;51:313–316.
12 Das, BN, et al. The prevalence of age related cataract in the Asian community in Leicester: a community based study. *Eye (Lond)* 1990;4(Pt 5):723–726.
13 Glenn, JV and Stitt, AW. The role of advanced glycation end products in retinal ageing and disease. *Biochim Biophys Acta* 2009;1790:1109–1116.
14 Milne, R and Brownstein, S. Advanced glycation end products and diabetic retinopathy. *Amino Acids* 2013;44:1397–1407.
15 Taylor, HR, et al. The long-term effects of visible light on the eye. *Arch Ophthalmol* 1992;110:99–104.
16 Cruickshanks, KJ, et al. Sunlight and age-related macular degeneration. The Beaver Dam Eye Study. *Arch Ophthalmol* 1993;111:514–518.
17 van den Berg, TJ, et al. Dependence of intraocular straylight on pigmentation and light transmission through the ocular wall. *Vision Res* 1991;31:1361–1367.
18 Armstrong, D and Hiramitsu, T. Studies of experimentally induced retinal degeneration: 2 Early morphological changes produced by lipid peroxides in the albino rabbit. *Jpn J Ophthalmol* 1990;34:158–173.
19 Cerami, C, et al. Tobacco smoke is a source of toxic reactive glycation products. *Proc Natl Acad Sci USA* 1997;94:13915–13920.
20 Boustani, M, et al. The association between cognition and histamine-2 receptor antagonists in African Americans. *J Am Geriatr Soc* 2007;55:1248–1253.
21 Fliesler, S and Bretillon, L. The ins and outs of cholesterol in the vertebrate retina. *J Lipid Res* 2010;51:3399–3413.
22 Vorwerk, CK, et al. An experimental basis for implicating excitotoxicity in glaucomatous optic neuropathy. *Surv Ophthalmol* 1999;43 Suppl1:S142–S150.
23 Casson, RJ. Possible role of excitotoxicity in the pathogenesis kof glaucoma. *Clin Experiment Ophthalmol* 2006;34:54–63.
24 Choi, D. Glutamate neurotoxicity and diseases of the nervous system. *Neuron* 1988;1:623–34.
25 Lipton, S and Rosenberg, P. Excitatory amino acids as a final common pathway for neurologic disorders. *N Engl J Med* 1994;330:613–22.
26 Whetsell, W and Shapira, N. Biology of disease. Neuroexcitation, excitotoxicity and human neurological disease. *Lab Invest* 1993;68:372–387.
27 Olney, J., et al. Excitotoxic neurodegeneration in Alzheimer's disease. *Arch Neurol* 1997;54:1234–1240.
28 Hynd, MR, et al. Glutamate-mediated excitotoxicity and neurodegeneration in Alzheimer's disease. *Neurochem Int* 2004;45:583–595.
28 Caudle, WM and Zhang, J. Glutamate, excitotoxicity, and programmed cell death in Parkinson disease. *Exp Neurol* 2009;220:230–233.

30 Foran, E and Trotti, D. Glutamate transporters and the excitotoxic path to motor neuron degeneration in amyotrophic lateral sclerosis. *Antioxid Redox Signal* 2009;11:1587–1602.
31 Kort, JJ. Impairment of excitatory amino acid transport in astroglial cells infected with human immunodeficiency virus type I AIDS. *Res Human Retroviruses* 1998;14:1329–1339.
32 Tritti, D and Danbolt, NC. Glutamate transporters are oxidant-vulnerable: a molecular link between oxidative and excitotoxic neurodegeneration. *TIPS* 1998;19:328–334.
33 Blanc, EM, et al. 4-hydroxynonenal, a lipid peroxidation product, impairs glutamate transport in cortical astrocytes. *Glia* 1998;22:149–160.
34 Koenig, H, et al. Capillary NMDA receptors regulate blood-brain barrier function and breakdown. *Bran Res* 1992;588:297–303.
35 Van Westerlaak, MG, et al. Chronic mitochondrial inhibition induces glutamate-mediated corticomotoneuron death in an organotypic culture model. *Exp Neurol* 2001;167:393–400.

Kapitel 5 | Blutzucker und Insulinresistenz

1 de la Monte, SM, et al. Impaired insulin and insulin-like growth factor expression and signaling mechanisms in Alzheimer's disease – is this type 3 diabetes? *J Alzheimers Dis* 2005;7:63–80.
2 Whitmer, RA Type 2 diabetes and risk of cognitive impairment and dementia. *Curr Neurol Neurosci Rep* 2007;7:3730380.
3 Ott, A, et al. Diabetes and the risk of dementia: Rotterdam study. *Neurology* 1999;53:1937–1942.
4 Xu, W, et al. Mid- and late-life diabetes in relation to the risk of dementia: a population-based twin study. *Diabetes* 2009;58:71–77.
5 Ristow, M. Neurodegenerative disorders associated with diabetes mellitus. *J Mol Med* 2004;82:510–529.
6 Craft, S and Watson, GS. Insulin and neurodegenerative disease: shared and specific mechanisms. *Lancet Neurol* 2004;3:169–178.
7 Pradat, PF, et al. Impaired glucose tolerance in patients with amyotrophic lateral sclerosis. *Amyotroph Lateral Scler* 2010;11:166–171.
8 Morris, JK, et al. Measures of striatal insulin resistance in a 6-hydroxydopamine model of Parkinson's disease. *Brain Res* 2008;1240:185–195.
9 Moroo, I, et al. Loss of insulin receptor immunoreactivity from the substantia nigra pars compacta neurons in Parkinson's disease. *Acta Neuropathol* 1994;87:343–348.
10 Sandyk, R. The relationship between diabetes mellitus and Parkinson's disease. *Int J Neurosci* 1993;69:125–130.
11 Hu, G, et al. Type 2 diabetes and the risk of Parkinson's disease. *Diabetes Care* 2007;30:842–847.
12 Oh, SW, et al. Elevated intraocular pressure is associated with insulin resistance and metabolic syndrome. *Diabetes Metab Res Rev* 2005;21:434–440.
13 Pasquale, LR, et al. Prospective study of type 2 diabetes mellitus and risk of primary open-angle glaucoma in woman. *Ophthalmology* 2006;113:1081–1086.

14 Voutilainen-Kaunisto, RM, et al. Age-related macular degeneration in newly diagnosed type 2 diabetic patients and control subjects: a 10-year follow-up on evolution, risk factors, and prognostic significance. *Diabetes Care* 2000;23:672–678.
15 Whitney, EN, et al. *Understanding Normal and Clinical Nutrition,* Third Edition. West Publishing Company, St. Paul, MN, 1991.
16 Rodriguez, RR and Krehal, WA. The influence of diet and insulin on the incidence of cataracts in diabetic rats. *Yale J Biol Med* 1951;24:103–108.
17 The effect of intensive treatment of diabetes on the development and progression of long-term complications in insulin-dependent diabetes mellitus. The Diabetes Control and Complications Research Group. *N Engl J Med* 1993;329:977–986.
18 Chiu, CJ, et al. Carbohydrate intake and glycemic index in relation to the odds of early cortical and nuclear lens opacities. *Am J Clin Nutr* 2005;81:1411–1416.
19 Stratton, IM, et al. Association of glycaemia with macrovascular and microvascular complications of type 2 diabetes (UKPDS 35): prospective observational study. *BMJ* 2000;321:405–412.
20 The effect of intensive diabetes treatment on the progression of diabetic retinopathy in insulin-dependent diabetes mellitus. The Diabetes Control and Complications Trial. *Arch Ophthalmol* 1995;113:36–51.
21 Kerti, L, et al. Higher glucose levels associated with lower memory and reduced hippocampal microstructure. *Neurology* 2013;81:1745–1752.
22 Warram, JH, et al. Slow glucose removal rate and hyperinsulinemia precede the development of type 2 diabetes in the offspring of diabetic parents. *Ann Intern Med* 1990;113:909–915.

Kapitel 6 | Wissenswertes über Fette und Öle

1 Davis, GP and Park, E. *The Heart: The Living Pump.* Torstar Books, New York, 1983.
2 Aruoma, OI and Halliwell, B. eds. *Free Radicals and Food Additives.* Taylor and Francis, London, 1991.
3 Harman, D, et al. Free radical theory of aging: effect of dietary fat on central nervous system function. *J Am Geriatr Soc* 1976;24:301–307.
4 Anderson, RE, et al. Lipid peroxidation and retinal degeneration. *Current Eye Research* 1984;3:223–227.
5 Armstrong, D, et al. Studies on experimentally induced retinal degeneration: 1. Effect of lipid peroxides on electroretinographic activity in the albino rabbit. *Exp Eye Res* 1982;35:157–171.
6 Armstrong, D and Hiramitsu, T. Studies of experimentally induced retinal degeneration: 2. Early morphological changes produced by lipid peroxides in the albino rabbit. *Jpn J Ophthalmol* 1990;34:158–173.
7 Catala, A. An overview of lipid peroxidation with emphasis in outer segments of fotoreceptors and the chemiluminescence assay. *Int J Biochem Cell Biol* 2006;38:1482–1495.
8 Seddon, JM, et al. Dietary fat and risk for advanced age-related macular degeneration. *Arch Ophthalmol* 2001;119:1191–1199.
9 Ouchi, M., et al. A novel relation of fatty acid with age-related macular degeneration. *Ophthalmologica* 2002;216:363–367.

10 Sheddon, JM, et al. Progression of age-related macular degeneration: association with dietary fat, transunsaturated fat, nuts, and fish intake. *Arch Ophthalmol* 2003;121:1728–1737.
11 Bhuyan, KC and Bhuyan, DK. Lipid peroxidation in cataract of the human. *Life Sci* 1986;38:1463–1471.
12 Wu, Y, et al. Oxidative stress: implications for the development of diabetic retinopathy and antioxidant therapeutic perspectives. *Oxid Med Cell Longev* 2014:752387.
13 Chang, CK and LoCicero, J III. Overexpressed nuclear factor kB correlates with enhanced expression of interleukin-1β and inducible nitric oxide synthase in aged murine lungs to endotoxic stress. *Annals of Thoracic Surgery* 2004;77:1222–1227.
14 Tewfik, IH, et al. The effect of intermittent heating on some chemical parameters of refined oils used in Egypt. A public health nutrition concern. *Int J Food Sci Nutr* 1998;49:339–342.
15 Jurgens, G, et al. Immunostaining of human autopsy aortas with antibodies to modified apolipoprotein B and apoprotein(a). *Arterioscler Thromb* 1993;13:1689–1699.
16 Srivastava, S, et al. Identification of cardiac oxidoreductase(s) involved in the metabolism of the lipid peroxidation-derived aldehyde-4-hydroxynonenal. *Biochem J* 1998;329:469–475.
17 Nakamura, K, et al. Carvedilol decreases elevated oxidative stress in human failing myocardium. *Circulation* 2002;105:2867–2871.
18 Pratico, D and Delanty, N. Oxidative injury in diseases of the central nervous system: focus on Alzheimer's disease. *American Journal of Medicine* 2000;109:577–585.
19 Markesbery, WR and Carney, JM. Oxidative alterations in Alzheimer's disease. *Brain Pathology* 1999;9;133–146.
20 Kritchevsky, D and Tepper, SA. Cholesterol vehicle in experimental atherosclerosis. 9. Comparison of heated corn oil and heated olive oil. *J Atheroscler Res* 1967;7:647–651.
21 Seddon, JM, et al. Progression of age-related macular degeneration: association with dietary fat, transunsaturated fat, nuts, and fish intake. *Arch Ophthalmol* 2003;121(12):1728–1737.
22 Ouchi, M, et al. A novel relation of fatty acid with age-related macular degeneration. *Ophthalmologica* 2002;216(5):363–367.
23 Seddon, JM, et al. Dietary fat and risk for advanced age-related macular degeneration. *Arch Ophthalmol* 2001;119(8):1191–1199.
24 Raloff, J. 1996. Unusual fats lose heart-friendly image. *Science News* 1996;150:87.
25 Mensink, RP and Katan, MB. 1990. Effect of dietary trans fatty acids on high-density and low-density lipoprotein cholesterol levels in healthy subjects. *N Eng J Med* 323(7):439–445.
26 Willett, WC, et al. 1993. Intake of trans fatty acids and risk of coronary heart disease among women. *Lancet* 341(8845):581–585.
27 Booyens, J and Louwrens, CC. The Eskimo diet. Prophylactic effects ascribed to the balanced presence of natural cis unsaturated fatty acids

and to the absence of unnatural trans and cis isomers of unsaturated fatty acids. *Med Hypoth* 1986;21:387–408

28 Grandgirard, A, etal. Incorporation oftrans long-chainn-3 polyunsaturated fatty acids in rat brain structures and retina. *Lipids* 1994;29:251–258.

29 Pamplona, R, et al. Low fatty acid unsaturation: a mechanism for lowered lipoperoxidative modification of tissue proteins in mammalian species with long life spans. *J Gerontol A Biol Sci Med Sci* 2000;55:B286-B291.

30 Cha, YS and Sachan, DS. Opposite effects of dietary saturated and unsaturated fatty acids on ethanol-pharmacokinetics, triglycerides and carnitines. *J Am Coll Nutr* 1994;13:338–343.

31 Siri-Tarino, PW, et al. Meta-analysis of prospective cohort studies evaluating the association of saturated fat with cardiovascular disease. *Am J Clin Nutr* 2010;91:535–546.

32 Ramsden, CE, et al. Use of dietary linoleic acid for secondary prevention of coronary heart disease and death: evaluation of recovered data for the Sydney Diet Heart Study and updated meta-analysis. *BMJ* 2013 Feb 4;346:e8707. doi:10.1136/bmj.e8707.

33 Calder, PC. Old study sheds new light on the fatty acids and cardiovascular health debate. *BMJ* 2013 Feb 4;346:f493. doi:10.1136/bmj.f493.

34 Chowdhury, R, et al. Association of dietary, circulating, and supplement fatty acids with coronary risk: a systematic review and meta-analysis. *Ann Intern Med* 2014;160:398–406.

Kapitel 7 | Die besten Nährstoffe für gesunde Augen

1 van Lieshout, M, et al. Bioefficacy of beta-carotene dissolved in oil studied in children in Indonesia. *Am J Clin Nutr* 2001;73:949–958.

2 Sauberlich, HE, et al. Vitamin A metabolism and requirements in the human studied with the use of labeled retinol. *Vitam Horm* 1974;32:251–275.

3 https://ods.od.nih.gov/factsheets/VitaminA-HealthProfessional/

4 Usoro, OB and Mousa, SA. Vitamin E forms in Alzheimer's disease: a review of controversial and clinical experiences. *Crit Rev Food Sci Nutr* 2010;50:414–419.

5 A Randomized, placebo-controlled, clinical trial of high-dose supplementation with vitamins C and E and beta carotene for age-related cataract and vision loss. *Arch Ophthalmol* 2001;119:1439–1452.

6 Teikari, J, et al. Long-term supplementation with Alpha-tocopherol and beta-carotene and age-related cataract. *Acta Ophthalmol Scand* 1997;75:634–640.

7 Sperduto, RD, et al. The Linxian Catract Studies: two nutritional intervention trails. *Arch Ophthalmol* 1993;111:1246–1253.

8 Snodderly, DM. Evidence for protection against age-related maculardegeneration by carotenoids and antioxidant vitamins. *Am J Clin Nutr* 1995;62(Suppl):1448S–1461S.

9 Seddon, JM, et al. Dietary carotenoids, vitamins A, C, and E and advanced age-related macular degeneration. Eye disease case-control study group. *JAMA* 1994;272:1413–1420.

10 Nagai, N, et al. Suppression of diabetic-induced retinal inflammation by blocking the angiotensin II type 1 receptor or it downstream nuclear factor-kappaB pathway. *Invest Ophthalmol Vis Sci* 2007;48:4342–4350.
11 Chasan-Taber, L, et al. A prospective study of carotenoids and vitamin A intakes and risk of cataract extraction in US women. *Am J Clin Nutr* 1999;70:509–516.
12 Sommerburg, O, et al. Fruits and vegetables that are sources for lutein and zeaxanthin: the macular pigment in human eyes. *Br J Ophthalmol* 1998;82:907–910.
13 Chong, EW, et al. Dietary omega-3 fatty acid and fish intake in the primary prevention of age-related macular degeneration: a systemic review and meta-analysis. *Arch Ophthalmol* 2008;126:826–833.
14 Hammes, HP, et al. Acceleration of experimental diabetic retinopathy in the rat by omega-3 fatty acids. *Diabetologia* 1996;39:251–255.
15 Bourre, JM. Free radicals, polyunsaturated fatty acids, cell death, brain aging. *CR Seances Soc Biol Fil* 1988;182:5–36.
16 Esterhuyse, AJ, et al. Dietary red palm oil supplementation protects against the consequences of global ischemia in the isolated perfused rat heart. *Asia Pac J Clin Nutr* 2005;14:340–347.
17 Khanna, S, etal. Molecularbasis ofvitaminE action: tocotrienolmodulates 12-lipoxygenase, a key moderator of glutamate-induced neurodegeneration. *J Biol Chem* 2003;278:43508–43515.
18 Holmberg, S, et al. Food choices and coronary heart disease: a population based cohort study of rural Swedish men with 12 years of follow-up. *Int J Environ Res Public Health* 2009;6:2626–2638.
19 Conlon, LE, et al. Coconut oil enhances tomato carotenoid tissue accumulation compared to safflower oil in the Mongolian gerbil (Meriones unguiculatus). *J Agric Food Chem* 2012;60:8386–8394.
20 Nidhi, B, et al. Dietary fatty acid determines the intestinal absorption of lutein in lutein deficient mice. *Foods Research International* 2014;64:256–263.
21 Gleize, B, et al. Effect of type of TAG fatty acids on lutein and zeaxanthin bioavailability. *Br J Nutr* 2013;110:1–10.
22 Hayatullina, Z, et al. Virgin coconut oil supplementation prevents bone loss in osteoporosis rat model. *Evid Based Complement Alternat Med* 2012 1012:237236.
23 Wang, X, et al. Enteral nutrition improves clinical outcome and shortens hospital stay after cancer surgery. *J Invest Surg* 2010;23:309–313.
24 Nomura, Y, et al. Importance of nutritional status in recovery from acute cholecystitis: benefit from enteral nutrition supplementation wincluding medium chain triglycerides. *Nihon Shokakibyo Gakkai Zasshi* 2007;104:1352–1358.
25 Meydani, SN, et al. Effect of age and dietary fat (fish, corn and coconut oils) on tocopherol status of C57BL/6Nia mice. *Lipids* 1987;22:345–350.
26 Arunima, S and Rajamohan, T. Effect of virgin coconut oil enriched diet on the antioxidant status and paraoxonase 1 activity in ameliorating the oxidative stress in rats – a comparative study. *Food Funct* 2013;4:1402–1409.

27 Goodrow, EF, et al. Consumption of one egg per day increases serum lutein and zeaxanthin concentrations in older adults without altering serum lipid and lipoprotein cholesterol concentrations. *J Nutr* 2006;136:2519–2524.
28 Wenzel, AJ, et al. A 12-week egg intervention increases serum zeaxanthin and macular pigment optical density in women. *J Nutr* 2006;126:2568–2573.

Kapitel 8 | Das Wunder der Ketone

1 Walford, RL. Calorie restriction: eat less, eat better, live longer. *Life Extension* 1998;Feb:19–22.
2 Bruce-Keller, AJ, et al. Food restriction reduces brain damage and improves behavioral outcome following excitotoxic and metabolic insults. *Ann Neurol* 1999;45:8–15.
3 Dubey, A, et al. Effect of age and caloric intake on protein oxidation in different brain regions and on behavioral functions of the mouse. *Arch Biochem Biophys* 1996;333:189–197.
4 Duan, W and Mattson, MP. Dietary restriction and 2-deoxyglucose administration improve behavioral outcome and reduce degeneration of dopaminergic neurons in models of Parkinson's disease. *J Neurosci Res* 1999;57:195–206.
5 Mattson, MP. Neuroprotective signaling and the aging brain: take away my food and let me run. *Brain Res* 2000;886:47–53.
6 Matthews, AG. The lens and cataracts. *Vet Clin North Am Equine Pract* 2004;20:393–415.
7 Robman, I and Taylor, H. External factors in the development of cataract. *Eye* 2005;19:1074–1082.
8 Taylor, A., et al. Moderate caloric restriction delays cataract formation in the Emory mouse. *Faseb J* 1989;3:1741–1746.
9 Obin, M, et al. Calorie restriction modulates age-dependent changes in the retinas of Brown Norway rats. *Mech Ageing Dev* 2000;114:133–147.
10 LI, D, et al. Caloric restriction retards age-related changes in rat retina. *Biochem Biophys Res Commun* 2003;309:457–463.
11 Katz, ML, et al. Dietary restriction slows age pigment accumulation in the retinal pigment epithelium. *Invest Ophthalmol Vis Sci* 1993;34:3297–3302.
12 Li, U and Wolf NS. Effects of age and long-term caloric restriction on the aqueous collecting channel in the mouse eye. *J Glaucoma* 1997;6:18–22.
13 Kawai, SI, et al. Modeling of risk factors for the degeneration of retinal ganglion cells after ischemia/reperfusion in rats: effects of age, caloric restriction, diabetes, pigmentation, and glaucoma. *Faseb J* 2001;15:1285–12887.
14 Kim, KY, et al. Neuronal susceptibility to damage: comparison of the retinas of young, old and old/caloric restricted rats before and after transient ischemia. *Neurobiol Aging* 2004;25:491–500.
15 Mattson, MP. Neuroprotective signaling and the aging brain: take away my food and let me run. *Brain res* 2000;886:47–53.
16 Colcombe, SJ, et al. Aerobic exercise training increases brain volume in aging humans. *J Gerontol A Biol Sci Med Sci* 2006;61:1166–1170.

17 Larson, EB, et al. Exercise is associated with reduced risk for incident dementia among persons 65 years of age or older. *Ann Intern Med* 2006;144:73–81.
18 Lautenschlager, NT, et al. Effect of physical activity on cognitive function in older adults at risk for Alzheimer disease: a randomized trial. *JAMA* 2008;300:1027–1037.
19 Honea, RA, et al. Cardiorespiratory fitness and preserved medial temporal lobe volume in Alzheimer disease. *Alzheimer Dis Assoc Disord* 2009;23:188–197.
20 Faherty, CJ, et al. Environmental enrichment in adulthood eliminates neuronal death in experimental Parkinsonism. *Brain Res Mol Brain Res* 2005;134:170–179.
21 Williams, PT. Prospective study of incident age-related macular degeneration in relation to vigorous physical activity during a 7-year followup. *Invest Ophthalmol Vis Sci* 2009;50:101–106.
22 Lawson, EC, et al. Aerobic exercise protects retinal function and structure form light-induced retinal degeneration. *Journal of Neuroscience* 2014;34:2406–2412.
23 Rojas Vega, S. et al. Effect of resistance exercise on serum levels of growth factors in humans. *Horm Metab Res* 2010;42:982–986.
24 Goekint, M, et al Strength training does not influence serum brainderived neurotrophic factor. *Eur J Appl Phsiol* 2010;110:285–293.
25 Knaepen, K, et al. Neuroplasticity – exercise-induced response of peripheral brain-derived neurotrophic factor: a systemic review of experimental studies in human subjects. *Sports Med* 2010;40:765–801.
26 Coelho, FG, et al. Physical exercise modulates peripheral levels of brain-derived neurotrophic factor (BDNF): a systematic review of experimental studies in the elderly. *Arch Gerontol Geriatr* 2013;56:10–15.
27 Williams, PT. Prospective study of incident age-related macular degeneration in relation to vigorous physical activity during a 7-year followup. *Invest Ophthalmol Vis Sci* 2009;50:101–106.
28 Nordli, DR Jr, et al. Experience with the ketogenic diet in infants. *Pediatrics* 2001;108:129–133.
29 Pulsifer, MB, et al. Effects of ketogenic diet on development and behavior: preliminary report of a prospective study. *Dev Med Child Neurol* 2001;43:301–306.
30 Husain, AM, et al. Diet therapy for narcolepsy. *Neurology* 2004;62:2300–2302.
31 Evangeliou, A, et al. Application of a ketogenic diet in children with autistic behavior: pilot study. *J Child Neurol* 2003;18:113–118.
32 Strahlman, RS. Can ketosis help migraine sufferers? A case report. *Headache* 2006;46:182.
33 Murphy, P, et al. The antidepressant properties of the ketogenic diet. *Biological Psychiatry* 2004;56:981–983.
34 Gasior, M, et al. Neuroprotective and disease-modifying effects of the ketogenic diet. *Behav Pharmacol* 2006;17:431–439.
35 Van der Auwera, I, et al. A ketogenic diet reduces amyloid beta 40 and 42 in mouse model of Alzheimer's disease. *Nutrition* 2005;2:28.
36 Zhao, Z, et al. A ketogenic diet as a potential novel therapeutic intervention in amyotrophic lateral sclerosis. *BMC Neuroscience* 2006;7:29.

37 Duan, W, et al. Dietary restriction normalizes glucose metabolism and BDNF levels, slows disease progression, and increases survival in huntingtin mutant mice. *Proc Natl Acad Sci USA* 2003;100:2911–2916.
38 Kashiwaya, Y, et al. D-beta-hydroxybutyrate protects neurons in models of Alzheimer's and Parkinson's disease. *Proc Natl Acad Sci USA* 2000;97:5440–5444.
39 Tieu, K, et al. D-beta-hydroxybutyrate rescues mitochondrial respiration and mitigates features of Parkinson disease. *J Clin Invest* 2003;112:892–901.
40 VanItallie, TB, et al. Treatment of Parkinson disease with diet-induced hyperketonemia: a feasibility study. *Neurology* 2005;64:728–730.
41 Van der Auwera, I, et al. A ketogenic diet reduces amyloid beta 40 and 42 in a mouse model of Alzheimer's disease. *Nutr Metab (London)* 2005;2:28.
42 Studzinski, CM, et al. Induction of ketosis may improve mitochondrial function and decrease steady-state amyloid-beta precursor protein (AAPP) levels in the aged dog. *Brain Res* 2008;1226:209–217.
43 Costantini, LC, et al. Hypometabolism as a therapeutic target in Alzheimer's disease. *BMC Neuroscience* 2008;9:S16.
44 Suzuki, M, et al. Beta-hydroxybutyrate, a cerebral function improving agent, protects rat brain against ischemic damage caused by permanent and transient focal cerebral ischemia. *Jpn J Phamacol* 2002;89:36–43.
45 Suzuki, M, et al. Effect of beta-hydroxybutyrate, a cerebral function improving agent, on cerebral hypoxia, anoxia and ischemia in mice and rats. *Jpn J Phamacol* 2001;87:143–150.
46 Imamura, K, et al. D-beta-hydroxybutyrate protects dopaminergic SHSY5Y cells in a rotenone model of Parkinson's disease. *J Neuroscie Res* 2006;84:1376–1384.
47 Maalouf, M, et al. The neuroprotective properties of calorie restriction, the ketogenic diet, and ketone bodies. *Brain Res Rev* 2009; 59:293–315.
48 Zarnowski, T, et al. A ketogenic diet may offer neuroprotection in glaucoma and mitochondrial diseases of the optic nerve. *MEHDI Ophthalmology Journal* 2012;1:45–49.
49 Robinson, AM and Williamson, DH. Physiological roles of ketone bodies as substrates and signals in mammalian tissues. *Physiol Rev* 1980;60:143–187.
50 Rosedale, R, et al. Clinical experience of a diet designed to reduce aging. *J Appl Res* 2009;9:159–165.
51 Gaziano, JM, et al. Fasting triglycerides, high-density lipoprotein, and risk of myocardial infarction. *Circulation* 1997;96:2520–2525.
52 Accurso, A, et al. Dietary carbohydrate restriction in type 2 diabetes mellitus and metabolic syndrome: time for a critical appraisal. *Nutrition & Metabolism* 2008;5:9.
53 Neilsen, JV and Joensson, EA. Low-carbohydrate diet in type 2 diabetes: stable improvement of bodyweight and glycemic control during 44 months follow-up. *Nutrition & Metabolism* 2008;5:14.
54 Volek, JS and Feinman, RD. Carbohydrate restriction improves the features of metabolic syndrome. Metabolic syndrome may be defined by the response to carbohydrate restriction. *Nutrition & Metabolism* 2005;2:31.

55 Forsythe, CE, et al. Comparison of low fat and low carbohydrate diets on circulating fatty acid composition and markers of inflammation. *Lipids* 2008;43:65–77.
56 Volek, JS, et al. Modification of lipoproteins by very low-carbohydrate diets. *J Nutr* 2005;135:1339–1342.
57 Craft, S and Watson, GS. Insulin and neurodegenerative disease: shared and specific mechanisms. *Lancet Neurology* 2004;3:169–178.
58 Martin, PM, et al. Expression of the sodium-coupled monocarbonxylate transporters SMCT1 (SLC5A8) and SMCT2 (SLCA12) in retina. *Invest Ophthalmol Vis Sci* 2007;48:3356–3363.
59 Suzuki, M, et al. Effect of beta-hydroxybutyrate, a cerebral function improving agent, on cerebral hypoxia, anoxia, and ischemia in mice and rates. *Jpn J Pharmacol* 2001;87:143–150.
60 Smith, SL, et al. KTX 0101:A Potential metabolic approach to cytoprotection in major surgery and neurological disorders. *CNS Drug Rev* 2005;11:113–140.
61 Veech, RL. The therapeutic implications of ketone bodies: the effects of ketone bodies in pathological conditions: ketosis, ketogenic diet, redox states, insulin resistance, and mitochondrial metabolism. *Prostaglandins, Leukotrienes and Essential Fatty Acids* 2004;70:309–319.
62 Maalouf, M, et al. The neuroprotective properties of calorie restriction, the ketogenic diet, and ketone bodies. *Brain Res Rev* 2009;59:293–315.
63 Pedersen, BK, et al. Role of exercise-induced brain-derived neurotrophic factor production in the regulation of energy homeostasis in mammals. *Exp Physiol* 2009;94:1153–1160.
64 Krabble, KS, et al. Brain-derived neurotrophic factor (BDNF) and type 2 diabetes. *Diabetologia* 2007;50:431–438.
65 Schiffer, T, et al. Effects of strength and endurance training on brainderived neurotrophic factor and insulin-like growth factor 1 in humans. *Horm Metab Res* 2009;41:250–254.
66 Krabbe, KS, et al. Brain-derived neurotrophic factor (BDNF) and type 2 diabetes. *Diabetologia* 2007;50:431–438.
67 Maalouf, M, et al. Ketones inhibit mitochondrial production of reactive oxygen species production following glutamate excitotoxicity by increasing NADH oxidation. *Neuroscience* 2007;145:256–264.
68 Koper, JW, et al. Acetoacetate and glucose as substrates for lipid synthesis for rat brain oligodendrocytes and astrocytes in serum-free culture. *Biochim Biophys Acta* 1984;796:20–26.
69 Yeh, YY, et al. Ketone bodies serve as important precursors of brain lipid in the developing rat. *Lipids* 1977;12:957–964.
70 Wu, PY, et al. Medium-chain triglycerides in infant formulas and their relation to plasma ketone body concentrations. *Pediatr Res* 1986;20:338–341.
71 Fischer, D. Stimulating axonal regeneration of mature retinal ganglion cells and overcoming inhibitory signaling. *Cell Tissue Res* 2012;349:79–85.
72 Mansour-Robaey, S, et al. Effects of ocular injury and administration of brain-derived neurotrophic factor on survival and regrowth of axontomized retinal ganglion cells. *Proc Natl Acad Sci* 1994;91:1632–1636.

73 Thaler, S, et al. Neuroprotection by acetoacetate and beta-hydroxybutyrate against NMDA-induced RGC damage in rat-possible involvement of kynurenic acid. *Graefes Arch Clin Exp Ophthalmo* 2010;248:1729–1735.
74 Weibel, D, et al. Brain-derived neurotrophic factor (BDNF) prevents lesion-induced axonal die-back in young rat optic nerve. *Brain Res* 1995;679:249–254.
75 Okoye, G, et al. Increased expression of brain-derived neurotrophic factor preserves retinal function and slows cell death from rhodopsin mutation or oxidative damage. *Journal of Neuroscience* 2003;23:4164–4172.

Kapitel 9 | Ketone aus der Kokosnuss

1 Bergen, SS Jr., et al. Hyperketonemia induced in man by medium-chain triglyceride. *Diabetes* 1966;15:723–725.
2 http://coconutresearchcenter.org/wp-content/uploads/2015/11/Fernando_et-al_2015.pdf
3 Wlaz, P, et al. Anticonvulsant profile of caprylic acid, a main constituent of the medium-chain triglyceride (MCT) ketogenic diet, in mice. *Neuropharmacology* 2012;62:1882–1889.
4 Sills, MA, et al. The Medium chain triglyceride diet and intractable epilepsy. *Arch Dis Child* 1986;61:1168–1172.
5 Huttenlocher, PR, et al. Medium-chain triglycerides as a therapy for intractable childhood epilepsy. *Neurology* 1971;21:1097–1103.
6 Pan, Y, et al. Dietary supplementation with medium-chain TAG has longlasting cognition-enhancing effects in aged dogs. *Br J Nutr* 2010;103:1746–1754.
7 Reger MA, et al. Effects of beta-hydroxybutyrate on cognition in memoryimpaired adults. *Neurobiol Aging* 2004;25:311–314.
8 Nafar, F and Mearow, KM. Coconut oil attenuates the effects of amyloidbeta on cortical neurons in vitro. *J Alzheimers Dis* 2014;39:233–7.
9 Zhao, W, et al. Caprylic triglyceride as a novel therapeutic approach to effectively improve the performance and attenuate the symptoms due to the motor neuron loss in ALS disease. *PLoS One* 2012. DOI:10.1371/journal. pone.0049191.
10 Twyman, D. Nutritional management of the critically ill neurologic patient. *Crit Care Clin* 1997;13:39–49.
11 Calon, B, et al. Long-chain versus medium and long-chain triglyceridebased fat emulsion in parental nutrition of severe head trauma patients. *Infusionstherapie* 1990;17:246–248.
12 Katz, B and Rimmer, S. Ophthalmic manifestations of Alzheimer's disease. *Surv Ophthalmol* 1989;104:113–120.
13 Berisha, F, et al. Retinal Abnormalities in Early Alzheimer's Disease. *Invest Ophthalmol Vis Sci* 2007;48:2285–2289.
14 Iseri, PK, et al. Relationship between cognitive impairment and retinal morphological and visual functional abnormalities in Alzheimer disease. J *Neuroophthalmol* 2006;26:18–24.

Kapitel 10 | Kokostherapie

1 Chiu, CJ, et al. Dietary carbohydrate and the progression of age-related macular degeneration: a prospective study form the Age-Related Eye Disease Study. *Am J Clin Nutr* 2007;86:1210–1218.
2 Chiu, CJ, et al. Dietary glycemic index and carbohydrate in relation to early age-related macular degeneration. *Am J Clin Nutr* 2006;83:880–886.
3 Chiu, CJ, et al. Carbohydrate intake and glycemic index in relation to the odds of early cortical and nuclear lens opacities. *Am J Clin Nutr* 2005;81:1411–1416.
4 Stitt, AW. The maillard reaction in eye diseases. *Ann NY Acad Sci* 20005;1043:582–597.
5 Chiu, CJ, et al. Association between dietary glycemic index and agerelated macular degeneration in nondiabetic participants in the Age-Related Eye Disease Study. *Am J Clin Nutr* 2007;86:180–188.
6 Kamuren, ZT, et al. Effects of low-carbohydrate diet and Pycnogenol treatment on retinal antioxidant enzymes in normal and diabetic rats. *J Ocul Pharmacol Ther* 2006;22:10–18.
7 Turner, N, et al. Enhancement of muscle mitochondrial oxidative capacity and alterations in insulin action are lipid species dependent: potent tissue-specific effects of medium chain fatty acids. *Diabetes* 2009;58:2547–2554.
8 Poplawski, MM, et al. Reversal of diabetic nephropathy by a ketogenic diet. *PLoS One* 2011;6:e18604.
9 Ola, MS, et al. Reduced levels of brain derived neurotrophic factor (BDNF) in the serum of diabetic retinopathy patients and in the retina of diabetic rats. *Cell Mol Neurobiol* 2013;33:359–367.
10 Zarnowski, T and Kosior-Jarecka, E. Progression of normal tension glaucoma in Kearns-Sayre syndrome over 10 years. *Clin Experiment Ophthalmol* 2012;40:218–220.
11 Chang, EE and Goldberg, JL. Glaucoma 2.0: neuroprotection, neuroregeneration, neuroenhancement.. *Ophthalmology* 2012;119:979–986.
12 Bayer, AU, et al. High occurrence rate of glaucoma among patients with Alzheimer's disease. *Eur Neurol.* 2002;47(3):165–168.
13 Tamura H, et al. High frequency of open-angle glaucoma in Japanese patients with Alzheimer's disease. *J Neurol Sci* 2006;246(1-2):79–83.
14 Helmer C, et al. Is there a link between open-angle glaucoma and dementia?: The Three-City – Alienor Cohort. *Ann Neurol* 2013;74:171–179
15 Ko, ML, et al. Patterns of retinal ganglion cell survival after brainderived neurotrophic factor administration in hypertensive eyes of rats. *Neurosci Lett* 2001:305:139–142.
16 Gopikrishna, V, et al. A quantitative analysis of coconut water: a new storage media for avulsed teeth. *Oral Surg Oral Med Oral Pathol Oral Radiol Endod* 2008;105:e61–65.
17 Silva, JR, et al. Effect of coconut water and Braun-Collins solutions at different temperatures and incubation times on the morphology of goat preantral follicles preserved in vitro. *Theriogenology* 2000;54:809–822.
18 Gopikrishna, V, et al. Comparison of coconut water, propolis, HBSS, and milk on PDL cell survival. *J Endod* 2008;34:587–589.

19 Rattan, SIS and Clark, BFC. Kinetin delays the onset of ageing characteristics in human fibroblasts. *Biochem Biophys Res* 1994;201:665–672.
20 Kowalska, E. Influence of kinetin (6-furfurylo-amino-purine) on human fibroblasts in the cell culture. *Folia Morphol* 1992;51:109–118.
21 Radenahmad, N, et al. Young coconut juice, a potential therapeutic agent that could significantly reduce some pathologies associated with Alzheimer's disease: novel findings. *Br J Nutr* 2011;105:738–746.
22 Choi, SJ, et al. Zeatin prevents amyloid beta-induced neurotoxicity and scopolamine-induced cognitive deficits. *J Med Food* 2009;12:271–277.
23 Vicanova, J, et al. Epidermal and dermal characteristics in skin equivalent after systemic and topical application of skin care ingredients. *Ann N Y Acad Sci* 2006;1067:337–342.
24 Kimura, T and Doi, K. Depigmentation and rejuvenation effects of kinetin on the aged skin of hairless descendants of Mexican hairless dogs. *Rejuvenation Res* 2004;7:32–39.
25 Hipkiss, AR. On the «struggle between chemistry and biology during aging« – implications for DNA repair, apoptosis and proteolysis, and a novel route of intervention. *Biogerontology* 20012:173–178.
26 Mantena, SK, et al. In vitro evaluation of antioxidant properties of Cocos nucifera Linn. Water. *Nahrung* 2003;47:126–131.
27 Loki, AL and Rajamohan, T. Hepatoprotective and antioxidant effect of tender coconut water on carbon tetrachloride induced liver injury in rats. *Indian J Biochem Biophys* 2003;40:354–357.
28 da Fonseca, A, et al. Constituents and antioxidant activity of two varieties of coconut water (Cocos nucifera L.). *Rev Bras Farmacogn* 2009;19 (1b).
29 Sharma, SP, et al Plant-growth hormone kinetin delays aging, prolongs the life-span and slows down development of the fruitfly Zaprionus paravittiger. *Biochem Biophys Res Comm* 1995;216:1067–1071.
30 Du, Q, et al. Study on tissue culture and plant regeneration of Nervilia fordii. *Zhongguo Zhong Yao Za Zhi* 2005;30:812–814.
31 Souza, BD, et al. Viability of human periodontal ligament fibroblasts in milk, Hank's balanced salt solution and coconut water as storage media. *Int Endod J* 2011;44:111–115.
32 Silva, MA, et al. Recovery and cryopreservation of epididymal sperm from agouti (Dasiprocta aguti) using powdered coconut water (ACP-109c) and Tris extenders. *Theriogenology* 2011;76:1084–1089.
33 Lima, GL, et al. Short-term storage of canine preantral ovarian follicles using a powdered coconut water-based medium. *Theriogenology* 2010;74:146–152.
34 Silva, AE, et al. The influence of powdered coconut water (ACP-318) in in vitro maturation of canine oocytes. *Reprod Domest Anim* 2010;45:1042–1046.
35 Babizhayev, MA. Biomarkers and special features of oxidative stress in the anterior segment of the eye linked to lens cataract and the trabecular meshwork injury in primary open-angle glaucoma: challenges of dual combination therapy with N-acetylcarnosine lubricant eye drops and oral formulation of nonhydrolyzed carnosine. *Fundam Clin Pharmacol* 2012;26:86–117.

36 Farooq, M, et al. GluA2 AMPA glutamate receptor subunit exhibits condon 607 Q/R RNA editing in the lens. *Biochemical and Biophysical Research Communications* 2012;418:273–277.
37 Miljanovi B, et al. Relation between dietary n-3 and n-6 fatty acids and clinically diagnosed dry eye syndrome in women. *Am J Clin Nutr* 2005;82:887–893.
38 Intahphuak, S, et al. Anti-inflammatory, analgesic, and antipyretic activities of virgin coconut oil. *Pharm Biol* 2010;48:151–157.
39 www.google.com/patents/US20040197340, accessed 1/1/2014.
40 www.google.com.ar/patents/US20110152307, accessed 1/1/2014.
41 Dayrit, CS. *The Truth About Coconut Oil: The Drugstore in A Bottle.* Anvil Publishing, Inc., Pasig City, Philippines, 2005.
42 http://news.utoronto.ca/understanding-gwyneth-paltrows-oil-pullingregime.
43 Chandrasekar, B, et al. Effects of calorie restriction on transforming growth factor beta 1 and proinflammatory cytokines in murine Sjogren's syndrome. *Clin Immunol Immunopathol* 1995;76(3 Pt 1):291–296.

Kapitel 11 | Die kohlenhydratarme Diät

1 Brighenti, F, et al. Effect of neutralized and native vinegar on blood glucose and acetate responses to a mixed meal in healthy subjects. *Eur J Clin Nutr* 1995;49:242–247.
2 Johnston, CS, et al. Vinegar improves insulin sensitivity to a high carbohydrate meal in subjects with insulin resistance or type 2 diabetes. *Diabetes Care* 2004;27:281–282.

Register

A1C-Test 90, 189, 220
Acetoacetat 159
Advanced glycation end products (AGEs) 37, 60 ff., 68, 169, 187
Akkommodation 22
Alpha-Karotin 113, 118, 127, 135
Alpha-Linolensäure 95, 132, 134
Alpha-Tocopherol
  siehe auch Vitamin E 135
ALS 178 f.
Altersbedingte Augenerkrankungen
  Diabetische Retinopathie 47 ff.
  Glaukom 39 ff.
  Grauer Star 36 ff.
  Kokostherapie 185 ff.
  Makuladegeneration 43 ff.
Alzheimerkrankheit 12 f., 73, 70, 155, 161, 172 ff., 177, 198, 200
Aminosäuren 72, 75
Amsler-Gitternetz 45 f.
Amyloide Plaque 177, 195, 200
Anatomie des Auges 20 ff.
Antazida 69
Antibiotika 70 f.
Antidepressiva 69
Antioxidantien 57, 68, 97, 118, 121 f., 135 ff., 143, 186, 199
Antirheumatika, nicht-steroidale 57
Aspartam 72 ff.
Aspartat 59-62
Astaxanthin 121, 127 f.
Astigmatismus 30 f.
Augeninnendruck 39
Axone 24, 26

Ballaststoffe 82 ff., 228 f.
Bates, William H. 32
Beaver Dam Eye Study 64
Beta-crytoxanthin 118, 127
Beta-hydroxybutyrat 159
Beta-Karotin 113 ff., 121, 127, 135, 140
Better Eyesight Without Glasses (Besser sehen ohne Brille) 22
Bewegung 153
Bifokalbrille 30
Billard, Charles-Michael 116
Bindehaut 21
Bindehautentzündung 21, 53, 214
Bioflavonoide 113
Biosphere 2 148
Blaues Licht 67, 126
Blaylock, Russell 74
Blepharitis 212, 214
Blinder Fleck 27
Blutzucker 83, 88 ff., 187 ff.
Brain derived neurotrophic factors (BDNF) 14, 18, 151, 155 ff., 162, 169 f., 192 ff.
Brille 27
Butler, Robert 153

Chinarestaurant-Syndrom 75
Cholesterin 70, 104, 107 f., 144 ff.
Clarke, Kieran 173
Coconut Water for Health and Healing 207
Cytokinine 199 ff.

Diabetes 13, 38, 47 ff., 78 ff., 191
Diabetische Retinopathie
  A1C 189
  AGES 61
  Antioxidantien 121, 124, 127 f.
  Blutzucker 187 ff.
  Diabetes 78 ff.
  Insulinresistenz 88
  Kokostherapie 47 ff., 191, 196 ff.
  Mehrfach ungesättigte Fettsäuren 98
  nicht-proliferative 47 ff.
  Omega-3-Fettsäuren 133 f.
  proliferative 47 ff.
  Symptome 47 ff.
Diät 14
Docosahexaensäure (DHA) 132 ff.
Dr. Fife's Keto Cookery 234

Eicosapentaensäure (EPA) 132 ff.
Eier 144 ff.
Einfach ungesättigtes Fett 92 ff., 98 ff.
Empfohlene Tagesmenge/Recommended Dietary Allowance (RDA) 113
Entzündung 14, 167, 194
Enzyme 112, 121, 132
Epilepsie 14, 158 ff., 176
Erblindung 10 f., 33 f.
Essenzielle Fettsäuren (EFS) 94 f., 100, 106 f.
Excitotoxins: The Taste that Kills 74
Exzitotoxine 72 ff.

Farbenblindheit 26
Fastentherapie 158
Fettarme Diäten 138 ff.
Fette 92 ff., 119 ff., 137 ff.
Fettlösliche Vitamine 111 ff.
Fettsäuren 82, 92 ff., 111, 159, 166
Fovea 21, 23, 125
Freie Radikale 38, 55 ff., 96, 98 ff., 121, 133, 168 f., 199
Fruktose 63, 81 f.

Galaktose 81
Gamma-Karotin 118, 135
Ganglienzellen 24, 26, 72, 152
Gefäßverschluss im Auge 52
Gehärtetes Pflanzenfett 104
Geringe Sehkraft 33
Gerstenkorn 214
Gesättigtes Fett 92 f., 97 f., 105 ff., 141 f.
Gesichtsfeld 34
Glaskörper 23
Glaukom
  Alzheimer 194
  Aminosäuren 72
  Antioxidantien 121 f., 127
  BDNF 194 f.
  Behandlung 42
  Diabetes 88 f.
  Diagnose 15
  Kalorieneinschränkung 153
  Kokostherapie 40 ff., 197 f.
  Kokoswasser 206
  neovaskuläres 41
  Niederdruckglaukom 41
  Normaldruckglaukom 41
  Statistiken 39
  Symptome 39 f.
  Ursachen 23 f., 39 f.
Glukose 81 ff., 130 ff., 159, 166 f.
Glukosestoffwechsel 90
Glutamat 72 ff., 170
Glutamin 137 f.
Glykämischer Index 188
Glykierung 60
Glykogen 82 f., 168
Grauer Star
  Antioxidantien 122, 126 f.
  Behandlung 36, 38 f.
  Blutzucker 89 f., 188 f.
  Diabetes 38, 88
  Kalorieneinschränkung 151
  Kernstar 37
  Kohlenhydratarme Diät 89 f.
  Kokostherapie 36 ff., 197 f.
  Kokoswasser 198 ff.
  Mehrfach ungesättigte Fettsäuren 97 f.
  Rauchen 68
  Rindenstar 37
  Statistiken 36
  Subkapsuläre hintere Rindentrübung 37
  Symptome 37
  Tocotrienole 137
  Trockenes Auge 68
  Ursachen 13 f., 21, 36 ff.

Haematoccous pluvialis 127
Heinerman, John 202
Herzerkrankungen 106 ff., 144 f.
Hintere Augenkammer 23
Hornhaut 21
Huntingtonkrankheit 160
Hyperkeratose 121
Hyperopie 29

Infektion 53
Infrarotlicht 29
Insulin 80, 83 ff., 189 ff.
Insulinresistenz 155, 163, 167, 171, 187 ff.

Intervallfasten 150
Iris 21 f., 65

Kalorieneinschränkung 148 ff.
Kalzium 139
Kammerwasser 21 ff.
Karotenoide 68, 113, 118, 136, 140
Keratin 117
Ketogene Diät 158 ff., 176 f.
Ketone 83, 158 ff., 166 ff., 173, 191 ff.
Ketose 160, 169
Ketoseteststreifen 248 f.
Kinetin 200 f.
Kohlenhydrate 81 f., 84, 111, 130, 159, 165, 188, 190 ff.
Kohlenhydratreiche Ernährung 89
Kokosöl 12 ff., 18 f., 141 ff., 173 ff., 186, 189 ff., 210 ff., 226 ff.
Kokoswasser 198 ff.
Kollagen 56, 130
Konjunktivitis 21, 53
Kramer, Arthur 154
Kurzsichtigkeit 25

Laing, Leslie 218 f.
Laktose 81
Larson, E.B. 155
Laserchirurgie 30 f.
Laurinsäure 183
Lederhaut 21
Linolsäure 95
Linse 21 f.
Lipid 96, 170
Lipidperoxidation 96 ff., 133
Lipofuszin 152
Lucas 74
Lutein 113, 121, 124 ff., 135, 140, 142 ff.
Lykopin 113, 121, 135, 140

Magendie, François 115
Makula 21, 23, 43, 47, 125
Makuladegeneration
- altersbedingte 43
- Behandlung 47
- Blutzucker 89 f., 188 f.
- feuchte 43 f.
- Kokostherapie 43 ff., 196 ff.
- Körperliche Aktivität 156 f.
- Lipofuszin 152
- Mehrfach ungesättigte Fettsäuren 97 ff.
- Morbus Stargardt 43, 152
- Omega-3-Fettsäuren 133 f.
- Rauchen 69
- Sonneneinstrahlung 66
- Symptome 43 ff.
- Tocotrienole 137 f.
- trockene 43 f.
- Ursachen 24

Makulapigment 126
Matchlin, Butch 178
McCarville, Tom 9
McCay, C.M. 149
MCT-Öl 182 ff.
Medikamente 69 ff., 197 f., 206, 208, 212
Mehrfach ungesättigte Fettsäuren 57, 65 f.
Mehrfach ungesättigtes Fett 92 f., 97 ff., 143
Meso-Zeaxanthin 125
Mineralstoffe 111
Mini mental state exam (MMSE) 172, 174 f.
Mittelkettige Triglyzeride (MCT) 94, 173 ff.
Mononatriumglutamat 73 ff., 206
Morbus Crohn 114
Multiple Sklerose 198
Myopie 29

Nachtblindheit 114 f., 123
Nährstoffaufnahme 138 ff.
Nährstoffreiche Diät 186, 197
Natives Kokosnussöl 180 f.
Nephropathie 13, 190
Netto-Kohlenhydrate 228
Netzhaut 21 ff., 26, 47 f., 68, 70 f., 97, 116 f., 125 f., 133, 151 f., 166, 179
Netzhautablösung 47 f.
Netzhautpigment 24, 133, 152
Neurodegenerative Erkrankungen 198
Neurotransmitter 72, 151
Newhouse, J.P. 74

Newport, Mary 173 ff., 195
Nicht-steroidale Antirheumatika 69
N-Methyl-D-Aspartat 72
Nüchternblutzucker 85 ff.
Nyktalopie siehe Nachtblindheit

Ocular Nutrition Society 12
Olney, John 74
Ölziehen 217 ff.
Omega-3-Fettsäuren 95, 100, 132 ff.
Omega-6-Fettsäuren 95, 100
Onchozerkose 53
Operationen zur Gewichtsreduktion 114
Oxidation 55 ff., 68, 96 ff.
Oxidativer Stress 121, 186

Parkinsonkrankheit 73, 156, 161, 194, 198
Parmar, Vrajlal 172
Periphere Neuropathie 13
Peripheres Sehen 34, 40
Pflanzeninhaltsstoffe 111 ff.
Pflanzenöle 94, 96 ff.
Presbyopie 29
Protein 111, 134, 228
Provitamin A 117 ff., 127, 135
Pupille 21 f.

Rauchen 68
RBD-Kokosnussöl 180 f.
Reaktive Sauerstoffspezies siehe Freie Radikale
Refraktionsfehler 27 ff.
Retinopathie 13, 26
Rhodopsin 65
Riboflavin siehe Vitamin B2
Rotes Palmöl 135 ff.

Schlaganfall 61 f., 73, 153, 168, 198
Sehkraftbeeinträchtigung 33 ff.
Sehkraftverlust 11 f.
Sehnerv 20 f., 23 f., 26, 72
Sehnervenkopf 26
Sehnerventzündung 50
Sehrinde 20, 23
Seitlicher Kniehöcker 20
Selen 121
Sichtbares Licht 25
Sjögren-Syndrom 216 ff.
Skorbut 132
Snellen-Tafel 34
Sonnenlicht 64 f.
Stäbchen 24, 26, 65, 117, 132, 152
Stärke 82
Statine 70

Thiamin siehe Vitamin B1
Tocotrienole 135 ff.
Tonometer 41
Trachom 52 f.
Transfettsäuren 104
Triglyzeride 92 ff.
Trockenes Auge 21, 207 ff.
Tso, Mark 127

Ultraviolettes Licht 22, 25, 38, 66, 169
Uveitis 41

VanItallie, Theodore 161
Verhältnis Triglyzeride/HDL 163
Vitamin A 111, 114 ff., 134 f.
Vitamin B1 111, 141
Vitamin-B-Komplex 111
Vitamin B2 111
Vitamin C 68, 111, 113, 122, 130 ff.
Vitamin D 111
Vitamin E 111, 122 ff., 130, 135 ff.
Vitamine 111 ff.
Vordere Augenkammer 23

Walford, Roy 148 f.
Wasserlösliche Vitamine 112
Watermen Study 64
Weitsichtigkeit 29
Wilder, Russel 159
Williams, Venus 216

Xerose 115, 210

Zapfen 24, 26, 65, 125, 132 f., 152
Zeaxanthin 113, 121, 124 ff., 145 ff.
Ziliarmuskel 21 f.
Zink 121